Sterben und Tod

Knud Eike Buchmann

Sterben und Tod

Gelassen und angstfrei mit dem Lebensende umgehen

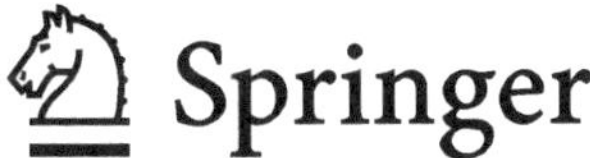

Knud Eike Buchmann
Bad Dürrheim
Baden-Württemberg
Deutschland

ISBN 978-3-662-49755-5 ISBN 978-3-662-49756-2 (ebook)
DOI 10.1007/978-3-662-49756-2

Die Deutsche Nationalbibliothek verzeichnet diese Publikation in der Deutschen Nationalbibliografie; detaillierte bibliografische Daten sind im Internet über http://dnb.d-nb.de abrufbar.

Springer

Umschlaggestaltung: deblik Berlin
Fotonachweis Umschlag: © K.-U. Häßler/fotolia.com

Gedruckt auf säurefreiem und chlorfrei gebleichtem Papier

Springer ist Teil von Springer Nature
Die eingetragene Gesellschaft ist Springer-Verlag GmbH Berlin Heidelberg

Vorwort

Aus der Erfahrung mit Sterbenden und ihren Angehörigen sowie der Sterbebegleiter wird immer wieder deutlich, wie schwer dieser letzte Schritt im Leben des Menschen für alle Beteiligten sein kann und ist. Im vorliegenden Buch werden aus psychotherapeutischer Sicht Haltungen, Einstellungen und Verhaltensweisen – zum Teil in sehr praktischer Form – vorgestellt, die das Abschiednehmen „erleichtern" können. Damit ist gemeint: mehr Würde, vielleicht weniger Leid und ein besseres Empfinden dafür, das Menschenmögliche rechtzeitig getan zu haben. Sterben ist sehr unterschiedlich – hier wird davon ausgegangen, dass die sterbende Person um ihr Sterben weiß und Zeit und den Mut findet, sich aktiv mit dem eigenen Lebensende auseinanderzusetzen. Eine große Rolle spielen dabei die begleitenden Personen: die ärztlichen und pflegerischen Versorgungen und die helfenden und stützenden Bemühungen der Familienmitglieder und Freunde. Die in diesem Buch vorgestellten Gedanken können auch im Fall eines unvorhergesehenen und plötzlichen Todes hilfreich sein.

Dem Thema Sterben und Tod auszuweichen, erhöht die Angst. Wenn wir auf die Angst zugehen, wird das „Gespenst Angst" verschwinden bzw. erträglicher sein. In Angesicht der eigenen Endlichkeit das Leben zu erfahren, befähigt uns, uns mehr auf das wirklich Wichtige zu konzentrieren und das Leben und Zusammenleben bis zum Schluss optimal zu leben. Insofern ist dieses Buch ein Buch über ein ganz wichtiges Kapitel des menschlichen Seins; es soll zum Weiterdenken anregen. Es ist nicht notwendig, die Kapitel in der vorgestellten Reihenfolge zu lesen.

Knud Eike Buchmann
Juni 2016

Vita

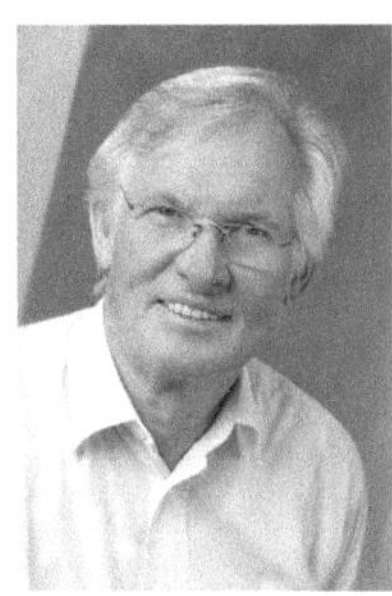

Knud Eike Buchmann

- Berufsausbildungen als: Lehrer, Sportlehrer, Diplom-Psychologe, Diplom-Pädagoge, Psychologischer Psychotherapeut. Promotion im Bereich der Psychohygiene. Zuletzt Lehre und Forschung an der Hochschule für Polizei in Baden-Württemberg, Tätigkeiten in (fast) allen Feldern polizeilicher Arbeit. Experte für Psychotraumatologie und Konfliktmanagement. Fortbildungsaufträge für Kollegen in der Ausbildung zum Psychologischen Psychotherapeuten zu den Themen Sterben und Tod (DGVT). Reichhaltige Erfahrung im Umgang mit Sterben und Tod; Betreuung von Opfern und Angehörigen.
- Coach und Trainer u. a. am Malik Management Zentrum St. Gallen.
- Viele Fachpublikationen zu berufsspezifischen Fragestellungen.
  Über 60 meist meditativ-essayistische Text-Bild-Bände u. a. mit namhaften Fotografen bzw. Künstlern.
  Zuletzt Buchpublikationen: Stunde des Hundes; Menschengeschichten; Unsere Werte (alle drei: Projekte Verlag). Der Ton macht die Musik – der Taschencoach für gelungene Kommunikation (mit M. Frey-Luxemburger im Verlag Klett-Cotta). LebensWeise im Steinmann Verlag.
- Als Professor (em.) weiterhin Vortrags- und Seminartätigkeit neben Beratung/Coaching und Psychotherapie. Zurzeit 1. Vorsitzender der Hospiz-bewegung – ambulant – im Schwarzwald-Baar-Kreis e. V. Verheiratet, zwei Enkel.
- ► http://www.knud-eike-buchmann.de

Inhaltsverzeichnis

1 Einführung ... 1

2 Würde ich sterben, dann 5
2.1 Wann fängt das an? ... 7
2.2 Einige grundsätzliche Überlegungen ... 13
2.3 Wie sieht es mit der Würde aus? ... 15

3 Gibt es eine „Philosophie zum Sterben"? ... 21

4 Wie lange noch? ... 29

5 Im Tod sind alle gleich 33

6 Kann man oder soll man „das eigene Sterben" lernen? ... 37
6.1 Was ist Sterben eigentlich? ... 39
6.2 Vorbereiten? ... 40
6.3 Schwierigkeiten ... 41
6.4 Alleinsein ... 43
6.5 Stille ... 44
6.6 Loslassen ... 45
6.7 Entspannung ... 46
6.8 Einsicht ... 47
6.9 Welche Quintessenz ist aus dem bisher Gesagten zu ziehen? ... 48
6.10 Wie können diese gelebten Prinzipien das Sterben erleichtern? ... 48
6.10.1 Zu: Schwierigkeiten ... 49
6.10.2 Zu: Alleinsein ... 50
6.10.3 Zu: Stille ... 51
6.10.4 Zu: Loslassen und Entspannung ... 52
6.10.5 Zu: Einsicht ... 54
6.10.6 Einige Übungsschritte ... 54
6.11 Fazit ... 55

7 Wenn ich so zurückblicke 57
7.1 Gefühle beeinflussen ... 59
7.2 Und was bedeutet das für das eigene Sterben? ... 65

8 Kann und will ich selbst bestimmen, wie und wann ich sterbe? ... 67
8.1 Was wünsche ich mir zu meinem Lebensende? ... 74

9 Gedanken zum Suizid, zum (ärztlich) assistierten Suizid und zur Sterbehilfe ... 77
9.1 Suizid ... 78
9.1.1 Ist denn jede Haltung zum Suizid vertretbar? ... 82
9.2 Der ärztlich assistierte Suizid und Sterbehilfe/Sterbebegleitung ... 84

10 Bin ich schuldig geworden? 89
10.1 Fünf Versionen der Schuld 90
10.2 Wie kann man das Schuldgefühl eines Sterbenden mit ihm bearbeiten? 92

11 Wie kann ich An- und Zugehörigen die Trauer erleichtern? 97
11.1 Exkurs: Schmerztherapie 101

12 Nie leiden wir nur allein 105

13 Wie wird es sein? 111

14 Ist „das Nichts" denkbar? 119

15 Kann es sein, dass es so sein wird? 123

16 Darf gelacht werden? 127

17 Gehirnakrobatik? – Sich selbst überlisten? 133

18 Eine große Feier zum Schluss? 139

19 Wohin mit den „Schätzen"? 147

20 Abschiedsbriefe … 153
20.1 Brief 1 154
20.2 Brief 2 156

21 Was soll mit meiner Leiche geschehen? – Oder: Den letzten Abschied selbst gestalten? 159
21.1 Die Bestattung 160
21.2 Organspende bzw. Transplantationen 163
21.3 Eine Abschiedsfeier? 164

22 Kann/soll ich etwas zur Trauer um mich sagen? 167
22.1 Formen der Trauer 168
22.1.1 Zwei Funktionen „normaler" Trauerreaktionen 168
22.1.2 Komplizierte Trauer 169
22.1.3 Depressive Problematik 169
22.1.4 Posttraumatische Belastungsstörung 170
22.1.5 Unfähigkeit zu trauern 170
22.1.6 Erotische Komponente 170

23 Mors certa, hora incerta … 175

Serviceteil 181
Literatur 182
Stichwortverzeichnis 184

Einführung

K.E. Buchmann, *Sterben und Tod*,
DOI 10.1007/978-3-662-49756-2_1

Dies ist kein normales Buch über das Sterben und den Tod. Es ist ein sehr persönliches Buch für den Leser bzw. die Leserin, denn es geht um sein/ihr Sterben, seinen/ihren Tod. Nein, es ist keine Gebrauchsanleitung, kein Leitfaden, keine Besserwisserei. Die hier geäußerten Gedanken und Überlegungen basieren auf der Erfahrung im Umgang mit Menschen, die sich ihrem Lebensende genähert haben, auch auf Erfahrungen mit Menschen, die meinten, sich selbst töten zu sollen. Hinzu kommen viele Gespräche mit Schwerstkranken und deren Angehörigen. Aus der psychotherapeutischen Praxis des Autors stammen Erfahrungen im Umgang mit Suizidwilligen und mit den unterschiedlichen Formen der Trauer. Und neben eigenen Verlusterfahrungen spielen wissenschaftliche Erkenntnisse eine weitere Rolle für die Absicht, solche Gedanken zur Diskussion zu stellen und zu hoffen, dass Menschen mit diesen Gedanken für sich verantwortungsvoll umgehen.

Buch über das Leben

Aber dieses Buch soll auch ein Buch über das Leben sein. Wenn der Tod die unverrückbare Grenze des Lebens ist, so haben wir *vor* Erreichen dieser Grenze unser Leben, das uns als Aufgabe und Geschenk gegeben wurde. Im Wissen um unser Sterben, aber auch im Wissen um das Sterben unserer Lieben, kann Leben in Beziehungen zu einem Fest werden. Das Leben ist das Leben. Der Tod ist der Tod. Eng damit verbunden ist die Sinnfrage nach dem Leben und nach dem Tod. Darauf gilt es, Antworten zu finden. Jeder für sich.

Eigenen Standpunkt erarbeiten

Dabei geht es nicht um richtig oder falsch. Es geht dem Autor um Möglichkeiten, sich seinen eigenen Standpunkt zu erarbeiten; einen Standpunkt, der sich durchaus im Verlauf des weiteren Lebens auch noch ändern kann. Es ist kein Buch, das man auf dem Sterbelager lesen sollte (welch eine Zumutung wäre das!), sondern ein Buch, dass man am besten im Vollbesitz seiner geistigen und körperlichen Kräfte studieren sollte. Die Überlegungen betreffen die seelische Seite des eigenen Sterbens. Dabei stehen hier die innerpsychischen Prozesse im Mittelpunkt: Was geschieht mit mir, wenn ich an mein Sterben denke? Warum habe ich solch eine Scheu, dieses Thema überhaupt anzugehen? Sollte ich mich nicht lieber in der Ungewissheit über meinen Tod wiegen, um in Ruhe leben zu können? Und: Ist es denn nicht furchtbar, noch als gesunder Mensch bereits an seinen Tod zu denken? Verliert man dann nicht seine Lebensfreude? Weiterhin: Sollte man wirklich dieses Thema zum Gegenstand der Gespräche mit Angehörigen und Freunden machen? Hat das nicht alles noch unendlich viel Zeit? Sollte ich nicht lieber gar nicht an den Tod denken – und: Wenn er geschieht, sollte ich nicht alles viel lieber meinen Angehörigen überlassen?

Dieses Buch ist eine Anregung zum guten Leben – und eben auch zum guten Sterben, denn der Autor ist überzeugt, dass man so sterben wird, wie man gelebt haben wird: entweder mutig und in großer Verantwortung oder klagsam und ständig schwächelnd, ängstlich und ohne ein klares Konzept. Es scheint so, als wären letztlich alle Lebensängste nichts Weiteres als Ängste vor dem Tod. Wenn man also die Angst vor dem eigenen Tod „beherrscht", kann man die Freude am Leben besser kultivieren. Darum geht es: Lebensfreude im Angesicht des Sterbens. Weil das Leben, wie wir alle wissen, begrenzt ist, ist es ja so wertvoll.

In den Kapiteln werden sehr unterschiedliche Aspekte angesprochen – und es ist nicht nötig, das Buch von vorn bis hinten durchzulesen. Man kann überall einsteigen, blättern und die Gedanken wirken lassen. Sie werden nicht für alle Menschen gleichermaßen zustimmungsfähig sein. Aber: Sie sollen anregen und das eigene Denken und Entscheiden anstoßen. In der Diskussion mit Angehörigen, Freunden und Kollegen kann man interessante Erfahrungen machen – und zugleich am Thema „Sterben und Tod" tiefe Einblicke in die mitdiskutierenden Personen gewinnen.

Möglichkeiten des Sterbens

Es geht aber auch darum, an Beispielen von anderen Menschen sich die vielfältigen Möglichkeiten des Sterbens zu vergegenwärtigen. Und zum Thema gehören auch Fragen nach der Bestattung, nach der gewünschten Trauerfeier (oder sind dafür nur die Angehörigen zuständig?), auch nach dem, was man mit seinem Tod den Angehörigen möglicherweise „zumutet". Welche Einstellung habe ich eigentlich zum „Erben"? Kann man oder sollte man sich – wenn man dazu geistig noch in der Lage ist – von seinen Freunden, Nachbarn und Kollegen „verabschieden"? Sind Abschiedsbriefe überhaupt sinnvoll? Oder sollte man die sozialen Medien nutzen?

Freundlichere Sterbekultur

Das *Hauptanliegen* des Autors ist, dass das Thema Sterben und Tod eben auch auf die eigene Person bezogen wird und dass dadurch *eine freundlichere Sterbekultur* entstehen kann. Aber es geht nicht darum, die „Sterbe-Arbeit" noch einmal einem Leistungsdruck zu unterwerfen. Das Thema ist nicht tabu! Und es geht hier auch nicht um medizinische, juristische oder primär religiöse Fragen, sondern um die Frage: „Wie will ich, wenn ich darauf Einfluss hätte, sterben?" Ist die Selbstbestimmung ein Gut, das auch für das Sterben gilt? Darf man Suizid begehen? Kann ich mich mit mentalen Strategien so beeinflussen, dass ich aller Wahrscheinlichkeit nach einen leichten Tod haben werde? Kann ich mich vor meinem Ableben noch von Schuldgefühlen und Missverständnissen befreien? Darf zum Lebensende hin gelacht werden? Kann ich Frieden schließen?

Man mag sagen, dass die hier aufgeführten Gedanken für viele, die sich mit dem Sterben und der Sterbebegleitung auskennen, im Widerspruch zum Erleben der Schwerstkranken stehen. Ich weiß, dass Sterben nicht ein Prozess ist, den man nur kognitiv begreifen kann. Es handelt sich um ein höchst emotionales Geschehen. Auch scheinen die hier aufgezeigten Möglichkeiten für die Sterbebegleiter teilweise idealisiert zu sein – und damit (noch) unrealistische Erwartungen zu schüren. Wir stehen am Bett des Sterbenden und erleben seine wie unsere Ohnmacht und Hilflosigkeit, auch die der Angehörigen und eben oft auch jene des Pflegepersonals. Neben den formalen Möglichkeiten der Palliativmedizin und der Hospizarbeit, die dringend und flächendeckend auszubauen wären, kommt aber zunehmend der Einstellung der Schwerstkranken zum Sterbensgeschehen eine größere Bedeutung zu. *Der Prozess des Bewusstwerdens des eigenen Sterbens kann eingeübt werden.* Insofern will dieses Buch dazu anregen, sich ein Konzept zum eigenen Sterben zu erarbeiten, das mit den engsten Angehörigen abgestimmt sein sollte. Der Sterbenskranke sollte sich nicht primär als „Objekt" sehen, mit dem „etwas gemacht wird". Er sollte sich auch selbst – sofern das irgendwie geht, als handelndes und denkendes Subjekt erleben. Und alle „guten Ideen" können sich in der Schlussphase des Lebens durch einen Zustand der Verwirrtheit auch ganz anders artikulieren. Umso wichtiger scheint es mir zu sein, sich *vor* dieser Phase ein eigenes Sterbekonzept zu erarbeiten. Selbstbestimmung ist bis in die Endphase des Lebens zu gewährleisten. Und jeder, der Sterbende begleitet, weiß, wie sehr sie für uns Weiterlebende Lehrer sein können.

Und schließlich: Viele der hier geäußerten Gedanken werden die Leserin/den Leser aufwühlen, berühren und nachdenklich machen. Das ist beabsichtigt. Es wäre gut, wenn man dann Menschen an seiner Seite hat, mit denen man seine Empfindungen austauschen und relativieren kann. Sterben – nicht nur die Gedanken an das eigene Sterben – bleibt ein Schrecken für alle Beteiligten. Insofern wünsche ich als Autor den Lesern gute Gespräche, Einsichten und Erkenntnisse, die es ihnen und ihren Angehörigen ermöglichen, eines Tages einen „leichten Tod" zu haben.

Würde ich sterben, dann ...

2.1 Wann fängt das an? – 7

2.2 Einige grundsätzliche Überlegungen – 13

2.3 Wie sieht es mit der Würde aus? – 15

K.E. Buchmann, *Sterben und Tod*,
DOI 10.1007/978-3-662-49756-2_2

Faszination und Erschrecken

Wir alle wissen es. Ich weiß es. Wir werden sterben (Mors certas – ich werde sterben. *Die Stunde ist ungewiss* – hora incertas). Warum sind wir Menschen so ängstlich und auch unbekümmert, wenn wir an dieses große Thema unseres Lebens denken? Wieso sind wir erst ziemlich zum Ende unseres Lebens bereit, uns diesem Lebensabschnitt zu stellen? Weshalb rührt uns der Tod von Angehörigen und Freunden so sehr – und weshalb sind sowohl die Nachrichten als auch die Krimis so „reizvoll", voller Tote? Das Thema fasziniert und erschreckt uns.

Vor allem aber weichen ganz viele Menschen dem Thema des eigenen Sterbens aus. Ist das bei mir anders? Haben mich meine frühkindlichen Erfahrungen mit dem Tod anders geprägt? Hat mir mein Beruf eine andere Kompetenz vermittelt, um über dieses Thema nachzudenken? Bin ich in einem Alter, in dem man sich dieser Thematik eher und intensiver nähert?

Sterben, Tod und Trauer

Aus sehr unterschiedlichen Quellen speist sich meine Erfahrung mit Sterben, Tod und Trauer. Als „Kriegskind" und Flüchtling habe ich einige Szenen von Sterben und Tod sehr bewusst abgespeichert. Als Kind bin ich dem Thema nahe gewesen, als Jugendlicher dachte ich, mich selbst umbringen zu sollen. Seit Schülertagen hatte ich im Katastrophendienst und als Rettungsschwimmer dabei mitgewirkt, Menschen zu „retten", ggf. auch Leichen zu bergen. Als Ausbilder und Lehrer habe ich –lebenslang – mit der Vorbeugung von Schadensereignissen zu tun gehabt. Als Polizeipsychologe und psychologischer Psychotherapeut bin ich sehr häufig mit allen möglichen Formen des „Loslassens", des Verlassenseins und des „Zulassens" konfrontiert gewesen. Angehörige verlassen uns, Freunde sind gestorben. Als Vorsitzender einer Hospizbewegung erlebe ich erzählte und erlebte Schicksale der letzten Tage im Leben von Menschen. Ich kenne sowohl die Not der Sterbenskranken, die oft aufopfernde Hilflosigkeit der Angehörigen und Helfer sowie die großartigen Bemühungen in der palliativen Sterbebegleitung und der ambulanten wie stationären Hospizarbeit. Als Ausbilder für angehende Psychotherapeuten ist mir das Thema „Sterben, Tod und Trauer" aus der wissenschaftlichen Perspektive zugewachsen. Dieser Themenbereich fehlt fast völlig im psychologischen Studium. Eine weitere, unerschöpfliche Quelle von Informationen und ihrer Verarbeitung zu dieser Thematik liefern ungezählte Buch-und Zeitschriftenpublikationen.

Gedanken zum eigenen Sterben

Alles das „berechtigt" nicht wirklich, ein Buch über „das Sterben" zu schreiben – aber es befähigt vielleicht, sich *Gedanken zum eigenen Sterben zu machen*. Uns allen fehlt die Erfahrung des Sterbens. Und wir ahnen, dass es anders sein wird, als wir uns das (gern/ungern?) vorstellen möchten. Trotzdem … Ich möchte mir auf der Basis des Erlebten und Gedachten ein mögliches Konzept erstellen. Meines Erachtens ist es hilfreich, für sich selbst, für Angehörige und Betreuungskräfte klare Vorstellungen von diesem letzten Lebensabschnitt zu haben, wissend, dass es möglicherweise ganz anders sein kann.

2.1 Wann fängt das an?

Frühe Einstellung zum Sterben

Wahrscheinlich begegnet Kindern der Tod zuerst in Märchen oder in Filmen. Indirekt und unterschwellig lernen sie über mitgehörte, aber noch nicht verstandene Nachrichten, dass es den Tod gibt. Großeltern sterben oder Nachbarn. Es gibt Friedhöfe und allerlei Gespenster- und Räubergeschichten. Die besondere Art in einer Familie, mit dem Thema umzugehen, prägt die frühe Einstellung zum Sterben. Manchmal ist es das geliebte Haustier, das stirbt, als Vermittler der Endlichkeit. Vielleicht werden Unfälle oder Schadensereignisse mit Toten miterlebt. In der Pubertät werden neben der Liebe auch Aspekte des Sterbens und zuweilen auch des Suizids gedacht und erlebt. Fiktive Helden (von „Winnetou" bis zu den Figuren von „Star Wars" und „Raumschiff Enterprise".) sterben „heldenhaft", oder skrupulöse Bösewichter werden grausam mit dem Tod bestraft. Und dann wieder der unerklärliche Tod einer Mitschülerin, eines Sportfreunds …

Wir alle haben unsere „Todesgeschichten" – aber ich bin auch immer wieder erstaunt, dass manche Erwachsene noch nie einen toten Menschen in der Realität gesehen haben. So wie auch sehr lebenstüchtige Menschen das Thema Tod rigoros von sich weisen: „Damit beschäftige ich mich, wenn es soweit ist!"

Es galt wohl für alle Menschen aller Zeiten und aller Ethnien, dass das Todesthema große Emotionen und kulturelle Rituale in Gang gebracht hat. Die Religionen begründen sich u. a. aus der Frage nach dem „Weiterleben nach dem Tod". Und ist es nicht die Fähigkeit, über sich in den 3 Zeitdimensionen (Vergangenheit, Gegenwart und Zukunft) nachzudenken, die uns von unseren gemeinsamen Vorfahren trennt bzw. unterscheidet? Wir müssen uns die *Frage nach dem Tod bereits bei den Frühkulturen der Menschheit als ein zentrales Thema vorstellen*. Die nicht hinterfragbare Einstellung zum Tod und zu den gängigen Zeremonien löst sich – in unserem Kulturkreis – erst mit der Säkularisierung langsam auf.

Vorstellungen zum Tod

Wie breit die *Vorstellungen* gefächert sein können, mag die folgende Zusammenstellung einer Befragung bei sehr unterschiedlichen Menschen belegen. Es wurde gefragt, welche Gedanken sie sich zum Ende ihres Lebens machen. Hier eine Reihe von Antworten:

- Ich möchte nicht seelisch sterben, bevor mein Tod eintritt.
- Wir Menschen sind alle seelisch sehr unterschiedlich – und unsere Lebenssituationen auch.
- Ich möchte im Einklang mit mir selbst und den Personen, die mir nahestehen, sterben.
- Gern würde ich die letzten Wochen/Tage meines Lebens ganz bewusst erleben.
- Es soll mich nicht das Gefühl begleiten, noch vieles kurz vor meinem Tod nachholen zu wollen.

- Ich möchte, dass der Tod für mich stimmt – und das möchte ich auch meinen Angehörigen mitteilen und sie bitten, es zu akzeptieren.
- Gern wäre ich in dieser Zeit noch viel in der Natur.
- Bitte umgebt mich mit dem, was ich immer schön fand.
- Ich wünsche mir, dass es ein ganz natürliches Hinübergleiten sein wird.
- Ich möchte keine Zeit zum Nachdenken haben.
- Die Zeit soll voller Aktivitäten sein – kein Besinnen, kein Nachdenken.
- Meine Umwelt muss nicht wissen, was mit mir ist. Ich möchte niemanden belasten.
- Ich werde einige sehr persönliche Briefe schreiben.
- Es wäre schön, wenn ich meinen Kindern/Enkeln etwas von meiner Lebensgeschichte aufschreiben könnte.
- Ich suche dann Zerstreuung und Ablenkungen. Will nicht an den Tod denken.
- Ich möchte allein sein, viel schreiben, mir über einiges noch klar werden.
- Meine Freunde sollen um mich sein.
- Ich möchte nicht wie ein Sterbender behandelt werden, deshalb teile ich keinem etwas von meiner infausten Krankheit mit.
- Es wäre schön, wenn ich meine Angehörigen in seliger Ungewissheit lassen könnte.
- Darüber mache ich mir Gedanken, wenn es so weit ist.
- Ich würde die letzte Zeit sehr bewusst leben und genießen.
- In einer liebevollen Zuwendung zu mir selbst würde ich gern in die Einsamkeit gehen.
- Ich würde dann wohl ganz viel Zuwendung und Gespräche benötigen.
- Ich möchte dann schweigen: den Himmel beobachten, die Vögel hören, den Regen erleben, das Licht und die Nacht empfinden.
- Einen Teil des Tages würde ich für Gespräche mit meinem Gott reservieren.
- Es wäre schön, wenn ich noch einmal an meinen Geburtsort reisen könnte.
- Ich werde mir dann Gedanken machen, wem ich Dank schulde. Und mich bedanken, auch bei den bereits Verstorbenen.
- Ich freue mich auf das Wiedersehen mit meinen nicht mehr lebenden Angehörigen.
- Mit meinem nächsten Angehörigen würde ich noch einmal ganz schön Essen gehen und feiern.
- Ich würde viel meditieren und beten.
- Gern wäre ich dann mit allen Menschen verbunden, mit denen mich starke Gefühle verbinden.
- Ich möchte mit einem qualifizierten Gesprächspartner noch einige Dinge klären: meine Schuld, meine Verfehlungen, meine Versäumnisse – aber auch meine Freuden.

- Ich möchte seelisch heil bleiben – und hoffe, dass mich meine Schmerzen nicht auffressen.
- Hoffentlich zerfalle ich nicht körperlich, sondern kann in Würde gehen.
- Ich hoffe, ich finde eine reife Persönlichkeit, mit der ich die schockierende Nachricht vom bevorstehenden Tod umwandeln kann in Annehmen und Akzeptieren.
- Es wäre schön, wenn mir meine Angehörigen das Loslassen leicht machen würden.
- Schön wäre es, wenn mir jeden Tag jemand einen Moment die Hand hält und mit mir schweigt.
- Ich möchte keinen Besuch haben. Es sollen nur Menschen um mich sein, die mich und meine Lage wirklich verstehen.
- Ich möchte, dass meine Angehörigen mich in der Schlussphase zärtlich berühren.
- Ich möchte friedlich und ohne Schmerzen mein Leben und meine Angehörigen loslassen.
- Es soll überraschend geschehen. Niemand muss dann unbedingt bei mir sein.
- Vielleicht schaffe ich es, niemandem mehr böse zu sein – und mit allen meinen Frieden zu schließen.
- Ich möchte bereit sein.
- Es soll möglichst wie ein Hinübergleiten sein. Dabei soll mir mein Arzt helfen.
- Am liebsten würde ich in den Armen von jemandem, der mich liebt, sterben.
- Ich war immer neugierig. Und das Sterben, mein Sterben ist etwas Einmaliges; das möchte ich bewusst erleben und nicht abgelenkt werden.
- Nach meiner Verabschiedung möchte ich in einem freundlichen, hellen Zimmer allein sein.
- Gern würde ich über mein Sterben sprechen; denn so könnte ich es besser verarbeiten.
- Ich möchte auf alle Fälle meinen Pflegern und meinen Begleitern noch danken können.
- Ich werde jedem einzelnen Menschen, der mir nahesteht, schreiben, was er mir bedeutet hat.
- Vielleicht gelingt es mir, auch meinen Begleitern Kraft und Zuversicht zu vermitteln.
- Ich möchte die besondere Nähe zu Menschen in dieser Phase erleben und genießen.
- Ich möchte mit jemandem weinen können.
- Mit den Menschen, die mich besuchen, möchte ich nicht über das Sterben sprechen.
- Ich möchte nicht, dass man mich an meinem Ende anlügt.
- Ich möchte schöne Musik hören und Blumen sehen.
- Ich werde die Ratschläge meiner Ärzte und Begleiter befolgen.

- Ich möchte nicht, dass meine (älteren) Angehörigen jeden Tag an mein Sterbebett kommen.
- Es soll dann alles – für hinterher – geregelt sein.
- Ich wünsche mir, dass ich über alles, was ist und kommen wird, gut informiert werde.
- Ich möchte meine Angst überwinden.
- Bei meinem Sterben möchte ich für meine Angehörigen ein gutes Vorbild sein.
- Ich möchte zu Hause sterben – wohlbehütet und gut umsorgt.
- Eine unnötige Verlängerung meines Lebens in der Endphase lehne ich ab.
- Man soll meine Patientenverfügung beachten.
- Ach, wär das schön, unter einem Baum zu sterben und ins Land blicken zu können.
- Es wird wohl so sein: Da macht jemand das Licht aus. Und dann sind alle Schmerzen vorbei.
- Ich hörte so oft die Nachtigall – und erinnerte mich an sie; besonders wenn sie schwieg.
- Wenn ich nichts mehr möchte, wird der Tod gnädig sein.
- … werde ich mich dem Gesetz der Natur beugen.
- Ob ich mein Leben noch einmal sehen kann, bevor sich alles auflöst?
- Es wäre schön, wenn mein reiches Leben auch mit einem sanften Sterben belohnt würde.
- Ich möchte am Ende meines Lebens keine Belehrungen oder Tröstungen über „das Jenseits".
- … dass mir meine Schmerzen und andere Symptome erträglich sind.
- Bitte keine sinnlose (?) Lebensverlängerung um jeden Preis.
- Es wäre schön, wenn in meinem Sterbezimmer noch gelacht würde.
- Vielleicht werde ich erleuchtet? Erkenne, wie leer und wie unbedeutend alles war, was wichtig schien?
- Schön wäre es, wenn ich im Sterbeprozess frei von allen Problemen wäre, wenn ich alle negativen Aspekte meiner Existenz überwunden hätte, wenn ich im Geist ganz ruhig wäre.
- Mit einem Gefühl zu sterben, dass ich dann, wenn das Leben am schönsten ist, gehen kann.
- Im Bewusstsein sterben, dass in meinen Kindern und Enkeln das Leben weiterlebt.
- Ob ich es schaffe, nicht zu schwanken?
- … nichts mehr wollen.
- Ich möchte nur einschlafen.
- Ob ich dann noch ein Glas Rotwein … ?
- Wie gern säße ich an einem Fluss …
- Ich würde gern langsam hinübergleiten in der sicheren Erkenntnis, dass ich „die Welt" sich selbst überlassen kann. Ich bin nicht wichtig.

- Wenn ich sterbe, wäre ich gern im Einklang mit den mir wichtigen Menschen, mit der Gesellschaft und der Natur.
- … schmerzfrei in der Kraft des Friedens der letzten Nacht.
- Natürlich werde ich jammern und klagen – und über die Ungerechtigkeit schimpfen, mich schon jetzt aus dem Spiel zu nehmen.
- Dann möchte ich nicht mehr unterscheiden können zwischen Traum und Wachsein …
- In den letzten Wochen verfestigte sich bei mir der Gedanke, dass die Liebe zum Leben eine Täuschung sei – und ich nun ent-täuscht werde.
- … wäre es schön, den Tod tanzend zu erleben.
- Ich möchte – ohne Aussicht auf Genesung – ohne maschinelle, lebensverlängernde Maßnahmen sein, denn die Qualität der letzten Tage und Stunden ist mir wichtig.
- Mein Sterben? In Gedanken, mit Worten und einer zarten Berührung in Frieden, mit der Freude einer wärmenden Zugewandtheit.
- Ich werde wohl den Schwebezustand fürchten: einerseits von zu großen Schmerzen befreit zu sein, um gehen zu können – und dem Wunsch, noch ein wenig zu bleiben …
- In Anmut, mit Würde.
- Wenn es so weit ist: Es gab für mich nichts anderes als das tägliche Leben und jetzt gibt es nichts anderes, als das eigene Sterben vorzubereiten. Nichts mehr sonst.
- Wenn der Vorhang fällt, habe ich meine Rolle zu Ende gespielt. Theater.
- In tiefer Bewusstlosigkeit.

Mischung aus Hoffnung, Unkenntnis und Angst

Vielfältig sind die Vorstellungen und zeugen von einer Mischung aus Hoffnung, Unkenntnis und Angst. Es ist erstaunlich, wie viele Entscheidungen wir im Leben zum großen Teil planvoll und vernünftig (?) treffen – aber wie wir den Sterbeprozess emotional und kognitiv „leugnen" bzw. in eine nebulöse Zukunft schieben. *Kann man sich diese Verweigerung der Realität erklären?*

Der Mensch ist ein in jeder Weise „merkwürdiges Tier": mit einem enormen Verstand gesegnet und doch so oft völlig unvernünftig. Er kann mithilfe der Technik fliegen und mit Autos über die Straßen rasen – aber sich selbst in seinem Verhalten oft nicht steuern. Er vermag über schwierigste Themen nachzudenken und ist voller Hoffnung auf den Lottogewinn, vermeidet aber gern unangenehme Gedanken, z. B. an das Sterben und den Tod. Wie ist das zu erklären?

Das Thema Sterben und Trauer hat keine „erfreuliche" Dimension (es ist nicht „sexy"), weil der Mensch auf Leben und Zukunft angelegt ist. Dazu passt das Thema Tod und Sterben nicht. Mit dem Verlust eines Menschen stirbt in vielen Fällen die Zukunft und Hoffnung des Zurückgebliebenen. Es gibt viele Meinungen zu diesem Thema – und es gibt durch Forschungen (Befragungen, Beobachtungen …) begründete

Wirklichkeiten dazu. Als junger Mensch haben wir eine hohe neuronale Plastizität, die sich – mit zunehmender Lebenserfahrung – aus neurowissenschaftlicher Sicht zu einer neuronalen Matrix verfestigt. Was wir immer wieder denken (und „benutzen"), verfestigt sich, wie z. B. Vorurteile. Was wir nicht einsetzen, weil es unangenehm ist, wird kaum oder nicht entwickelt.

Mechanismen der neuronalen Matrix

Ich will dazu hier die wesentlichen „Mechanismen" aufführen:

- Völlig neue Eindrücke führen zu einem – vorübergehenden – Verlust von „Sicherheit": Wir haben uns als Menschen – oft sehr mühsam – ein „Welt- und Menschenbild" zurechtgelegt, dass durch den (plötzlichen) Verlust stark angegriffen bzw. zerstört wird: Das Leben ist von einem auf den anderen Tag „ganz anders" als gedacht. Wir erleben Trauer, Enttäuschungen, Schmerz, Angst …
- Der Mensch ist bei solch einem *Schmerz* nicht in der Lage, ihm auszuweichen, ihn rückgängig zu machen oder ihn gut auszuhalten. Der Verlust ist – kurzfristig – nicht kompensierbar („Da muss man durch!"). In vielen Fällen handelt es sich um einen bleibenden Verlust, einen andauernden Schmerz.

Fehlendes Erfahrungswissen

- Da wir ein emotionales Bedürfnis nach „Unversehrtheit" und „Lust" (Freude) haben, löst (je-)der Verlust ein psychisches Unwohlsein aus. Denken, Fühlen und Handeln sind ebenso negativ betroffen. Wir verfügen nicht über angeborene und nur selten über gelernte Strategien/Verhaltensweisen, um solch einem Ereignis adäquat zu begegnen. Es fehlt uns an *Erfahrungswissen*.
- Wir erleben *Inkonsistenz* (Gegenteil von „Stimmigkeit" oder Berechenbarkeit), fühlen uns aus unserer Mitte geworfen, empfinden uns nicht mehr als stimmig, wir spüren diese Anspannung körperlich („Irgendetwas stimmt nicht … !"). Sterben ist mit Angst, Schmerz, Unvermögen und Leid verbunden. Hinzu kommen jede Menge administrative und rechtliche Aufgaben – alles ist hochkomplex. Nur wenigen Menschen gelingt es, diese Komplexität des Sterbens im Vorfeld des Geschehens sinnvoll durch geeignete Maßnahmen zu reduzieren.
- Es entsteht ein enormer *Anpassungsdruck* – die Trauer geht oft einher mit teils massiven psychosomatischen Beschwerden/Störungen.
- Ein (vorübergehender) *Rückzug* aus sozialen Beziehungen ist wahrscheinlich; es müssen neue Rollen formuliert/angenommen werden; auch der verstorbenen Person ist eine „neue Rolle" zuzuweisen.
- Damit einher geht ein *Verlust der „Exploration"*: Es kommt zu einer systematischen Reduktion von Freiheitsgraden (auch im kognitiven, emotionalen und im Verhaltensbereich). Schuldgefühle, Ärger und Wut können auftauchen wie auch Erleichterung und „Befreiung".

Hilfreiches Konzept

Kann es eine Hilfe sein, wenn man diese Faktoren um das Sterben und Trauern kennt? Wollen wir (geistig) bereit sein, dieses emotionale Thema auch kognitiv zu begreifen und zu bewältigen? Geht das überhaupt? Ich meine: ja. Ich habe mich auch in schwierigsten Situationen bemüht, mich nicht von meinen Gefühlen derart überschwemmen zu lassen, dass ein vernünftiges Verhalten nicht mehr möglich war. (Das hat sicherlich nicht nur Vorteile gewährt, aber in solchen Lagen wenigstens eine gewisse Handlungskompetenz!). Wie ein Bergsteiger oder Fallschirmspringer die möglichen Faktoren seines durchaus gefährlichen, aber schönen Sports kennen sollte, um im Notfall „richtig“ zu handeln, ist es meines Erachtens hilfreich, ein Konzept zu haben, wie man sein Lebensende (mit-)gestalten möchte. Dazu werden im Folgenden einige Vorschläge unterbreitet.

2.2 Einige grundsätzliche Überlegungen

Uns allen sind im Leben belastende Ereignisse begegnet; wir haben gelitten und gestöhnt – aber wir haben sie auch mehr oder weniger gut überstanden. Und wir wissen von uns, dass uns manche Erschütterungen ein Leben lang nachgehen – und dass andere wirklich bewältigt werden. Diese Fähigkeit, nach sehr belastenden Ereignissen wieder ins Lot zu kommen, nennen wir Resilienz.

Drei Grundhaltungen der Resilienz

Es sind im Grunde 3 *Grundhaltungen*, die sich wechselseitig beeinflussen und die für resiliente Menschen typisch sind:

- realistischer Optimismus,
- sinngebende Akzeptanz und
- lösungsorientierte Handlungsbereitschaft.

Realistischer Optimismus

Realistischer Optimismus ist gekennzeichnet durch eine generelle positive Sicht auf „die Welt“ und auf sich selbst. Optimistische Menschen können vorübergehende Enttäuschungen, Frustrationen und Leid richtig einschätzen: als Bedingungen, die zu jedem Leben gehören, denen man sich aber nicht bedingungslos und hilflos ausliefern muss. Das Erkennen und Hinnehmen der Wechselfälle des Lebens – und dazu gehört das eigene Sterben! – ist eine geistige und emotionale Leistung. Es geht nicht um rosarotes Wunschdenken oder um die Leugnung von Realitäten oder Schwierigkeiten im Umgang miteinander; es geht darum, die Aufmerksamkeit auch auf die immer (noch) bestehenden positiven Aspekte einer Situation in der jeweiligen Lebensumgebung zu lenken. Resiliente Menschen verfügen über die Gabe, nicht alles auf sich zu beziehen und ihre Umwelt handelnd *und* gelassen zu erleben. So kann das eigene Sterben auch mit einer gewissen Neugier erwartet werden.

» Mitten im Winter habe ich erfahren, dass es in mir einen unbesiegbaren Sommer gibt. (Camus 1956/2000)

Sinngebende Akzeptanz

Sinngebende Akzeptanz bildet sich aus 3 Faktoren: Zum einen kann und muss man sich selbst akzeptieren. So wie man ist, so ist man. Aber wir sind nicht nur, wir werden auch immer! Es ist wichtig, seine Stärken *und* seine „Einschränkungen" zu kennen. Man kann versöhnlich und freundlich mit sich selber umgehen (und sprechen!). Natürlich kann man ändern, was zu ändern ist – aber das, was nicht änderbar ist, sollte auch hingenommen werden. Das ist bereits der zweite Faktor: Das Unabänderliche in Würde hinnehmen und ertragen. Dazu ist eine Fähigkeit bedeutsam: zu unterscheiden, was in meinen Einflussbereich fällt und was nicht! Eigentlich haben wir nur eine unmittelbare Kontrolle über unser eigenes Verhalten und über unser Denken und Fühlen! Wir können so gut wie keinen Einfluss nehmen auf das, was andere Menschen denken, fühlen oder tun. Im Sterbeprozess können und müssen wir uns auch den begleitenden, pflegenden und fürsorglichen Menschen hingeben, die um uns sein werden.

Und die hinter mir bleibenden „Weltprobleme" mögen zwar gravierend sein – sie zu lösen steht aber im Allgemeinen überhaupt nicht in unserer Macht – und schon gar nicht am Lebensende verfügen wir über die Möglichkeiten, sie zum Besseren zu beeinflussen. Jeder reife Mensch sollte wissen, wofür er seine Kräfte/Energien einsetzt, und zugleich nüchtern anerkennen, *dass eben nicht alles nach seinen Wünschen läuft oder laufen kann*. Hierbei spielt die Sinngebung eine wichtige Rolle: Auch die Katastrophe bzw. mein Lebensende birgt in sich etwas Sinnvolles. Das Leid konfrontiert uns – gerade wenn wir die Endlichkeit begriffen haben – mit der Sinnfrage. Insofern ist das Akzeptieren „der Welt" auch stets eine Versöhnungsarbeit mit dem oft uneingestandenen Glauben an die Machbarkeit aller Dinge und Zustände!

Der dritte Faktor ist die Geduld. Die wenigsten Menschen sterben „plötzlich", meist ist es (s. unten) ein langer Prozess des Loslassens. Es handelt sich dabei nicht nur um die passive Dulderhaltung, sondern auch um eine „Wartekraft", die es ermöglicht, Entwicklungen einerseits Zeit zu lassen und andererseits immer erst etwas zu beenden, zu klären oder loszulassen, bevor man seine Energie wieder auf Neues richtet.

» Change it, leave it or love it!

Lösungsorientierte Handlungsbereitschaft

Unter einer *lösungsorientierten Handlungsbereitschaft* versteht man die Bereitschaft und die Fähigkeit, in jeder „Lage" nach Lösungen zu suchen und diese anzuwenden. Lösungsstrategien fallen nicht vom Himmel – und ich muss auch dazu nicht permanent Experten hinzuziehen. Es kann zwar sinnvoll sein, sich zum Bewältigen einer schwierigen Situation Unterstützung zu holen – und resiliente Menschen tun das auch –, aber man sollte immer erst einmal selbst analysieren, was eigentlich los ist („Was ist Realität, was ist phantasierte Befürchtung, und wer ist alles mitbeteiligt?"). Dann – und das ist der entscheidende Gedanke – werden Optionen entwickelt, wie man die Situation „meistern" kann. Dabei gibt es selten nur eine bzw. *die* optimale Strategie! Es geht immer auch anders: Es gibt zeitlich befristete „Lösungen", kreative Alternativen, und man kann unterschiedliche Standpunkte auf gemeinsame Interessen hin durchleuchten. Beim Sterben wird solch eine Strategie auch sein, dass man sich „hingibt", ausliefert, dass man geschehen lässt, was geschieht, dass man sich fallen lässt und sich ganz dem biologischen Ablauf ausliefert.

Zusammenfassend könnte man sagen, dass *resiliente Menschen* über „Nehmerqualitäten" (wie gute Boxer) verfügen, sich nach „Tiefschlägen" rasch wieder erholen, u. a. dadurch, dass sie Distanz zu „Kränkungen" halten, nicht alles auf sich beziehen und ihrer Umwelt gegenüber erwartungsoffen sind. Sie müssen nicht alles sofort bewerten, gar abwerten – *sie können hinnehmen, was ist, ohne sich im Mitleid zu verzehren.* In ihrem Mitgefühl für andere sind sie aktiv und pflegen erfreuliche Beziehungen zu den ihnen wichtigen Menschen. Sie leben gern und wissen, dass alles vorbei geht.

2.3 Wie sieht es mit der Würde aus?

Aspekte der Würde

Hat der Mensch ein Recht auf Würde – auch und besonders zum Lebensende hin? Ich verstehe unter Würde verschiedene Aspekte:

- Allgemein die Art und Weise, wie man *sein Leben selbstbestimmt lebt* (und dazu gehört auch der Tod). Würde wäre demnach eine Eigenschaft, die uns als Mensch von Menschen zugesprochen wurde (und dieser Gedanke, diese „Erfindung" ist menschheitsgeschichtlich relativ neu!).
- Dann: die *Art und Weise, wie ich als Mensch von anderen Menschen behandelt werde.* Was alles kann man einem Menschen wegnehmen oder antun, um seine Würde zu zerstören? Was darf man mir „auf keinen Fall wegnehmen, wenn man meine Würde schützen will?" (Bieri 2013, S. 12). Hier liegt die Ausprägung des Handelns bei meinem Gegenüber.
- Weiterhin zeigt sich Würde darin, *wie ich andere Menschen behandle;* mit welcher Einstellung begegne ich ihnen? Und in welchem Verhalten *bewahre* ich meine Würde? Wodurch verspiele ich ggf. meine Würde (z. B. Ausrasten, Misshandeln, Belügen)? Hier liegt die Verantwortung für meine Würde bei mir!
- Und viertens: *Wie gehe ich mit mir selber um?* Wie behandle ich mich? Wie bewerte ich mich? Was sagt etwas darüber aus, wie und wann – unter welchen Umständen – ich mich selbst meiner Würde entledige? Wo meine Glaub*würdigkeit* infrage gestellt ist? Wo Neid, Hass, Gier, Stolz mein Wesen beherrschen? Wie halte ich es mit einem „Würde-Dilemma"? Wenn z. B. der behandelnde Arzt – aus welchen Gründen auch immer – mir über meinen infausten Zustand nicht reinen Wein einschenkt? Wenn ich so nicht die Gelegenheit bekomme, „Abschied" zu nehmen bzw. meine „Dinge zu Ende" zu bringen? Stößt sich dann nicht mein Würdeverständnis mit dem des Mediziners? Darf er mich derart bevormunden?

Da in unserem Grundgesetz mit dem Artikel 1 (1) „Die Würde des Menschen ist unantastbar. Sie zu achten und zu schützen ist die Verpflichtung aller staatlichen Gewalt" die *Würde* des Menschen stark betont ist, gilt sie meines Erachtens nicht nur für das Leben, sondern auch für die Sterbensphase eines Menschen. Kardinal Karl Lehmann hat 2007 auf dem Hospiz- und Palliativtag gesagt: „Wir haben nicht das Recht, unser Leben selbstmächtig zu beenden oder unser Menschsein durch völlige Ausschaltung unserer Sinne und unseres Denkens und Wollens zu betäuben oder geradezu auszuschalten" (Prosinger zit. nach Wanzer und Glennmullen 2009, S. 241). Es wird – vor allem von kirchlich-konservativer Seite – die Zerstörung/Aufhebung des Grundwerts der Unantastbarkeit des menschlichen Lebens befürchtet, und zugleich werden Waffen gesegnet und das Töten aus Notwehr oder im Fall des Verteidigungskriegs, zuweilen auch die Todesstrafe befürwortet.

Man befürchtet einen „Dammbruch des ethischen Normsystems" (ebd., S. 239). Der Theologe Hans Küng plädiert dagegen auch und besonders am Lebensende für die Selbstbestimmung des Einzelnen: „Wenn das ganze Leben von Gott in die Verantwortung eines Menschen gestellt ist, dann gilt diese Verantwortung auch für die letzte Phase seines Lebens, ja, sie gilt erst recht für den eigentlichen Ernstfall eines Lebens: wenn es ans Sterben geht. Warum sollte gerade diese letzte Phase des Lebens von der Verantwortung ausgenommen sein?" (ebd, S. 241f).

Es macht, denke ich, keinen Sinn, einen emotional aufgeladenen Kulturkampf mit schrillen Tönen, mit bösen Worten der Verdächtigungen und Empörung, der Verurteilungen und Beurteilungen zu führen. Dazu ist auch von Bedeutung, welche Worte wir verwenden: Wer von töten, umbringen, Leben vernichten, gar beim begleiteten Sterben (nicht beim Töten auf Verlangen!) von Euthanasie oder Holocaust spricht, verroht in der Sprache und respektiert nicht das Mitfühlen, das Beenden einer fürchterlichen Qual oder die Erlösung von einem nicht mehr enden wollenden Leid! (Mord ist das Töten eines Menschen gegen seinen Willen!)

Es ist aber – für dieses Thema – auch nicht besonders relevant, in den philosophischen Himmel zu steigen, um dieses metaphysische Verständnis von Würde im Sterbeprozess zu reflektieren. Wir können und müssen über öffentliche Diskussionen, unter Berücksichtigung der Realitäten, eine unaufgeregte, unideologische Debatte führen, um in einem ebenfalls unaufgeregten Pragmatismus das möglich zu machen und/oder zu bewahren, was human bzw. dem Menschen dienlich und was ethisch verantwortbar ist. Wer will oder kann für sich den Anspruch haben, *allein* Recht zu haben?! Es kann nicht sein, dass andere Menschen aus *ihrer* Sicht selbstherrlich entscheiden, wann ein Leben ausgelebt ist. Wäre das nicht Hybris unter dem Mantel der „Nächstenliebe"?

Unterschiedliche Formen des Sterbens

Beim Sterben können und müssen wir sehr unterschiedliche Formen unterscheiden: den natürlichen Tod, den Suizid, den ärztlich begleiteten Tod, die Sterbebegleitung in einem Hospiz, die aktive Sterbehilfe (Euthanasie), die indirekte Sterbehilfe, die (ärztliche) Beihilfe zum Suizid und schließlich die Tötung auf Verlangen und den Mord. Dazu kommen die Toten der Kriege, der Katastrophen, der Genozide ganzer Völker. Es mag hier Überschneidungen geben – und meines Erachtens ist es wichtig, den Sterbe*wunsch* und die Tötung auf Verlangen von der Sterbe*bereitschaft* zu unterscheiden. Die meisten Suizidenten, so meine Erfahrung, wollten *nicht* wirklich sterben – sie konnten, so meinten sie, nur nicht mehr leben! „Arm ist, wer den Tod wünscht; aber ärmer, wer ihn fürchtet" (Autor unbekannt).

Auch vor unserer speziellen deutschen Geschichte (u. a. Euthanasie) können und müssen wir affekt- und emotionslos versuchen, das Thema Sterben und Tod würdevoll zu behandeln. Wenn auch das Sterben und der Tod gesellschaftliche Schwerpunktthemen sind und bleiben, sind sie im Zuge der Liberalisierung und Individualisierung unseres modernen Lebens eben auch zur „Privatangelegenheit" geworden. „Von vielen Menschen wird ein schneller Tod heute als weniger schlimm angesehen als ein u. U. durch Intensivmedizin ‚gerettetes' Leben mit einer eingeschränkten Kommunikation und Behinderung, die andere belastet" (Müller-Busch 2012, S. 59). Es wäre nicht gut, wenn immer mehr Menschen Angst vor einer Medizin bekämen, die den Tod durch eine Übertherapie missachtet. So wird bei Sterbenskranken auf der Intensivstation nicht primär gefragt werden: „Dürfen wir aufhören?", sondern: „Dürfen wir noch weitermachen?" Und ein Nein muss erlaubt sein. Es geht da nicht um Lebensverlängerung, sondern um das Patientenwohl – eine wahrlich schwierige Entscheidung!

Und die „Würde des Menschen" ist sowohl ein universell übergreifender Aspekt menschlichen Lebens wie auch eine sehr persönliche und die nächsten Angehörigen direkt berührende Stellgröße menschlicher Existenz. Fragen wir uns doch selber: „Was bedeutet für mich – auch hinsichtlich des Themas Sterben/mein Sterben – *Würde*?"

Würde ist „ … die einem Menschen kraft seines inneren Wertes zukommende Bedeutung; auch Bezeichnung für die dieser Bedeutung entsprechende achtungsfördernde Haltung (Menschenwürde)" (Brockhaus 2008, S. 862). Es gibt eine dem Menschen eigene (so haben sich das Menschen ausgedacht!) zukommende Ehrbarkeit oder innere Ehre, die in der Selbstbestimmung gründet. Kant spricht von der menschlichen Würde als Kennzeichen „eines vernünftigen Wesens, das keinem Gesetz gehorcht als dem, das er zugleich selbst gibt" (Kant 1785). Und Schiller umschreibt Würde folgendermaßen: „Beherrschung der Triebe durch die moralische Kraft ist Geistesfreiheit, und Würde heißt ihr Ausdruck in der Erscheinung" (Schiller 1795).

Würde als geistige Qualität

Würde also als eine geistige Qualität, die gerade auch in schwierigsten Lebenssituationen über Macht und Ohnmacht des Empfindens entscheidet; über die Macht, seinen bisherigen Werten gemäß zu handeln und zu leiden oder dem obersten Wunsch, zu leben und zu überleben, diese Werte zu opfern. Das Dilemma, das uns alle trifft, ist die Tatsache, dass wir nicht wissen (können), wie und ob wir an unserem Lebensende unsere in „gesunden Zeiten" geforderte psychische Autonomie wirklich wahrnehmen wollen oder können. „Die Patienten sind oft zu schwach und emotional nicht in der Lage, sich ein Bild über ihre Situation zu verschaffen und entsprechende Entscheidungen zu treffen" (Nuland 1994, S. 338).

So hat es mit Würde zu tun, wenn begleitende Angehörige, vertraute Ärzte oder seelische Betreuer noch wissen und mitteilen können, was einem wichtig war vor der Zeit, die jetzt in der Sterbephase ist. Wenn wir gesund sind und über unsere geistigen Kräfte verfügen, wissen wir – andeutungsweise –, was uns Würde bedeutet. Wenn wir in der Agonie sind, haben wir aller Wahrscheinlichkeit nach die Freiheit der freien Willensentscheidung verloren. Haben wir deswegen unser vorher festgelegtes Recht auf Selbstbestimmung auch verwirkt (wohl eine juristische Frage)? Wir stehen dann nicht mehr „über den Dingen" – die „Dinge" haben uns fest im Griff! *Ein Schwebezustand der Verantwortlichkeiten.*

Gelingt es wirklich, auch in der Schlussphase des Lebens über das Sterben und Loslassen zu sprechen? Sind dort Menschen, die zuhören können und wollen – ohne belehren und verharmlosen zu wollen? Muss ich mich verstellen und so tun, als wüsste ich nicht um meine Endphase, und tue auch so, als wüssten es meine Angehörigen auch nicht, und sie wiederum tun so, als wollten sie mich glauben machen, alles sei ja gar nicht so schlimm? Ich denke, wer „im Anstand" gelebt hat, ehrlich gegen sich und andere war und das Leben auf seine Weise sinnvoll genossen hat, hat es auch leichter, sein Leben „in Würde" abzuschließen. Es mag auch ein Abschiednehmen vom Leben geben, indem der Moribunde bei vollem Bewusstsein „geht" und staunend – bar jeder Eitelkeit an der Welt („vanitas") – seine letzten Atemzüge tut. *Vielleicht ist Würde aber auch viel profaner:* Ich möchte von den Menschen, die mich kannten, nicht so – als Sterbender – gesehen werden. Ich möchte, dass man mir mit einem gewissen Respekt begegnet: mir die Notdurft erleichtert, mir die Sicht aus dem Fenster ermöglicht, schweigt oder einfach nur da ist. Ich möchte innerlich meinen Frieden machen können – mit den Menschen und „der Welt". Ich möchte niemandem zur Last fallen – auch mir selber nicht – und die Hohheit/Regie über mein Lebensende nicht Fremden in die Hand legen. Ich möchte „mit Anstand" loslassen können, möchte – wie bei meiner Geburt – in den physiologischen Vorgängen, „für welche die Natur Vorkehrungen getroffen hat, damit sie möglichst gut verlaufen" ungestört sein dürfen. „Beide (Geburt und Sterben) laufen in den meisten Fällen am besten ab, wenn sie durch ärztliche Eingriffe möglichst wenig gestört werden" (Borasio 2011, S. 23).

Elemente eines „guten Todes"

Was wünschen sich Menschen am Ende ihres Lebens? In einem Editorial des British Medical Journals nennt der Herausgeber Richard Smith im Januar 2000 12 Elemente eines „guten Todes":

1. Zu wissen, wann der Tod kommt und zu verstehen, was zu erwarten ist.
2. Die Kontrolle über das Geschehen zu behalten.
3. Würde und Privatsphäre zugestanden zu bekommen.
4. Eine gute Behandlung der Schmerzen und anderer Symptome.
5. Die Wahl zu haben, wo man sterben möchte (zu Hause oder anderswo).
6. Alle nötigen Informationen zu bekommen.

7. Jede spirituelle und emotionale Unterstützung zu bekommen.
8. Hospizbetreuung überall, nicht nur im Krankenhaus.
9. Bestimmen zu können, wer beim Ende dabei sein soll.
10. Vorausbestimmen zu können, welche Wünsche respektiert werden sollen.
11. Zeit zu haben für den Abschied.
12. Gehen zu können, wenn die Zeit gekommen ist, und keine sinnlose Lebensverlängerung zu erleiden.

Solche Wünsche und Vorstellungen sind unter der Voraussetzung formuliert, dass man in der Schlussphase seines Lebens seine vielfältigen Veränderungen und Verluste noch merkt. Bieri (2013) lässt hier eine fiktive Ehefrau ihren suizidwilligen Mann sagen: „Doch nimm einmal an, nimm es einfach an, dass es nicht so ist: dass mit dem stillen, schleichenden Verfall immer auch ein Vergessen des Verlorenen einhergeht, ein vollständiges Vergessen, sodass das, was Du noch hast, wenngleich es objektiv gesehen eine Einschränkung bedeutet, nicht als Verlust erlebt wird. Schritt für Schritt verlierst Du Deine Fähigkeiten, von denen Du gesprochen hast, und gleichzeitig verlierst Du die Fähigkeit, den Verlust zu bemerken" (Bieri 2013, S. 340). Ein interessanter Gedanke.

Immer wieder – und auch in Zukunft – ist die *entscheidende Frage* die nach dem „Patienten-willen", nach *der Fähigkeit seiner Selbstbestimmung*, die in Todesnähe nur eingeschränkt oder gar nicht mehr vorhanden ist. Weder die Ärzteschaft noch „die Kirchen" noch eine Patientenschutzorganisation, auch nicht die Hospizverbände, haben eine Richtlinienkompetenz, um „richtiges" oder „gutes" Sterben zu definieren. Das hat in unserem säkularisierten Staatswesen allein das Individuum, also der einzelne Mensch. Würde bedeutet auch, von denen, die das Leben – bzw. den Zustand zwischen Leben und Tod – noch verlängern könnten, zu erwarten, dass sie unsere Endlichkeit und Sterblichkeit akzeptieren. Menschen im Sterbeprozess haben oft vorausverfügte Willensbekundungen abgegeben, mit ihren Angehörigen und – bestenfalls – mit ihrem Arzt besprochen.

Es macht wenig Sinn, in einer fortgeschrittenen Erkrankungs- und Sterbesituation in Sprachlosigkeit zu verfallen und – irrational – das Unwahrscheinliche als Trost zu hoffen und zu kommunizieren. Hier wird die „falsche" Hoffnung zur Maske, hinter der sich die Angst verbirgt und „besiegt" werden soll. Aber damit entfällt die offene und respektvoll-ehrliche Kommunikation mit dem Sterbenden wie mit seinen Angehörigen. „Der Respekt vor der individuellen Autonomie des anderen erfordert, Wünsche nach Hilfe zum Sterben oder zur Selbsttötung sehr aufmerksam aufzunehmen. Das Wertsystem des anderen anzuerkennen und die zugrunde liegenden Überzeugungen zu verstehen" (Müller-Busch 2012, S. 77). Und der Hospizleiter Michael de Ridder zitiert in einem Interview Karl Jaspers: „Die Selbstauslöschung eines Menschen kann in auswegloser Krankheit die einzig noch verbleibende Möglichkeit sein, die Integrität der Persönlichkeit zu wahren" (Simon 2013, S. 59).

Und möglicherweise wird uns in Zukunft ein weiteres Problem beschäftigen und zu einem gewissen Umdenken führen: Es wird gar nicht mehr für alle Menschen die Chance geben, dass alle medizinischen Möglichkeiten der Behandlung von Krankheiten finanziert und zur Verfügung gestellt werden. Dieses allokationsethische Problem stellt eine Herausforderung an unser Wertesystem dar! Zugleich arbeiten Mediziner, Biologen und Medizintechniker an der „Züchtung von körpereigenem Gewebe aus sogenannten pluripotenten Stammzellen, die sich zu jedem Zelltyp und damit jedem Organ entwickeln können" (de Ridder in Simon 2013, S. 59f).

Die Wirklichkeit des Lebens und besonders auch des Sterbens ist komplex, zuweilen paradox und psychologisch durchaus überraschend. Wir verbinden alle wichtigen Lebensformen mit Werten – aber, so sagt der Gesellschaftskritiker Niklas Luhmann, „Werte sind nichts anderes als eine hochmobile Gesichtspunktmenge. Sie gleichen nicht, wie einst die Ideen, den Fixsternen, sondern eher Ballons, deren Hüllen man aufbewahrt, um sie bei Gelegenheit aufzublasen, besonders bei Festlichkeiten" (Luhmann 1992, S. 342).

Ich habe mit Menschen gesprochen und gearbeitet, die von dem Begriff Würde nur angewidert waren, weil er in fürchterlicher Vereinfachung die Gräuel der Folter, Misshandlung und Zerstörung aller Werte verschleiert und missachtet. „Wenn man gefoltert und vergewaltigt und in eine völlig würdelose Lage gebracht wird, ist es verdammt schwer – wenn man das überhaupt überlebt –, an die Würde des Menschen zu glauben!" (Aussage einer von den Nazis gefolterten Kommunistin, die ihre Familie in den KZs verloren hat [Müller-Busch 2012]). Wie rasch sich angebliche „Grundwerte" ändern können, haben wir in den letzten Jahren sehr praktisch erlebt: ein homosexueller Außenminister, ein in „wilder Ehe" lebender Bundespräsident, die Eheschließung von Gleichgeschlechtlichen, das verantwortungslose Spekulieren der Banker mit fremden Geld, das Betrügen von Ingenieuren bei Abgasmessungen, das Verbot oder die Freigabe von Kondomen …

Meine persönlichen Erlebnisse mit Sterbenden und „Frisch-Toten" waren nicht immer von einer äußeren Würde gekennzeichnet: wenn z. B. Journalisten die verstümmelten Leichen filmen wollten, wenn Körperteile achtlos in einen Müllsack geworfen wurden, wenn der Sterbende in der Klinik – angeblich wegen Platzmangel – auf einen kalten Flur im Keller geschoben wurde. Wenn völlig erschöpfte Angehörige nach einer langen Krankheit keine Kraft mehr haben, Sorge für den Sterbenden oder sich selbst zu tragen.

Die Palliativmedizin und die Hospizbewegung sind im besten Sinn zutiefst humane Entwicklungen, die – in Zusammenarbeit mit vielen anderen engagierten Berufsgruppen – Sterben in Würde ermöglichen können. Es gehört Stärke und Demut dazu, Sterbende zu begleiten – dazu bedarf es der Fähigkeit, sich selbst zurückzunehmen. *Was der Tod wirklich ist, wissen wir nicht.* Es dominiert in solchen Fällen das Recht des Sterbenden auf seine Würde.

Gibt es eine „Philosophie zum Sterben"?

K.E. Buchmann, *Sterben und Tod*,
DOI 10.1007/978-3-662-49756-2_3

Gibt es so etwas wie eine „Philosophie des Todes" (Wittwer 2009)? Man kann über den Tod philosophieren, über seinen Sinn. Wann kann oder muss man davon sprechen, dass ein Mensch tot ist? Ist der Tod ein Übel oder nicht? Gibt es eine Unsterblichkeit der Seele und ist das wünschenswert? Was geschieht nach dem Tod? Muss man den Tod fürchten? Wie sieht es mit der Selbstbestimmung aus? Kann man die Todesstrafe gutheißen? Philosophen haben sich immer mit dem Thema Tod beschäftigt.

Es ist wohl so, dass seit der Antike die Philosophie alle Lebensbereiche begleitet hat. Und in unserer stark materialistischen Zeit wird (wieder?) die Philosophie mit herangezogen, wenn schwierige Fragen anstehen. So haben sich Firmen eine „Firmenphilosophie" zugelegt, große Organisationen sprechen von ihrer Unternehmenskultur, Behörden und Verwaltungen hatten vor geraumer Zeit „Leitbilder" in jedes Arbeits- und Besprechungszimmer gehängt und Kliniken verpflichten sich, dem Patienten „zu dienen" … Der Mensch steht im Mittelpunkt! Alles in gewisser Weise Selbstverständlichkeiten. Auch die in den letzten Jahren (wieder) verstärkte Diskussion um die „Sinnfrage" ist meines Erachtens ein Zeichen dafür, dass man im Management, in der Politik und in den Sozialwissenschaften genau damit Schwierigkeiten hat. So wie das Thema Gesundheit vor allem erst virulent wird, wenn man längere Zeit krank ist, oder das Thema eheliche Treue erst dann zur Sprache kommt, wenn sie akut bedroht ist, so sind auch diese Fragen der ethischen Dimension beruflichen Handelns ein Kennzeichen dafür, dass hier nicht weiter hinterfragte Selbstverständlichkeiten eben keine mehr sind – und wohl auch nie welche waren? Schlampereien und Kostenüberschreitungen am Bau, bestechliche Beamte, Korruptionsfälle in Konzernen, Geldveruntreuungen von Bankern, Missbrauch von Kindern durch Geistliche und Erzieher, Steuerbetrügereien im großen Stil …

Kommerzialisierung der Sterbekultur

Hinzu kommen immer häufiger (fast unaufhaltsam) Tendenzen, alles zu kommerzialisieren: Von der Zeugung bis zur Beisetzung eines Menschen gibt es gut bezahlte Spezialisten, die für ein Rundum-Wohlfühl-Paket sorgen: Versicherungen und Reisveranstalter, Eventmanager und Beerdigungsfirmen nehmen uns das eigenverantwortliche Denken und Handeln ab. Dazu kommt die kaum spürbare und deshalb so intensiv wirkende Konsumbeeinflussung durch die elektronischen Medien. In der Landwirtschaft werden (wieder) „normale" Nahrungsmittel (nicht genmanipuliertes, künstlich gedüngtes und in Nährkulturen gezogenes Gemüse …) zum Verkaufsschlager. Das Natürliche wird zum Besonderen!

Können wir Ähnliches bei der *Sterbekultur* ausfindig machen? Eindeutig: ja. „Beerdigungsinstitute" werben mit dem Slogan: „Sie trauern – wir machen alles andere!" Kommunen „verkaufen" ihre Waldstücke, um darin – von Forstleuten betreut – Tote zu bestatten. Organisationen (noch im Ausland) locken Sterbewillige zu „guten Preisen" in ihre Sterbeidylle. Zu exorbitanten Preisen kann man seine Leiche zum Diamanten „veredeln", ins All schießen oder Plastinieren lassen.

Die Aufgabe der seit Jahrhunderten gepflegten Beisetzungsrituale haben viele Menschen verunsichert und „verführbar" gemacht. Das suggeriert u. a., dass jeder nach seiner Fasson sterben und seine „ewige Ruhe" finden kann. Und wir stehen heute zunehmend im Konflikt: Einerseits sind wir – bewusst oder nicht – in einer christlichen Tradition erzogen, andererseits wollen immer mehr Menschen selbst bestimmen, wie und wann und wo ihr Leben beendet wird und wie ein Abschiednehmen gestaltet werden soll.

Ich vermute, dass nach der Welle der „glücksphilosophischen" Bücher und Publikationen demnächst eine Welle von Texten zur „Endlichkeitsesoterik" den Markt überschwemmen wird. Auch die Gedanken in diesem Buch sind möglicherweise ein Teil davon. Hier geht es allerdings nicht um „Wahrheiten" oder Belehrungen, sondern darum, Hilfestellung zu geben, um sich mit dem Thema des eigenen Sterbens zu beschäftigen und einen eigenen, fundierten Standpunkt in dieser Thematik zu kultivieren.

Unsterblichkeit der Seele?

Immer wieder spüren wir die Begrenztheit unseres Wissens, wenn es darum geht, ob ein *Weiterleben (der Seele) nach dem Tod* vorstellbar ist. Wir wissen es nicht. Wir können (und wollen?) es glauben. „Aufgrund der empirischen Erkenntnisse der Neurowissenschaften kann heute nicht mehr bezweifelt werden, dass alle Bewusstseinsleistungen bestimmte neuronale Funktionen voraussetzen. Außerdem können einzelne Leistungen bestimmten Hirnregionen zugeordnet werden. Diese Feststellungen sprechen gegen die Unabhängigkeit der geistigen Leistungen von körperlichen Voraussetzungen und gegen die Annahme der Einfachheit des Geistes" (Wittwer 2009, S. 39). Wenn es eine Beweislast für die Unsterblichkeit der Seele gibt, dann wäre er von den Befürwortern zu erbringen, nicht von denen, die die Unsterblichkeit leugnen. Oder es bleibt, was es ist: ein Glaube, der tröstet.

Machen wir uns nichts vor: Die Religionen neigen dazu, durch ein Versprechen, im Jenseits ein „besseres Leben" führen zu können, das diesseitige Leben abzuwerten!

Und noch ein Gedanke dazu (er geht auf den römischen Schriftsteller Lukrez (98–55 v. Chr.) zurück: Wie vor der Geburt des Menschen unendlich viel Zeit war, wird auch nach seinen Ableben unendlich viel Zeit sein. Die Zeit vor seiner Geburt kann der Mensch nicht als schlecht empfunden haben – und er wird demnach auch die Zeit nach seinem Leben nicht als belastend erleben müssen.

Auch, *ob das Sterben „gut oder schlecht" ist*, löst immer wieder Streitgespräche aus. Hatte nicht Epikur (341–270 v. Chr.) diese klassische Idee formuliert, dass man nur etwas als gut oder schlecht empfinden kann, wenn man es erlebt hat und schlussfolgert: Der Tod bedeutet uns nichts, denn der Tod ist das Ende des Fühlens, kann also körperlich nicht schmerzhaft sein. Zugleich: Der Tod ist das Ende des Bewusstseins. Er kann also emotional nicht schmerzhaft sein. Damit wäre der Tod weder etwas Gutes noch etwas Schlechtes. (Die Unsterblichkeit müsste uns erschrecken!). Angst haben die meisten Menschen vielleicht nicht vor dem Tod, sondern vor dem Sterben, das mit Schmerzen korrespondiert. Aber die Schmerzen sind heute mit einer guten Palliativmedizin in den Griff zu bekommen. Somit komme ich auch zu der Überzeugung, *dass* es eigentlich *keinen guten Tod gibt, weil es auch keinen schlechten Tod gibt.*

Meine Erfahrungen lassen den Schluss zu, dass man sehr wohl zum Ende seines Lebens – oder auch schon im Vorgriff auf ein späteres „Verscheiden" – in Würde, mit Vertrauen, kompetent und selbstbestimmt ein Stück lebensweise werden kann. Wenn die Philosophie einen Beitrag zum guten Leben leisten will – und das Sterben gehört zum Leben –, gibt es wohl auch eine Philosophie zum Sterben. *Wer nur weiß, dass er irgendwann einmal sterben wird, glaubt noch nicht wirklich an seine Sterblichkeit!* An der Grenze des Lebens können wir den unstillbaren Wunsch haben, noch nicht zu sterben (und das haben wohl die meisten); wir können aber auch in der Rückschau auf unser Leben von einem gelingenden Leben sprechen und erkennen, dass es eine besondere Gnade (oder Leistung) ist, sich des Endes bewusst zu werden. Ich möchte dafür plädieren, sich zum Lebensende hin mit einer reifen und in sich stimmigen Einstellung aus dem Leben und von den nahen Menschen zu verabschieden. Wir sprechen vom „Todeskampf" und vergessen dabei, dass das gesamte Leben auch immer etwas Spielerisches hatte. (Dies ist keine Absage an den Kampf der Ärzte um das Leben eines schwer Verunglückten, eines krebskranken Kindes oder eines schwerbehinderten Menschen, der leben will und kann …)

Die Endlichkeit annehmen

Wir können in der Endphase unseres Lebens ein Stück weise werden, wenn wir unsere Endlichkeit wirklich annehmen. „In der Existenzphilosophie Martin Heideggers … ist menschliches Dasein ein ‚Sein zum Tode'. Im Kapitel über den Tod in ‚Sein und Zeit' schreibt er 1927: ‚Das Vorlaufen' (zum Tode) ‚erweist sich als Möglichkeit des Verstehens des eigensten Seinkönnens, das heißt die Möglichkeit eigentlicher Existenz.' Diese vorlaufende (im Denken vorwegnehmende) Entschlossenheit zum Tode führt unverhüllt an die Grenze des Daseins" (Hummel-Liljegrens 2011; S. 79). Es mag sein, dass diese – angeblich beschönigende – Erkenntnis von den allermeisten Menschen nicht angenommen oder akzeptiert wird, weil diese Haltung nicht in unser hedonistisch geprägtes Weltbild passt. Man zerschlägt lieber den Spiegel, in den man schaut, um sich nicht zu sehen oder um sich nicht erkennen zu müssen. Und das ist auch verständlich, weil man sich nie mit dem eigenen Sterben wirklich auseinandergesetzt hat! Es deutet auch darauf hin, dass wir dem Geheimnis des Sterbens nicht wirklich näher kommen wollen, weil uns zu diesem Lebensbereich völlig die Erfahrungen fehlen; wir können das Geschehen nicht benennen; deshalb weichen wir gern angstvoll aus.

Wir sind trainiert und gewohnt, den „technischen Prozess", den beobachtbaren Verlauf eines Verhaltens oder Ereignisses zu beschreiben und zu quantifizieren, stochern aber im Nebel des Unwissens herum, wenn es darum geht, jenseits eines „adaptiven Verhaltens" (wie den Vergleich des Menschen mit einer Maschine) die „Seele" oder die Kräfte zu erkennen und zu benennen, die das Sterben bzw. den Tod charakterisieren. *Wir verstehen das Sterben nicht, weil wir das Leben nicht wirklich verstehen.* Wir können nicht sagen, wie und wann der Geist oder das Bewusstsein in ein Kind „hineinfällt" – und wir wissen auch nicht, wann er den Körper wieder verlässt. Und wollen wir das überhaupt? Warum sind Menschen in bestimmten Situationen und Konstellationen „böse"? Warum opfern sich andere Menschen zuweilen auf, um z. B. eine Katze zu retten? Wieso sterben manche Menschen leicht und andere durchleiden oft einen wochenlangen Kampf? Wir wissen es nicht wirklich.

Der Tod betritt das Zimmer eines alten Mannes, der in seinem Lehnstuhl sitzt, um ihn zu holen. Aber der alte Mann will nicht mitkommen. Er klammert sich mit seinen letzten Kräften an der Lehne fest, der Tod zerrt an ihm, der Alte flucht und zetert, bekommt Krämpfe vom Klammern. Dann reißt der Tod ihn gewaltsam nach längerem Kampf vom Leben. – Nebenan sitzt eine alte, gebrechliche Frau im Bett. Als der Tod eintritt, lächelt sie ihm zu und sagt: „Ah, jetzt kommst du; und ich werde dich begleiten. Ich habe mich bereits verabschiedet." Und sie tanzen hinaus.

Christlicher Schöpfungsmythos

Wovon sind unsere Einstellungen geprägt? Sicherlich vom Schöpfungsmythos christlicher Prägung. Danach wurde der Mensch nach dem verbotenen Genuss der Frucht vom Baum der Erkenntnis aus dem Paradies gewiesen. Ein allmächtiger Gott hat sowohl den Baum gepflanzt als auch die Schlange bestellt! Nackt verlassen Adam und Eva den Garten Eden, um sich zu erkennen. Nun wissen sie um das Gute und das Böse. Sie haben nicht nur ihre Unschuld verloren (und betreiben Sex), sondern auch ein angeblich ewig dauerndes, paradiesisches Glück verwirkt. Sie haben ihre Unsterblichkeit eingebüßt. Wir ahnen, dass sie auch der unendlichen Langeweile im ewig schönen Elysium entronnen sind. Nun sind sie sterblich („Denn Staub bist du, und zu Staub musst du zurückkehren." Gen 3.19) – und: Sie *wissen* nun um ihr Sterben. Das scheint schlimm zu sein.

Im Angesicht dieser Tatsache müssen Adam und Eva und alle Nachgeborenen erkennen, dass alles Tun nicht verhindern wird, sterblich zu sein. Ist denn dann alles Tun sinnlos? Blühen nicht am Weg zum Sterben unglaublich schöne Blumen? Wäre es eine besondere Strafe, die Sinnlosigkeit allen Tuns und des Lebens zu erkennen (Camus; Sisyphos-Mythos)? Aber wäre es nicht noch eine größere Strafe, in der Unendlichkeit des ewig Gleichen (ewige Wiederkehr; Nietzsche) unsterblich zu sein?

Sterben: letztes Handeln

Das Sterben ist unser letztes Handeln. Wenn wir noch des Handelns mächtig sind, dann tun wir das unter Umständen, die wir uns nicht ausgesucht haben (Ausnahme: Suizid); und wir wollen (sollen?) es unter diesen Bedingungen bestmöglich tun. Die Bedingungen werden wir jetzt kaum noch verändern können. Hier bedeutet Handeln: „… sich loslassen, sich selbst und seine Intentionen aus der Hand geben. Insofern ist endliches Handeln immer zugleich eine Einübung des Sterbens" (Spaemann 1982, S.101). Der Tod ist das Ende der Zeit für den, der stirbt. Seit ihren Anfängen stellt die Philosophie die Aufgabe, an den Tod zu denken (Platon in Phaidon; Seneca, Briefe: „Übe dich täglich darin, mit Gleichmut das Leben verlassen zu können."). „Den Tod als Grenze zu akzeptieren, sich vertraut zu machen mit ihm, bedeutet vor allem, frei zu werden für das Leben und es auf diejenige Weise zu leben, die den Tod leicht machen kann" (Schmid 1998, S. 351). Die Philosophie der Lebenskunst schließt den Tod mit ein; denn er ermutigt zum Leben und ist „Ansporn zum Auskosten der Fülle des Lebens, auch als Erleichterung in schwierigen Momenten des Lebens, in denen das Selbst sich sagen kann, dass alles, was zu schwer erscheint, dereinst zurückgelassen werden kann" (Schmid 1998, S. 351).

Was keine Wandlung, keine Erfüllung und kein Ende erfährt, ist fad. Das Leben ohne Ende wäre wertlos, würde es nicht den Widerspruch zum Tod erfahren, wäre das Leben ohne Bedeutung. Das ist die Erkenntnis, die uns das Leben jenseits eines gedachten Paradieses zum Ende des Lebens hin so wertvoll und herrlich macht. Noch lebe ich – nachher werde ich gelebt haben, dann bin ich nicht mehr. Es war schön. Wir sind vom Unmöglichen begrenzt. Aber vorher können wir etwas tun: Im Gedanken an den eigenen Tod die Schmerzensangst überwinden, die Sorge um den Würdeverlust besiegen, die ungetilgte Schuld begleichen, die noch nicht vollzogene Versöhnung erarbeiten und die Ungewissheit des Danach aushalten. Und es ist die Hoffnung darauf, wie das Sterben sein könnte im Verbund mit der Realität, die wir nur ahnen können, die uns mit einer gewissen Neugier aber auch Zuversicht vermitteln kann. Es wäre ein letztes Stück Lebensweisheit anzuerkennen, dass wir nicht alles wissen müssen, was wir gern wissen möchten! (Nur die Dummen meinen, alles zu wissen.) Auch wenn der *Tod zuweilen als die größte narzisstische Kränkung* bezeichnet wird, wenn wir Zukunft sowohl erhoffen wie auch befürchten, wir können nicht ausweichen.

Wir haben, wenn wir achtsam und mitfühlend waren, im Mitsterben mit anderen unser Sterben, unseren Tod eingeübt. Ist es nicht letztlich immer so, dass wir bei Todesfeierlichkeiten den Tod der anderen als den eigenen erleben (können)? Jede Beisetzung ist ein Prüfen des eigenen Lebens: Was habe ich mit meinem Leben, diesem großartigen Geschenk, angefangen und was werde ich mit der verbleibenden Zeit tun? Und muss ich nicht anerkennen, dass das Leben in den Kindern weitergetragen wird? Muss es nicht so sein?

Jede Kultur weist ihren Toten den Platz zu, den sie sich erworben haben.

Eine Philosophie zum Sterben? Aristoteles sagt in der Nikomachischen Ethik: „Der Kluge strebt nach Schmerzlosigkeit, nicht nach Lust." Gerade im Alter können wir „weltlos" werden (Améry 1976). Es kann auch ein Genuss sein, „… fast von niemandem mehr beachtet, verehrt und begehrt zu werden, weil sie jetzt endlich ungestört leben [und sterben; Anm. des Autors] können, wenn es ihre Lebensumstände noch erlauben" (Marquard 2013, S. 90). Wer zufrieden mit seinem Leben sein will, muss erkennen, dass es letztlich keine Erfüllung gibt, die wir selbst bis ins Letzte gestalten können. Das Leben bleibt ein Fragment: Weder im Diesseits noch in einem erhofften Jenseits ist es zu vollenden. Und niemand kann uns für den bevorstehenden Tod Trost spenden!

Aber „ein Blick in die Kulturgeschichte unterstreicht, wie sehr die Auffassungen von Leben und Tod einem stetigen Wandel unterworfen waren" (Sörries 2015, S. 180). Der Mensch stirbt ja nicht nur, er tötet ja auch. „Für alle Formen der Lebensbeendigung, von der Abtreibung und Kindstötung über den gewaltsamen Tod im Krieg, die Todesstrafe, den Suizid bis zur Euthanasia, hat der Mensch in seiner kulturgeschichtlichen Entwicklung Gedankenmodelle einer Rechtfertigung des Tötens entwickelt" (Sörries 2015, S. 179)

Eine Philosophie des Todes und des Sterbens richtet sich daran aus, dass alles menschliche Streben endlich ist. Und daran richtet sich eine kluge Lebensführung aus. Dies mit Bescheidenheit und dem Willen, maßzuhalten, sowie mit dem Wissen, sich dem möglichen Leben für kommende Generationen verpflichtet zu fühlen (Generativität). Die Philosophie (auch die Religion) hat ihre Existenz dem Tod zu verdanken! Und sie kann bei allen hochintellektuellen Erkenntnissen letztlich dem Tod nur die Gewissheit abringen, dass er ist (nach Sörries 2015).

Wie lange noch?

K.E. Buchmann, *Sterben und Tod*,
DOI 10.1007/978-3-662-49756-2_4

Es ist ja nicht so, dass ich jetzt bereits sterben wollte – aber ich könnte jetzt jederzeit gehen … es gibt da so eine Haltung des Einverstandenseins. Und dann kommt plötzlich die Diagnose!

Die Frage „Wie lange habe ich noch?" wird kein noch so guter Arzt genau beantworten können. Allerdings wird eine infauste Diagnose wohl immer wieder zu dieser Frage führen. Vielleicht auch zu Frage: „Warum schon jetzt?"

Verbleibende Lebensqualität

In dieser Zeit sind schwierige Entscheidungen zu treffen. Jetzt ist eine gute medizinische Beratung ebenso wichtig wie die Beantwortung der Fragen nach der noch verbleibenden Lebensqualität. Wenn das Sterben in nächster Zukunft (im Bereich von Monaten) sicher ist, stellt sich für den Sterbenskranken wie für seine Familie bzw. auch seine Freunde die Frage, wie es weitergehen soll. Die meisten Menschen werden aus ihrem Bekanntenkreis Beispiele kennen, wo eine langwierige Chemotherapie, gefolgt von anstrengenden Bestrahlungen und der Gabe von Medikamenten, das Leben quälend verlängert, aber eben auch nicht „gerettet" hat. Ärzte und Kliniken haben ein Interesse daran, lebensverlängernde Maßnahmen – auch über die Apparate – zu ergreifen. Für den Mediziner und sein Team ist es eine schwierige Aufgabe zu entscheiden, wann der Punkt erreicht ist, an dem lebenserhaltende Maßnahmen *nicht* mehr sinnvoll sind, wohl aber Unterstützung für das „normale biologische Ableben". Der Sterbenskranke wird aller Voraussicht nach das Gefühl haben, nicht mehr die Kontrolle über sein Leben und vor allem über die letzte Lebensphase zu haben. Das ist sehr belastend.

Vielleicht wird deutlich, wie wichtig die Botschaft von Spiritual Care zu nehmen ist: *„Was uns allen zu wünschen ist, ist ein nüchterner und gelassener Blick auf die eigene Endlichkeit"* (Borasio 2011, S. 97). Und das kann weit vor einer eintretenden Krise geschehen. Es dauert lange, bis sich dieses Gefühl des Einverstandenseins mit dem Sterben einstellt, ohne dass man auf eine tieferschöpfte Art lebensmüde sein muss.

Geschäftsfeld „Sterben"

Auch wenn sich am Krankenbett und besonders zum Lebensende hin eine Diskussion um den wirtschaftlichen Nutzen einer apparativen oder medikamentösen Behandlung verbietet, sollte man einen Blick auf das werfen dürfen, was dort in den letzten Lebenstagen gemacht wird oder gemacht werden kann – oder eben auch nicht! Wir sollten wissen, dass nicht nur die Gesundheit, sondern auch das Sterben für viele Firmen und Institutionen ein lukratives „Geschäftsfeld" darstellt. Heute (Anfang 2016) drängen Medikamente „auf den Markt, die Todgeweihte wieder hoffen lassen. Doch sie sind exorbitant teuer" (Friedrichs 2016, S. 17). Diese Medikamente zur Krebsbekämpfung, bei Hepatitis C, bei Autoimmunerkrankungen wie Rheuma und multipler Sklerose usw. bedeuten für den Patienten nur sehr eingeschränkt einen „Lebensvorteil". „Einer US-amerikanischen Studie zufolge haben die Krebsmedikamente, die in der Zeit von 2002 und 2014 zugelassen worden sind, die durchschnittliche Lebenszeit der Patienten um 2,1 Monate verlängert" (Friedrichs 2016, S. 21). Aber zu welchem Preis erkauft man sich diese möglichen 60 Lebenstage? Wenn eine einzige Pille 637 Euro und eine

Behandlungsserie 53.566 Euro kostet, die Gentherapie mit dem Mittel Glybera sogar „zum sagenhaften Stückpreis von 53.781 Euro" verabreicht wird, bei 40 empfohlenen Behandlungsampullen also etwa 1 Mio. Euro kostet, stellen sich Fragen nach der Sinnhaftigkeit solcher Maßnahmen (Friedrichs 2016, S. 18). „Wir müssen gemeinsam entscheiden, ob wir bereit sind, jeden Preis zu zahlen – auch wenn wir wissen, dass die meisten Medikamente nicht heilen, sondern das Leben im Schnitt um wenige Wochen bis Monate verlängern", so zitiert Friedrichs in ihrem Artikel Prof. Dr. W.-D. Ludwig, Chefarzt der Krebsklinik der Berliner Helios Kliniken (Friedrichs 2016, S. 18).

Nun mag man sagen, wer das Geld hat und wem diese Tage so wichtig sind, der soll diese Medikamente doch nehmen. Einverstanden. Aber: Wir haben in Deutschland ein Gesundheitssystem, das sich rühmt, eines der humansten auf der Welt zu sein. Es gründet auf dem Versprechen, dass die Gemeinschaft jedem Kranken – unabhängig von Einkommen und Vermögen – *die* Behandlung bezahlt, die für ihn richtig und zugelassen ist. Es sei auch erinnert an die Aussage des ehemaligen Präsidenten der Bundesärztekammer: In einer *Gesellschaft des langen Lebens* sei nicht jeder medizinische Fortschritt für alle bezahlbar.

Frage nach der Allokation

Hier stellt sich die ethische Frage nach der Allokation, der Verteilung der begrenzten Mittel. Also doch kommerziell, monetäre Kriterien bei der Krankenbehandlung? Es wäre meines Erachtens unredlich, solche Fragen nicht auch offen und transparent zu erörtern. Und es wäre unfair, eine Antwort auf diese Frage bei einem Sterbenskranken den behandelnden Ärzten zuzuspielen. Im Sinne der Erörterungen in diesem Buch ist es meines Erachtens auch Aufgabe eines Menschen zu seinem Lebensende hin, selbst – nach ausgiebiger Beratung – darüber eine Entscheidung zu treffen. Dies ist ja auch in einer Patientenverfügung festzuhalten. Kennen wir nicht Stimmen von Personen des Pflegepersonals, die sich mit schlechtem Gewissen beklagen, weil Sterbenskranke, also Todgeweihte, „die nach menschlichem Ermessen nie wieder ins Leben zurückkehren werden, oft weil sie hochbetagt sind und schwerstkrank" (Friedrichs 2016, S. 24) künstlich am Leben erhalten werden und diese Behandlung Zehntausende Euro verschlingt? Aber Vorsicht: Diese Argumentation könnte auch in der Form verstanden werden, dass „alte und kranke Menschen von ihren Angehörigen oder anderen Menschen so unter Druck gesetzt werden könnten, dass sie um Sterbehilfe bäten, obwohl sie diese gar nicht wollten" (Wittwer 2009, S. 103). Sollte ich mich als alter Mensch rechtfertigen, immer noch am Leben zu sein und der Krankenkasse bzw. der Allgemeinheit zur Last zu fallen? Das wäre eine fatale Einstellung hinsichtlich der Würde des Menschen.

Wir geben viel Geld zum Lebensende eines Menschen für seine Behandlung aus. Zugleich fehlte die Zeit bzw. das Geld, diese Patienten menschlich zu versorgen – wenn da nicht ehrenamtliche Hospizmitarbeiter zur Verfügung stünden. Wir Deutschen haben vor dem Hintergrund unserer Geschichte (Euthanasie, die verwerflich-rassistische Trennung von lebenswertem und lebensunwertem Leben) große

Schwierigkeiten, einer Institution solch eine Entscheidung zu überlassen. Wieder ein Grund mehr, denke ich, selbst im Vorfeld zu dieser Problematik eine eindeutige Haltung für sich zu gewinnen. Ein Ethikrat wird der Politik die Empfehlung geben können, eine Debatte zur Thematik der *gerechten Verteilungskriterien* anzustoßen. Eine Entscheidung wird die Politik kaum treffen.

Ein sterbender Mensch benötigt menschliche Fürsorge mit Verständnis und viel Zeit. Ja, er benötigt auch medizinische Schmerzbetreuung und Versorgung. Es mag sein, dass jemand am Ende seines Lebens der Meinung ist, dass ihm alles Mögliche zusteht, um sein Leben zu verlängern, koste es, was es wolle. Aber wir haben nicht nur im Leben, sondern auch beim Sterben eine gesellschaftliche Verantwortung, was den Erhalt bzw. die Stabilität unserer Sozialsysteme angeht. Schließlich haben wir viele Jahre davon profitiert. Geben und nehmen – aber nicht mehr nehmen, als man gibt.

Gesellschaftliche Verantwortung

Nun klingt das alles sehr theoretisch und vielleicht ethisch auch „wertvoll". Wie würde ich entscheiden, wenn ich in diese Situation käme? Was werde ich in meine Patientenverfügung schreiben, um diesen sozialpolitischen „Unsinn" nicht zu fördern? Werde ich erst zum Ende des Lebens hin begreifen, worum es im Leben wirklich geht: nämlich nicht um das Mantra, dass mit Geld alles zu regeln sei? Und dass es eine biologische Grenze im Leben gibt, die nicht überschritten werden sollte. Und noch etwas: Für meine Kinder und Enkel wie auch für Menschen in meiner Nähe wird mein Sterben Nachwirkungen haben, teilweise über Jahrzehnte. Möchte ich, dass sie mich als zeternden, um das letzte bisschen Leben bettelnden, unvernünftigen „Alten" erleben und in Erinnerung behalten? Wenn ich doch so viel für die Natur und die Biologie empfinde und getan habe, sollte ich mich dann am Ende der Biologie, dem natürlichen Tod verweigern?

Es geht mir nicht um eine ethische Überhöhung des Sterbens – aber es geht mir auch nicht darum, den sehr gut verdienenden Pharmakonzernen auf diese Weise ein Geschäft zu machen!

Im Tod sind alle gleich …

K.E. Buchmann, *Sterben und Tod*,
DOI 10.1007/978-3-662-49756-2_5

Euphemismus

Im Tod sind alle gleich … das stimmt nicht, denn auch im Leben waren wir nicht alle gleich. Es scheint mir eine euphemistische Betrachtungsweise zu sein, wie wir – auch in der Hospizbewegung, das Sterben und den Tod in ein positives Licht ziehen wollen. Es ist für einen Sterbenden ein großes Privileg, über seinen Tod nachdenken und sich auf ihn vorbereiten zu können. Bei aller Scheußlichkeit der zum Tode führenden Erkrankung (und anderer schleichender Sterbeprozesse) sind doch die Krebserkrankten in einer gewissen Weise auch privilegiert: Sie können *noch ihre Biographie, ihre Thanatographie schreiben* und mit ihren Angehörigen besprechen; sie wachsen in ihr Sterben hinein. In den Hunderten von lokalen Kriegen, die zurzeit auf dem Erdball toben, sterben täglich Tausende von Menschen, und weitere Tausende werden täglich Opfer grausamer Genozide. In der Geschichte der Menschheit ist der Tod des Menschen durch den anderen Menschen brutale Realität.

Auch wenn das Sterben etwas sehr Individuelles ist – so sehen wir es zumindest –, sind die millionenfachen Kriegstoten und die Massenvernichtungen auch ein kollektives Geschehen, das sich tief in das Bewusstsein der Völker eingräbt. Aber letztlich ist der Tod immer der Tod des einzelnen Menschen.

Damit die oft liebevollen Sterbebegleitungen, die literarisch durchaus anspruchsvollen Zeugnisse der persönlichen Sterbeprozesse, nicht zur „l'art pour l'art" degenerieren, müssen sie stellvertretend das plötzliche und unnatürliche Sterben und den gewaltsamen Tod der Verfolgten mitbedenken und reflektieren. Ich bin immer wieder erstaunt, wie zuweilen der Tod eines alten Mannes mit großem Pathos betrauert wird – der gewaltsame Tod einer jungen Polizistin z. B. aber so hingenommen wird, als sei es ein Betriebsunfall, der eben geschieht!

Die Vision von einem guten Tod ist erlaubt – aber die *Realität ist in den allermeisten Fällen anders*. Es gibt keine dauerhaften Siege durch Kriege, und der Tod kann ebenfalls nicht besiegt werden. Ist nicht der den Israelis und Arabern gemeinsame, wunderbare Gruß Schalom oder Salam aleikum (Friede), ein Zeichen der Heuchelei, der zwar dem Nächsten, nicht aber dem „Feind" gilt? Haben wir nicht überall – und wahrscheinlich zu allen Zeiten – Friedensgebete, die mehr Beschwörung als Wirklichkeit darstellen? Was hat die Menschheit gelernt aus den vielen, fürchterlichen Kriegen? Nichts! *Kann die Erbmasse des Menschen nicht lernen?* Weil der Tod eben immer nur als individuell erlebt wird? Sind wir – bei dieser Massenbevölkerung – deshalb kollektiv zum Tode „vermaledeit"?

Wollen wir aus dem Individuellen nicht das Überindividuelle begreifen? Gelingt es uns, unser Sterben, unseren Tod zum Anlass zu nehmen, das mutwillige und leichtfertige Töten zu reduzieren? Wie? Die Mächtigen, die Unbarmherzigen, die Richter, die Religionsführer waren und sind die „Brandstifter", die mit ihrer eigenen Angst vor dem Tod (dem Verlust des Lebens und der Macht!) Politik machen, indem sie mit dem Finger auf den „Feind" zeigen. Damit wollen sie ihre Aggression rechtfertigen, sie handeln; sie treiben die Menschen gegeneinander. „Mächtige" sollten schreiben. Denn zum Schreiben gehört das Denken.

Beim Denken kann man sich eher den Kopf zerbrechen, als dass man „Feinde“ unterjocht.

Kehren wir zurück zum Thema Sterben.

Plötzlicher Tod

Denken wir beim Sterben an die vielen Menschen, die „plötzlich und unerwartet“ ihr Leben verlieren? Wir sehen – ekelgierig – mit einer gewissen Neugier die Krimis mit den Opfern von Straftaten und wissen, dass ein derartiger Tod immer in unserer Nähe sein kann. Wir lesen von Unfalltoten, von Schwerverletzten, die um ihr Leben kämpfen. Uns werden Katastrophen per Fernsehen in die Wohnzimmer gespielt, und wir gehören vielleicht sogar zu den „Gaffern“, den Schaulustigen(!) bei einem großen Schadensereignis. Wir nehmen die fürchterlichen Geschichten der Drogentoten in unserer Stadt und Region zur Kenntnis. *Es gibt Berufsgruppen, die sich ständig in Todesnähe befinden:* Soldaten, Polizisten, möglicherweise auch Piloten, Berufskraftfahrer, Mitarbeiter der Autobahnmeistereien und Hilfskräfte in Krisengebieten. Aber hier sprechen wir immer vom Tod der anderen, vom entstellten, zuweilen trivialen Tod der Unachtsamen, vom Tod derjenigen, die sich in Gefahr begeben. *Der Tod als Ersatzabenteuer aus zweiter Hand,* als Konsumartikel. Hier machen einige Journalisten ihre „Story“ mit Bildern ohne Abstand und mit Geschichten ohne Anstand. Im Sog des Todes blühen der Zynismus, die Brutalität und die Menschenverachtung. Die Medien unterstützen den krankhaften Voyeurismus. „Wir amüsieren uns zu Tode“ (Postman 2006). Aber dieses Sterben geht uns – scheinbar – nichts an.

Dann sind wir als Verkehrsteilnehmer auch nie wirklich sicher, ob wir nach einer längeren Fahrt wieder heil bei unseren Familien sein werden. Der Tod ist mitten unter uns, er ist alltäglich. Und misst sich nicht der Wert des Lebens gerade am ständig möglichen Tod? Wir dürfen/sollten ihn nicht ausblenden; denn ohne das Denken an den Tod wird das Leben leicht entwertet.

Nein, der Tod ist nicht für alle gleich. Er kommt überraschend oder er kündigt sich an. Und es ist ein großer Unterschied, ob ein Mensch am Ende seines Lebens oder als Kind nachts durch den „plötzlichen Kindstod“ stirbt. Da stirbt jemand friedlich und schmerzfrei, und ein anderer quält sich tage-, wochenlang in einem ständigen Kampf gegen Übelkeit, Erstickungsangst oder die Furcht vor dem ungewissen „Danach“. Einige Menschen werden gut begleitet, andere sterben elendig allein, vielleicht durch künstliche Nahrung am dünnen Faden des Lebens gehalten. Andere sterben von liebevollen Menschen umgeben, getragen und gestützt. Manche sind allein und schämen sich vielleicht ihrer Hilflosigkeit und empfinden ihre Lage als zutiefst würdelos. Einmal wird dem Tod mit allen Mitteln ausgewichen, ein anderes Mal wird er sehnlichst herbeigewünscht.

Auf den Tod einstellen

Niemand weiß, wie und wann er sterben wird. *Solange wir im Licht des Lebens stehen, wissen wir nichts vom Schatten des Todes* – ja, wir wollen oft nichts davon wissen. Wir können aber eine Vorstellung davon haben, wie es sein könnte. Und uns darauf einstellen. Denn es gibt ein psychologisches „Gesetzt“, das wir zwar immer wieder beobachten, aber kaum wirklich erklären können: Alles, was wir uns vorstellen (positiv oder negativ), bewirkt, dass unser Unterbewusstes es aufnimmt und nicht unterscheidet, ob das Erhoffte oder Befürchtete richtig oder falsch ist, *aber* Kräfte mobilisiert, dass sich das Vorgestellte erfüllt (selbsterfüllende Prophezeiung). Und deswegen empfehle ich, eine *„Vision" seines Sterbens (mit allen Sinnen) zu visualisieren,* in der man sich als souverän und „hingebungsvoll" erlebt. Sehr wahrscheinlich wirken auch in der Schlussphase unseres Lebens die gleichen Mechanismen oder Einstellungen, die wir im Verlauf unseres Lebens für richtig befunden haben. Der Pragmatiker nimmt hin, was ist, und ergründet nicht groß Ursachen und mögliche Folgen; der Sensible will alles in völliger Balance zwischen Sich und Umwelt wissen; der Intellektuelle möchte möglichst noch alles bis zum Schluss verstehen und kognitiv verfolgen; der Ängstliche kann und will keine Ungewissheit ertragen und verkrampft; der Weise lächelt …

Wir lernen, für unser Leben Verantwortung zu übernehmen – und wir sollten auch für unser Sterben Verantwortung tragen; dies auch, um unsere Angehörigen zu entlasten.

Kann man oder soll man „das eigene Sterben" lernen?

6.1 **Was ist Sterben eigentlich? – 39**

6.2 **Vorbereiten? – 40**

6.3 **Schwierigkeiten – 41**

6.4 **Alleinsein – 43**

6.5 **Stille – 44**

6.6 **Loslassen – 45**

6.7 **Entspannung – 46**

6.8 **Einsicht – 47**

6.9 **Welche Quintessenz ist aus dem bisher Gesagten zu ziehen? – 48**

6.10 **Wie können diese gelebten Prinzipien das Sterben erleichtern? – 48**

6.10.1 Zu: Schwierigkeiten – 49
6.10.2 Zu: Alleinsein – 50
6.10.3 Zu: Stille – 51
6.10.4 Zu: Loslassen und Entspannung – 52
6.10.5 Zu: Einsicht – 54
6.10.6 Einige Übungsschritte – 54

6.11 **Fazit – 55**

K.E. Buchmann, *Sterben und Tod,*
DOI 10.1007/978-3-662-49756-2_6

„Sterben lernen? Wozu denn? Es gelingt sehr gut beim ersten Mal."
Nicolas de Chamfort

Denken wir über unser Leben nach, über das, was war, und das, was noch kommen wird, beschleicht uns leicht ein ängstliches Beben des Unbehagens; denn wir wissen sehr wohl, dass manches nicht so war, wie es hätte sein sollen. Und in die Zukunft gedacht kann uns, besonders wenn wir an den eigenen Tod denken, rasch die Angst befallen; denn wir wissen nichts über das, was kommt. Aber wir befürchten: Verlust der Sicherheit, der Geborgenheit und der Vertrautheit. Und wer möchte dem „Meister" schon folgen, der spricht: *„Macht euch mit dem Sterben vertraut."?* Wir bleiben dann gern gedanklich an der Oberfläche der Geschäftigkeit und wollen uns nur sehr ungern (s. unten) mit Kontrollverlust, Schmerz und Abschied beschäftigen. Zugleich ahnen wir, dass es sich um eine Zeit handeln wird, die für uns selbst, aber auch für unsere Angehörigen und Freunde schwer sein wird. Wäre es da nicht für alle hilfreich, wenn man das, was man vorher „kontrollieren" und tun kann, um Leid und seelischen Schmerz zu minimieren, frühzeitig in Gang setzte? Geschieht uns Sterben so, wie die Geburt geschieht? (Renz 2015, S. 19) Oder liegt nicht doch zwischen diesen beiden Ereignissen das bewusste, selbstverantwortete Leben, das wir als Personen in Verantwortung vor dem Leben gestaltet haben – und das sich jetzt dem Ende nähert? Wir werden nie den Sterbeprozess nach idealen Vorstellungen planen und erleben können. Aber wir können sehr wohl einiges an Härten abfedern – und dabei als Personen reifen.

Lernen und Üben

Ein Sterben in Würde ist nur möglich, wenn wir wissen, was wir darunter verstehen wollen. Nun gibt es (bisher?) keine Meisterschaft im Sterben, und wir weigern uns (zumindest die meisten Menschen) anzunehmen, dass man Sterben „lernen" könnte. Hat doch ein Meister Freude an seinem gekonnten Tun – und kann man Freude haben, zu sterben? Wir haben schon Schwierigkeiten, den eigenen Tod „vom Kopf her" zu begreifen – um wie viel schwieriger ist es, mit einer emotionalen Bereitschaft und einem „Können" in diesen Prozess hineinzugehen. *Der Übungsweg zur Meisterschaft ist das ständige Üben.* Wie wir einen alten Silberleuchter immer wieder polieren müssen, damit er glänzt, bedarf es der regelmäßigen Auseinandersetzung mit dem Thema Sterben und Tod, damit es seinen Schrecken verliert. Jeder Meister wird immer wieder zum Anfänger, wenn er in neue Situationen kommt.

Alles, was wir im Leben gut machen wollen, müssen wir lernen, denn der Mensch ist ein Lernwesen. Am besten lernen wir von Meistern ihres Fachs. Wir lernen z. B. die Grundprinzipien unseres Zusammenlebens oder unseres Berufs; wenn wir Bergsteigen oder Segeln wollen, müssen wir Knoten lernen; wer meisterlich sein Musikinstrument beherrschen will, muss jahrelang üben, und das täglich.

Alle Lebenstechniken verfeinern und kultivieren wir im Verlauf des Lebens. Viele Menschen werden zu wahren Experten ihrer Profession. In jedem Zirkus kann man nur staunen, wozu Menschen fähig sind. Schauspieler, Sportler und Denker haben meist jahrelange Übung und damit viele Jahre Praxis, bevor sie ihre fulminanten Leistungen erbringen können. Und gibt es nicht viele Menschen, die in vielen Kursen und mit eigener großer Energie und einem riesigen Zeitaufwand z. B. Entspannungsverfahren, Yoga oder Meditation lernen? Kurse in Achtsamkeit oder zum Praktizieren der Zen-Haltung wollen dazu beitragen, das eigene Leben besser, glücklicher und befriedigender zu gestalten. In der tibetischen Tradition kennt man die Praxis des Phowa (gesprochen „po-a"), jener zunehmend auch im Westen praktizierten Vorbereitung auf den eigenen Tod (vgl. Rinpoche 1994, S. 257).

Das alles ist ehrenwert und in vielen Fällen sinnvoll, wenn es nicht nur „Techniken" bleiben, sondern wenn sie als Einstellungen und Haltungen in das tägliche Leben einfließen.

Nun gibt es einige Lebensphänomene, die – bisher – kaum als Ergebnis eines systematischen Lernprozesses bezeichnet werden können: Gestaltung von (Ehe-)Beziehungen, Praktizierung von befriedigender Sexualität, Erziehung von Kindern durch Eltern, Umgang mit sich selbst bei Stimmungsabbrüchen oder im Alter bei Krankheit oder anderen Beeinträchtigungen. Schließlich auch beim Sterben. Da es auch bei Gesundheitsproblemen viele „Verdienstmöglichkeiten" für die Wirtschaft und das Gesundheitswesen gibt, wird für Hilfesuchende viel angeboten und verkauft. (Aber hier leidet der Bereich der Prävention massiv darunter, dass damit – kurzfristig – keine Bilanzen aufgeschönt werden können.)

6.1 Was ist Sterben eigentlich?

Sterben als Übergangsgeschehen

Naiv haben wir die Vorstellung: Der Körper als Ich-bezogenes Subjekt *stirbt* (Renz, S. 30). Das ist richtig, aber im Sterben geschieht viel mehr. Sterben ist ein Verwandlungsprozess, ein Übergangsgeschehen, bei dem sich die Wahrnehmung verändert und in dem sich – unabhängig von Weltanschauung und Glauben – andere Sinneserfahrungen und bis dahin unbekannte Erlebensweisen einstellen. „Eine fundamentale Wandlung der menschlichen Persönlichkeitsstruktur und des menschlichen Bewusstseins" kennzeichnet diese Phase (Renz 2015, S. 24). Neben dem körperlichen Ableben ereignet sich ein seelisch-geistiger Zerfall. Und *es sind Erscheinungen und zum Teil unverstehbare Phänomene möglich, die sich dem Betrachter von außen nicht erschließen.* Für diese letzten Geheimnisse – und die letzten Dinge (Eschatologie) des Lebens – haben wir wohl keine Worte.

Hinsichtlich des eigenen Sterbens können wir vermuten, dass man wohl so stirbt, wie man gelebt hat. Wer stets nur äußerst sensibel auf das eigene Wohl und die „totale" Sicherheit bedacht war, wird dieses grundlegende Denk- und Verhaltensmuster sicherlich auch bis auf sein Sterbelager fortschreiben. Wem es nie gelang, sich selbst in seiner Trägheit oder seinem Genussstreben zu überwinden, wird auch in der Schlussphase seines Lebens mit größeren seelischen Schwierigkeiten zu rechnen haben. Wenn auf die Gesundheit bezogen keine Einsicht in längerfristige Maßnahmen hinsichtlich eines gesunden Alterns bestand, wer also stets dem kurzfristigen Genuss der längeren Problemlinderung gegenüber den Vorzug gab, wird mit dieser Haltung auch zum Ende seines Lebens mehr Leid erfahren. Sich dem Geschehen machtlos hinzugeben, kann ein sehr „guter Weg" sein ... Dieses Hinübergehen ist auch kein linearer Prozess, sondern kann sich immer wieder zwischen aktiver Auflehnung und passiver Hingebung hin und her entwickeln; alte, angstbesetzte Erfahrungen mengen sich mit Neuem, Unheimlichem. Die Psychotherapeutin M. Renz berichtet aus ihrer Erfahrung von 3 Stadien, dreierlei Zuständen oder Befindlichkeiten (Renz 2015, S. 31): einem Davor, einem Hindurch und einem Danach (nicht als Jenseits zu verstehen, sondern als äußerster Zustand des Noch-im-Diesseits-Seins). In ihrem Sinne geht es mir bei diesen Gedanken um die ersten beiden „Prozesszustände": dem Davor und dem Hindurch.

6.2 Vorbereiten?

Wir wissen, dass wir sterben müssen. Was gar nicht auf der Agenda steht, ist das Einüben von Maßnahmen für uns selbst, wenn sich das Leben dem Ende nähert. Das Sterben eines Menschen hat seine je eigene Zeit. Bereiten wir uns darauf vor? Wollen wir das? Werden wir – von wem? – darauf eingestellt? Bisher: nein! Tod ist immer nur „der Tod der anderen"! Das eigene Sterben belegen wir einerseits mit lähmenden Ängsten und andererseits mit leugnendem Realitätsverlust. Wir verdrängen das Thema, weil es uns unangenehm ist, weil wir in diesem Bereich über keinerlei Kompetenz verfügen – und uns deswegen meist von Angst und Schrecken gekennzeichnete Gedanken machen. Wir wollen das Schlimme nicht denken.

Wer nicht gelernt hat, dass das Leben immer wieder Frustrationen mit sich bringt, die man auch mit eigener Kraft bewältigen kann, neigt dazu, sich zukünftigen Problemen gar nicht erst zu stellen. Selbst wenn man weiß, was einen am Ende seines Lebens erwartet, möchten man jetzt nicht daraus abzuleitende, zielführende Konsequenzen ziehen (Stavemann 2005, S. 123).

Von Sterbenden lernen

Ein Dilemma beim „Sterbenlernen" ist, dass wir es von keinem Meister lernen können – sehr wohl aber können wir mit und von reifen Sterbenden lernen, in welcher Haltung sie ihr Schicksal annehmen und tragen. Sterbebegleiter verfügen über ein reiches Wissen, über die äußeren Abläufe. Und zuweilen können wir auch etwas von sterbenden Kindern lernen! Wenn von Sterbemeditationen und *Nahtoderlebnissen* berichtet wird, verschließen sich viele Menschen, die sich selbst als aufgeklärt und intelligent beschreiben. Die gut 30 Jahre alten Berichte von Moody (1977) und Ring (1982) wurden von Sabom (1983) evaluiert und auf ihre Glaubwürdigkeit hin untersucht. Menschen, die „eine Zeitlang klinisch tot gewesen waren (kein Bewusstsein, Herzstillstand, keine Reflexe, keine Atmung), hatten Sterbeerlebnisse gehabt: ein reales Gefühl, gestorben und losgelöst vom Körper zu sein, klare

Empfindungen von großem Frieden, von Ruhe und Harmonie, eines Lichtes von großer Schönheit, ferner ein Gefühl der Zeit- und Schwerelosigkeit sowie von Schmerzfreiheit" (Tausch und Tausch 1994, S. 296 f.) Derartige Sterbeerlebnisse waren unabhängig von Alter, Religionszugehörigkeit, Bildungsstand; sie waren auch nicht auf Halluzinationen, Medikamente, Endorphinausschüttungen oder auf anomale Sauerstoffkonzentration im Gehirn zurückzuführen. Wir wissen nicht wirklich, was uns an der Schwelle des Todes bis zum endgültigen Eintreten des Todes erwartet. Was wir aus Erfahrungen mit dem Tod anderer Menschen wissen, ist, dass das Sterben sehr unterschiedlich sein kann. Die Sterbebegleiter der Hospizbewegung berichten, was viele Menschen auch in ihrem persönlichen Umkreis in Ansätzen erlebt haben: Da gibt es den „schönen Tod", den „sanften Tod", den „beklagten Tod", den „unbequemen Tod", den „unerbittlichen Tod", den „verklärten Tod", den „erlösenden Tod" (Feldberg 2005). Und wir sprechen immer häufiger vom „würdigen Tod". Kann man sein Ab-Leben jenseits der durch die Palliativversorgung möglichen relativen Schmerzfreiheit friedlich und „kampflos" gestalten dadurch, dass man bestimmte Haltungen und Einstellungen (um die es im Folgenden gehen soll) eingeübt hat? *Können gelernte Fähigkeiten auch an der Grenze des Lebens das Sterben für alle leichter machen?* Ich denke auch an Haltungen der Tapferkeit und der Furchtlosigkeit bei Soldaten, die Contenance bei gebildeten und hochdisziplinierten Menschen, die Überlegenheit bei unverzagten Folteropfern. (Oder sind diese Geschichten erfundene Heldenmärchen?) Die Beherrschung einer schwierigen Situation (und eine der schwierigsten dürfte der eigene Tod sein!) ist gekoppelt an Können, Wissen und Wollen! Grundsätzlich ist es die Urangst, die uns oft lähmt. Im Glauben stehende Menschen mögen eine Gottgewolltheit hinzunehmen. Schwierig. Die Angst setzt sich aus mehreren Aspekten zusammen.

6.3 Schwierigkeiten

Ein gutes, erfolgreiches Leben ist *nicht* ein einfaches oder nur angenehmes Leben, sondern ein gut geführtes. Das bedeutet, dass wir von klein auf bereit sind, Schwierigkeiten und Anstrengungen *nicht* aus dem Weg zu gehen. Im Gegensatz zur heute weit verbreiteten Vorstellung, dass alles leicht (easy/cool) sein müsse, ist ein gutes Leben eben immer auch mit Mühen und dem Bewältigen von Hindernissen verbunden. Die generelle Ablehnung von Leid, Schmerz und Schuld ist (so sagte Nietzsche in *Ecce homo*) die Verneinung des Lebens selbst. Er meinte, das Neinsagen, die Verdrängung alles Unangenehmen, Schmerzhaften und Schwierigen würde unserem Leben die Farbe rauben. (Grausamkeiten stellen wohl auch einen Teil unserer Lebenslust dar: mehrere Krimitote an einem Abend, „Schau*lustige*" bei jeder Katastrophe, brutale Cowboy-Filme oder Action-Spektakel ...)

Mühsal steht im sinnvollen, harschen Kontrast zur Freude. Der Geburtsschmerz der Mutter bringt die Lebensfreude des Kindes zur

Welt. Kinder sollten in jungen Jahren bereits lernen, Schwierigkeiten nicht auszuweichen, sondern sie als „Lern- und Kompetenzchancen" zu begreifen. Mütter, die ihren Kindern den Ranzen bis in die Schulklasse tragen, Väter, die ihre Kinder am Wochenende maßlos verwöhnen, verzerren das Bild von der Notwendigkeit des Sich-Einbringens und von der Selbstgestaltung des eigenen Lebens. Hierbei sind gute Lehrer als Modell von großer Bedeutung: nicht sofort und jeden Wunsch (jede Lust!) erfüllt zu bekommen, schult und bereitet systematisch darauf vor, auch einmal (oder öfter) Frustrationen (Lust-Verlust) zu ertragen und auszuhalten.

Fehlende Anstrengungsbereitschaft

Eine fehlende Anstrengungsbereitschaft hat etwas damit zu tun, dass Ziele und die Möglichkeiten, sie zu erreichen, nicht klar genug als erstrebenswerte Vision vor dem geistigen Auge stehen und emotional gewollt werden. Hinzu kommt die – auch von Psychologen mitverschuldete – *Vorstellung, dass Genuss und Leben nur im „Hier und Jetzt" stattfinden kann.* Verbunden mit der Kurzfristigkeit politisch-merkantiler Entscheidungen und Prozesse wird der Mensch immer wieder dazu verführt, das Jetzt ohne die Berücksichtigung des „Morgen" zu genießen. Wir Menschen sind durch unsere körpernahen Bedürfnisse und unseren ständig verführbaren Verstand *nicht* in der Lage, langfristige, *vernünftige* Prozesse ohne eine präzise und orientierende Disziplin zu initiieren. Dazu gehört nicht nur, zu wissen, was man möchte, sondern auch deutlich zu formulieren, was man *nicht* will! (Der Hinweis auf die zunehmende Zahl der „Wohlstandsfetten" wie auch auf die kollektive Unfähigkeit, wirklich greifende Maßnahmen zur Reduzierung des CO-2-Ausstoßes u. Ä. durchzusetzen, sollen hier nur als individuelle und gesellschaftlich relevante Beispiele genannt werden.)

Wo Mediziner (und Apotheker) bei jedem Wehwehchen gleich eine Pille verordnen; wo der kleinste Schmerz (z. B. beim Impfen) sofort durch eine Betäubung abgestellt wird, wo sich jede (körperliche) Anstrengung (neueste Welle: das E-Bike) in Wohlgefallen auflöst, wo jedes Gerät „ganz einfach" zu bedienen ist usw., werden Menschen dazu verführt, keine Last, keine Anstrengung, keine Entsagung durchstehen zu müssen. Kinder und Jugendliche benötigen Aufgaben, die sie durch kreative Anstrengung bewältigen können. Die Haltung „Alles muss spielerisch und einfach sein" paart sich mit anderen, ähnlich problematischen Einstellungen.

■ ■ Genuss und Erfolg

Nicht der schnelle, einfache Erfolg wird als solcher betrachtet; das angestrebte Ziel (z. B. ein Berggipfel) mit eigenen Kräften und einigen Mühen zu erreichen, ist für einen gesunden Menschen ein weitaus höherer Genuss als die Seilbahnfahrt zum Gipfelkreuz.

Eine Anstrengung hat etwas mit Ausdauer und Durchhaltevermögen zu tun. Gerade in der langfristigen Zielverfolgung liegt ein besonderer Entwicklungsreiz für die Persönlichkeit.

Gerade beim Genuss wird deutlich, dass nicht die Menge (oder gar die Masse), sondern die Knappheit, das Wenige mehr Genuss gewährt.

Auch hier ist die Selbst-Disziplin eine wesentliche Voraussetzung für das Gelingen von Lebensgenuss.

Hinsichtlich Sterben und Tod greife ich diesen Gedanken weiter unten wieder auf.

6.4 Alleinsein

Eine weitere Aufgabe oder ein weiteres Lernziel wäre, dass wir nicht nur als Kinder, sondern auch als Ältere lernen und praktizieren, *allein* zu sein, u. a. um uns auf unsere eigenen Kräfte zu besinnen. Obwohl der Mensch ein „Gruppentier" ist, *sind wir doch auch in den wesentlichen Zeiten unseres Lebens allein: bei der Geburt und beim Sterben.* Im Leid sind wir öfter allein als in der Freude. Es scheint Mode geworden zu sein, für alle nur denkbaren Fälle – oft selbsternannte – Experten und Fachleute zu konsultieren (die man hinterher bezahlen muss!). So wie man sich bei Wissensfragen sofort und ohne weitere Überlegungen im Netz (bei Google) schlau macht, rennt man bereits bei kleinen gesundheitlichen Problemen zum Arzt. Man kommt gar nicht mehr darauf, dass man selbst etwas tun kann, dass man z. B. uralte Hausmittel einsetzen könnte. Aber schon kleine Kinder haben verlernt, allein und ohne Ablenkung/Beschäftigung zu spielen oder zu lernen. Wir gehen kaum noch allein wandern oder spazieren (wie wohltuend ist da ein Hund!); wir sitzen kaum allein – beschaulich und schauend – im Café. Das Smartphone als ständiger Begleiter und Unterhalter … Alleinsein wird spontan mit Einsamkeit oder Langeweile assoziiert.

Balance zwischen Geselligkeit und Alleinsein

Gerade die auf uns permanent einstürzenden Ereignisse bedürfen, damit sie „verdaut" oder verarbeitet werden können, einer gewissen Zeit. Wo uns pausenlose Events überschwemmen, wird alles zur schillernden Oberflächlichkeit. Wir benötigen den gut ausbalancierten Rhythmus zwischen Kontakt oder Geselligkeit und Alleinsein, zwischen Aktivität und Ruhe. Es ist die Ruhe, die uns lehrt, auf uns zu hören, „in uns zu gehen", um zu spüren, wie unser Befinden ist und was uns belastet. Alleinsein schult das Denken. Und *gerade wenn man für sich allein ist, kann man eine gute geistige und spirituelle Beziehung zu anderen Menschen aufbauen und pflegen.*

Wir machen wahrscheinlich auch den Fehler, dass wir das Alleinsein negativ bewerten: Zu leicht setzen wir es gleich mit Einsamkeit oder anderen Begriffen: mutterseelenallein, isoliert, verlassen, weltverloren, zurückgezogen, einsiedlerisch. Alleinsein hat auch etwas mit Verlassenwerden zu tun: Da haben mich liebe, nahe Menschen „verlassen" und melden sich nicht (mehr) bei mir. Es kann auch sein, dass man selbst eine Beziehung beendet hat, also einen anderen Menschen verlassen hat. Freundschaften haben sich ausgelebt, die (Schwieger-)Kinder führen ihr eigenes Leben. Allein zu sein, kann Schicksal sein – muss es aber nicht!

Alleinsein ist – in einem positiven Sinn – lernbar. Und allein kann man sehr wohl genießen: z. B. Musik hören, einen Spaziergang machen (seinen Gedanken nachhängen), alte Erinnerungen (z. B. Fotos) betrachten oder auffrischen, einen Brief schreiben oder ein Buch lesen. Dieses Alleinsein hat auch etwas mit Langsamkeit zu tun – und die tut jenen besonders gut, die ansonsten ständig durch die Welt hetzen … Eng damit verbunden ist ein weiterer Begriff: Stille

6.5 Stille

Drei innere Störenfriede

Alleinsein hat etwas mit dem Hören auf die Stille zu tun. Da uns unsere Gedanken im Wachzustand ständig irgendetwas eingeben, was wir bedenken, bewerten, erhoffen oder befürchten müssen, ist unser „Kopf" durchaus eben auch ein Störenfried unseres Wohlbefindens. In einer Kultur der Einsamkeitsfähigkeit gehen wir still und konstruktiv mit uns um, wenn wir es zuweilen schaffen, „leer" zu sein (ein Ziel der Meditation), das heißt, das, was ist, so hinzunehmen, wie es ist, ohne es zu beurteilen. Betrachten, ohne zu werten; zu registrieren, ohne einzuordnen; Menschen wahrzunehmen, ohne sie zu qualifizieren – aber auch in sich hineinhören, ohne ständig zu den empfundenen Sensationen eine emotionale Stellungnahme einzunehmen. *Wir haben mindestens 3 innere Stimmen in uns installiert, die uns ständig in einem eher unzufriedenen Unruhezustand halten:* Da ist jene Stimme, die uns laufend sagt, wie etwas oder jemand – auch wir selber – sein soll! Dieser „Antreiber" wird im Alter leicht zum Feind unserer Befindlichkeit. Idealvorstellungen führen oft zu einem blinden Aktionismus, und sie sind meist nur zu befriedigen, wenn – kurzfristig – ein scheinbar idealer Zustand erlebt wird. (Aber wir wissen alle, dass solch ein Zustand nur sehr selten erlebt wird.)

Dann gibt es den inneren „Kritiker", der alles auf die Goldwaage legt und nie zufrieden mit dem ist, wie es ist. Eine Illusion der Vollendung sowie die von einer „Ewigkeitsfantasie" machen es uns schwer, Schwächen und Unvollkommenheiten anzunehmen. Auch und besonders im Kampf gegen den unbesiegbaren Gegner Tod zerstört diese innere Stimme unsere mögliche Gelassenheit.

Und die dritte Stimme zeigt sich im „Gefallen-Wollen". Wir möchten, dass alle von uns gut denken und sprechen, und deshalb tun wir – wegen der Leute – Dinge, die uns eigentlich zuwider sind. Dies kann bis zur puren Selbstausbeutung gehen; dies vor allem dann, wenn wir die fremden Bedürfnisse höher schätzen als die eigenen. Zuweilen würden wir nie wagen, andere Menschen (oder gar den geliebten Hund) so zu behandeln, wie wir oft mit uns selbst umgehen.

Den positiven Stimmen lauschen

Wir dürfen – sanft – unseren positiven Stimmen lauschen, aber vor allem der klugen Stimme des Körpers folgen, die uns sagt, was vernünftig ist. Das gelingt uns nur in der Stille. Das ist eine psychische und geistige Tugend, die letztlich jede kurzfristige Modewelle von kommerziellen Wellnessanbietern entlarvt.

Ein verbindender Gedanke: In jedem Leben gibt es Phasen, in denen wir uns nicht nur allein, sondern uns sogar verlassen fühlen (s. oben). Es wäre zu klären, welchen Anteil man selbst daran hat – und was man evtl.

noch „retten" oder zumindest klären könnte? So wie die Stille Heilung von vielen nervösen Störungen bewirken kann, so ist auch die nächtliche Dunkelheit für den kunstlichtverseuchten Stadtmenschen ein Labsal. Die Größe des Sternenhimmels ist aus dem Dunklen besonders intensiv erlebbar. Die Tiefe des Lebens ist erst in der Stille begreifbar.

6.6 Loslassen

Eine weitere Fähigkeit, die auch das Sterben erleichtern kann, ist das Loslassen. Mit der Geburt verlassen wir den schützenden Mutterleib – und mit dem Tod verlassen wir alles, was uns bisher ausmachte. Wir gehen nackt, wie wir kamen. Dazwischen liegen unglaublich viele Situationen, in denen wir festhalten wollten und doch loslassen mussten: Wir verlassen das elterliche Haus, später vielleicht die Wohnung, in der man Jahrzehnte gelebt hat; wir lassen unsere Kindheitsideen los; wir müssen Freunde/Partner freigeben, und wir müssen uns von lieb gewordenen Ideen und Vorstellungen lösen; wir werden beruflich möglicherweise durch die Welt gewirbelt, müssen viele Jahre wurzellos in der Fremde verbringen, ohne einen festen geographischen Ankerplatz zu haben. Solche Abschiede und Veränderungen erzeugen leicht Trauer und Schmerz. Man sollte sich aber davor hüten, wegen solcher Ereignisse Geschichten zu erzählen, die uns als Opfer darstellen. Unser Selbstgefühl betrachten wir als etwas besonders Bedeutsames – aber es verändert sich mit jedem Verlust, es reift! Es muss nicht ein Gefühl der Leere entstehen; wenn wir den Wandel annehmen, entsteht aus der befürchteten Leere ein Gefühl der inneren Weite, mit der wir gut in Frieden leben können.

Es gibt Personen, die hassen es, auf Bahnsteigen oder Flughäfen Abschied zu nehmen; andere gehen nicht (mehr) auf Beerdigungen oder wollen keine neue Beziehung mehr wagen aus Angst, bei einem möglichen Auseinandergehen wieder intensiven seelischen Schmerz zu erleiden. Man kann sich aber nicht durch Abschalten der Gefühle vom lebendigen Leben verabschieden. Man muss (und kann) sich von Besitz trennen, kann sehr geschätzte und teuer erworbene Preziosen – mit warmer Hand – verschenken, kann durch Stiftungen o. Ä. viel Gutes noch zu Lebzeiten tun.

Mit „reinem Herzen" hergeben

Psychologisch bedeutsam ist, dass wir – auch im Hinblick auf unser Sterben – lernen, rechtzeitig und mit „reinem Herzen" hergeben zu können, was uns im Verlauf unseres Lebens zugewachsen ist. Dazu gehören auch z. B. unsere Kinder, Partner und Freunde, letztlich eben auch unser eigenes Leben.

Alte Menschen haben meist große Schwierigkeiten, sich auf Neues einzulassen. Ihre Neugier ist oft sehr stark auf ihre unmittelbare Nachbarschaft beschränkt, ohne dabei wirklich an den (sozialpolitischen) Ereignissen Anteil zu nehmen. Nur sehr ungern lassen sie sich in ihren Überzeugungen und Einstellungen kritisieren. Sie neigen dazu, das „Früher" zu glorifizieren und die „verdorbene Jugend" zu tadeln. Das war zu allen Zeiten so. Alte Menschen haben sich im „Gefängnis" ihrer Vorurteile und Gewohnheiten einbetoniert – ohne das als belastend zu erleben.

Wer am Ende des Lebens bereits ist zu sterben, wird sich sein Sterben leichter machen. Es gilt, diesen Punkt – erreichbar auch durch Beratung –, der den Wendepunkt kennzeichnet vom Heilungshoffen zum Einlassen in den Sterbeprozess, zu erkennen und zu benennen. Dies, weil

a. alle medizinischen Optionen ausgeschöpft wurden, weil
b. ein freier, klarer und beständiger Wunsch nach Hilfe zum Sterben besteht und weil
c. ein vertrauenswürdiger und kompetenter Ansprechpartner zur Verfügung steht.

Und es gibt noch eine schwierige Form des Loslassens: wenn z. B. eine Mutter sterbenskrank ist und ihre halbwüchsigen Kinder nicht loslassen, sprich: nicht alleinlassen möchte (welche Mutter täte das wohl gern?!). Jeder Sterbende lässt Menschen, die ihm lieb sind und waren, im Leben zurück. Das ist traurig, schmerzlich, vielleicht brutal – aber so ist es. Hat man durch vorherige Absprachen für Paten gesorgt oder auch dafür, dass z. B. die zurückbleibende Partnerin weiß, dass es dem Verstobenen nicht recht wäre, wenn sie ewig nur trauern würde und nicht in ein anderes, neues Leben finden würde?

An solchen Themen kann und sollte man bei schwerer Krankheit oder vor seinem Lebensende arbeiten. Geben mit noch warmer Hand schafft mehr Befriedigung, als sich bis zum Ende an alles Mögliche zu klammern. Oft sind solche Gespräche nicht (mehr) möglich, z. B. bei einem Unfalltod.

6.7 Entspannung

Nur Entspannungsübungen zu machen, um die Zeit totzuschlagen, ist Unsinn. Auch solche Übungen vor allem deshalb einzusetzen, um die Leistungsfähigkeit zu erhöhen, machen allein keinen Sinn. Es ist vielleicht auch einmal zu überlegen, wie viele Stunden, Tage, Wochen ein fleißig Meditierender oder Yoga-Betreibender mit seinen Übungen benötigt: Zeiten, die ihm weder für die Kommunikation mit seinen Kindern/Partnern noch für die heilsame Begegnung mit der Natur zur Verfügung stehen. Aber: Entspannung im Sinne von (kleinen) Pausen, von Kurzzeiten der Orientierung, von Normalisierung der Körperfunktionen, von Schmerz- und Angstbewältigung sowie Besinnung haben nach wie vor ihre große und wichtige Bedeutung. In der entspannten Situation kann ich mir auch zukünftige schwierige Situationen und ihre Bewältigung vorstellen. Entspannt lässt sich ein Eingriff z. B. beim Zahnarzt viel besser ertragen, und in der tiefen Entspannung kann ich mich gedanklich an einen schönen Ort beamen; diese Fähigkeit erleichtert es mir, mich von negativen Grübelgedanken auffressen zu lassen.

Jede Aufgeregtheit, jede Ängstlichkeit, gedankliche Blockierungen und jede Verkrampfung kann durch eine eingelernte und praktizierte Entspannung abgemildert oder neutralisiert werden. Solche Verfahren sind absolut „preiswert", haben keine Nebenwirkungen und stehen jederzeit zur Verfügung.

Von ganz besonderer Bedeutung dürfte eine Sterbemeditation sein (s. unten).

6.8 Einsicht

Bei Schwierigkeiten und Problemen, die Ursachen und Zusammenhänge zu erkennen, bedeutet es durch unmittelbare Anschauung oder durch unmittelbares Verstehen die Komplexität des beobachteten Phänomens zu begreifen. Wir begreifen, dass das Gegenteil von Leben nicht der Tod ist. Leben hat keinen Gegenpart. Das Gegenteil von Tod ist die Geburt. Wie wir geboren werden, sterben wir auch; es geschieht. *Wenn wir den Tod vielleicht auch nicht begreifen, wir können die Einsicht gewinnen, dass das Leben mit dem Tod endet.* Und was dann ist, entzieht sich unserem Wissen.

Alles was wir wahrnehmen, filtern wir – gedanklich – vor der Summe unserer bisherigen Erfahrungen oder auch im Feld unserer Befürchtungen oder Hoffnungen. Die Wahrnehmung wird „bewertet" und hinsichtlich ihrer Bedeutung (Vor- und Nachteile) untersucht. Danach führen wir einen Entschluss herbei – aber dieser Prozess ist sehr komplex und hängt von ganz vielen Faktoren ab. Jeder hat wohl schon Entscheidungen getroffen, die weder im Moment der Entscheidung noch längere Zeit danach als vernünftig gelten konnten. Es fällt uns Menschen dann besonders schwer, vernünftige Beschlüsse zu fassen, wenn wir emotional stark beteiligt sind, also z. B. besonders ängstlich oder erregt, gierig oder verliebt sind. *Einsichtig zu sein und zu entscheiden bezeichnet die Fähigkeit, einen Sachverhalt zu durchschauen und mit Verständnis in die Notwenigkeit des Handelns oder des Nicht-Handeln-Könnens das in dieser Situation Richtige bzw. Zweckmäßige zu tun.* Einsichtig wird man auf der Grundlage seiner bisherigen Erfahrungen und aus der Überzeugung, dass andere Menschen, die man schätzt, einem dazu raten bzw. sich ebenso verhalten.

So wissen wir aus der Katastrophenpsychologie, wie bedeutsam es z. B. bei Eingeschlossenen oder Verschütteten für das Überleben ist, wie sich Modellpersonen oder Vorbilder verhalten – oder ob man erkennt, wie sinnlos es ist, mit den Fäusten gegen die eingestürzten Betonwände zu hämmern. Genauso bedeutsam kann es sein, dass man einen Weg im Gebirge sucht, wenn man wegen eines herannahenden Schlechtwetters absteigen muss, statt ohne Biwack-Material im Fels zu übernachten.

Vertrauen in die eigenen Kräfte

Einsicht hat auch etwas mit *Vertrauen in die eigenen Kräfte* und den kognitiven Fähigkeiten zu tun: Man erkennt einen Problemzusammenhang oder einen Sachverhalt und zieht daraus für sich in diesem Moment die richtigen Schlüsse. Einsichten führen zu Überzeugungen – und man gewinnt sie, wenn sie im Einklang mit den eigenen Wertvorstellungen und einmal eingegangenen Absichten und Verpflichtungen stehen. Aber Einsicht, die nicht zum Verhalten führt, führt zu einem inneren Konflikt (kognitive Dissonanz). Es ist aber auch anzuerkennen, dass Einsicht dem Glauben an den Erfolg und vor allem dem Können oft weit vorauseilt (Stavemann 2005, S. 261). Deshalb liegt nach der Einsicht meist ein weiteres Stück harter Arbeit vor dem Veränderungswilligen. Dazu kann ein qualifizierter Berater oder Begleiter Hilfestellungen geben.

Die heutige Pädagogik legt sehr viel Wert auf einsichtiges und überzeugendes Handeln, d. h. auf ein Handeln, das auf der Basis gewonnener Einsicht steht. Weder blinder Gehorsam oder Drill noch blindes Agieren, weder verständnisloses Herumwerkeln noch ausschließlich Trial-and-Error-Strategien (Versuch-und-Irrtum-Strategien) sind zielführend.

6.9 Welche Quintessenz ist aus dem bisher Gesagten zu ziehen?

Sterben ist ein zutiefst individuelles Geschehen. Es betrifft jeden Menschen in der Zukunft. Wir fürchten, je nach Kulturkreis und Lebensreife, diesen Moment des Abschiednehmens. Da er aber mit Sicherheit kommt, ist es vernünftig, dieses Lebensthema mit Angehörigen, Freunden und Fachleuten von Zeit zu Zeit zu erörtern. Dabei ist es hilfreich, solche Gespräche zu führen, ohne dass dazu ein akuter Anlass besteht. Da weniger die Angst vor dem Tod als die Sorge um unerträgliche Schmerzen in der Schlussphase des Lebens die meisten Menschen stark beunruhigt, kann man mit den Methoden der Palliativmedizin einen großen Teil der Ängste vor den körperlichen Schmerzen eliminieren. Die seelisch-sozialen Schmerzen zu bewältigen ist besser möglich, wenn rechtzeitig und qualifiziert bestimmte Einstellungen und Verhaltensweisen eingeübt werden. Die Visionen vom idyllisch-friedlichen Sterben oder vom Blitztod gilt es um viele weitere Varianten zu ergänzen. In jedem Fall ist es auch eine Aufgabe des Sterbenden, sich mit dieser Phase seines Lebens rechtzeitig auseinanderzusetzen.

6.10 Wie können diese gelebten Prinzipien das Sterben erleichtern?

Um überhaupt irgendetwas lernen zu können, müssen wir zuerst unsere Zweifel und Widerstände kennen und überwinden. Es sind mentale Fähigkeiten, die mir auch in der Schlussphase meines Lebens helfen können, mich dem Prozess des Sterbens hinzugeben – und den Weg dorthin noch mit Leben zu füllen, statt verkrampft und voller Angst das Leben gegen alle Widerstände festhalten zu wollen. Wohl dem, der einen Berater/eine Beraterin findet, der/die ihm von diesem Zeitpunkt an fürsorglich, aber eben auch in wohlwollender Distanz zur Seite steht.

6.10.1 Zu: Schwierigkeiten

Man könnte aus dem Weisheitsschatz der Völker schöpfen: Dort finden sich – in allen Kulturen – Hinweise darauf, dass das Leben nie leicht ist und dass vor allem die eingebildeten Schwierigkeiten Probleme darstellen. Heute lehrt man, dass die Worte „Schwierigkeiten" oder „Problem" zugunsten des Wortes „Herausforderung" ersetzt werden sollten. Probleme sind in Aufgaben versteckte Lösungen! Bereits Kindern darf es nicht zu leicht gemacht werden, kritische Situationen zu bewältigen. Wo „Mama und Papa" alle Schwierigkeiten und Unannehmlichkeiten zu rasch beseitigen, kann ihr Kind nicht lernen, sich gegen Hindernisse mit eigener Kraft durchzusetzen; so wird keine Kompetenz erworben. Auch können und sollen Kinder lernen, ihre momentanen Bedürfnisse (nach einem Eis, nach Süßigkeiten ...) aufzuschieben (Frustrationstraining), denn es geht im Leben nur ganz selten so zu, dass man seine Wünsche sofort und ohne eigene Anstrengung erfüllt bekommt. Ähnliches gilt für Stimmungen und bedingt auch für (kleinere) Schmerzen: Man kann lernen, sie auszuhalten und mit eigenen Möglichkeiten zu bewältigen. Ja, Trost ist hilfreich und schön – aber er sollte gepaart werden mit der Aktivierung eigener Kräfte. Begriffe wie „aushalten, durchstehen, ertragen und selbstständig bewältigen" haben – so scheint es – in einer verwöhnenden Pädagogik keinen guten Klang. Schade. Auch der Umgang mit der Angst kann gut gelernt werden. Alle Menschen haben Angst – und Kinder sollten frühzeitig lernen, wie man mit der Angst lebt, ohne sich von ihr „auffressen" zu lasen. (Ein Negativbeispiel ist das Einsetzen eines Nachtlichts im Schlafzimmer des Kindes; damit kann ein Kind nicht lernen, mit der Dunkelheit umzugehen. Eine kleine Taschenlampe wäre besser.). Im Berufsleben wird jede und jeder Frustrationen erleben – und das darf kein ausschließlicher Grund sein, die Brocken hinzuschmeißen und das Engagement zu verweigern. Man muss nicht teure Seminare zum Emotionscoaching besuchen, um trotz der ganz natürlichen Schwierigkeiten seine Aufgaben gut und zuverlässig zu erfüllen. Als eine Krankheit der Zeit ist hier das „Burnout-Syndrom" anzusehen: *Eine falsche Einstellung zur Arbeit, gepaart mit einer unzureichenden Kompetenz und zu hohen Erwartungen, führt zu einer seelischen Erschöpfung,* die nicht „vom Himmel fällt", sondern die natürliche Folge einer falschen Einstellung ist!

Angst größte Belastung

Zum Lebensende scheint die Angst die größte Belastung für alle zu sein. „Geh dorthin, wo die Angst ist", sagt ein weises Wort. Wer nicht von klein auf Schwierigkeiten angegangen ist und gelernt hat, sich ihnen zu stellen, wird auch beim Sterben versuchen, alles möglichst einfach und schmerzfrei zu gestalten. Er kann sich betäuben (lassen), kann seinen Zustand leugnen; kann andere Menschen (z. B. die Ärzte oder Betreuungskräfte) verantwortlich machen; kann sich weigern; er kann eine „Abkürzung" (ärztlich assistierten Suizid) fordern; kann Suizid begehen.

Hier wird nicht das Leiden oder der Schmerz verherrlicht; hier wird dafür plädiert, *im Rahmen seiner Möglichkeiten bewusst die letzte Phase seines Lebens aktiv mitzugestalten* (sofern das noch möglich ist). Dabei ist es schmerzhaft, liebe Menschen zurückzulassen bzw. sie traurig zu machen.

Auch die täglichen (noch möglichen) Lebensvollzüge, von der berührenden Körperpflege über die noch zu klärenden unangenehmen Themen bis zum Aushalten der Ohnmacht und der eigenen Unfähigkeit, noch etwas zu sagen, stellen zum Ende hin solche „Prüfungen" dar. Vielleicht wird es von einigen Menschen als „unmenschlich" angesehen, in preußischer Contenance bzw. in stoischer Gelassenheit auch das Unangenehme ohne zu klagen hinzunehmen?

6.10.2 Zu: Alleinsein

Eine wirkliche Revolution hat unser Leben massiv beeinflusst: das Smartphone. Wir können uns überall zuschalten, sind ständig erreichbar und haben mit dem kleinen Teufel auch jederzeit „Gesellschaft". Als Gedächtnisstütze, Nachschlagewerk und als probates Mittel der Kommunikation (Mails, SMS), als tragbare Spielhölle und als Verhinderer von Einsamkeit (z. B. soziale Medien) hat dieses Gerät beim modernen Menschen tief in das Berufs- und Privatleben eingegriffen. Man ist nicht mehr allein; man ist immer in Kontakt, mit wem man will. Ob diese wachsende Abhängigkeit unser Sterben leichter machen kann? Wird man vom Sterbelager noch einmal „an alle" ein letztes Mail schicken? Forschungen belegen, dass die Smartphonenutzung beim Partner (und bei sich selbst!) Gefühle von Einsamkeit und Zurückweisung auslöst, wenn beide Partner nicht auf der gleichen Wellenlänge liegen. Das suchtartige Bedürfnis nach technischem, also virtuellem Kontakt beeinträchtigt die reale Begegnung. So fehlt z. B. die Möglichkeit, sich in die Augen zu schauen (die ist beim Skypen nicht möglich!). Es fehlt der so notwendige Hautkontakt, und es fehlt der Genuss an der Offline-Zeit! Und wir sehen nicht die Körperreaktionen unseres Gegenübers.

Keine Ablenkung und Oberflächlichkeit

Es wäre schlimm, würden wir zum Ende unseres Lebens von unseren Angehörigen oder Freunden verlassen und hätten nur noch unser Senioren-Smartphone als Begleiter. Nur wenige Menschen vermögen es wohl, in einer selbstgewählten Einsamkeit und Stille zu sterben (wie es angeblich alte Elefanten tun?). Aber auf dem letzten Lager wird es, wie im aktiven Leben, immer wieder Zeiten geben, die man allein verbringt. Ob man vor sich hindämmert oder aber ganz wach ist: Es sind Zeiten der Besinnung. *Keine Ablenkung und keine Oberflächlichkeit lenken von der Begegnung mit dem Unvermeidlichen ab.* Wird man noch in der Lage sein, einen oder mehrere Briefe zu schreiben? Kann und will man noch über das eigene Schicksal hinaus an andere Menschen denken? Ist man noch in der Lage, Dankbarkeit zu empfinden und – später – in Worte zu kleiden? Will man sich – noch einmal – Rechenschaft ablegen über das verfließende Leben? Kann man evtl. beim Durchblättern von Fotoalben eine gute Rückschau auf sein Leben halten? Wird man in der Erinnerung an bereits vorausgegangene Menschen versöhnlich in die Zukunft schauen?

Sich selbst noch einmal zu begegnen und standzuhalten, eine Klärung und Versöhnung zu versuchen, vielleicht um in der Folge Gesprächsstoff für die letzten Begegnungen zu haben? Wäre es ein letzter Akt der Reifung, die eigene Hinfälligkeit anzunehmen und als Gesetz der Natur zu begreifen? Sich einzugestehen, dass ärztliche Kunst hier auch nicht mehr weiterhelfen kann? Können Anregungen, die man in der letzten Zeit vielfältig erfahren hat, Anlass sein für eine persönliche Nachreifung?

6.10.3 Zu: Stille

„Ein Zaun um den Garten garantiert noch nicht gutes Gemüse. … Es braucht nichts weniger als eine ‚Kultur der Stille'" (Brantschen 2004, S. 141). *Die Meditation ist der gängigste Weg, Stille zu finden bzw. Stille zu werden.* Aber auch der stille Weg in den Wald, durch einen Park, das Sitzen auf einer Hügelkuppe oder in einer Kapelle kann Stille bewirken. Lernen, nicht zu zappeln, sich zu kratzen, die Sitzposition ständig zu ändern oder beim Gehen gedanklich überall woanders zu sein, ist ein Weg. Dann wird man spüren, dass man mehr ist als seine Gedanken und Gefühle.

» Die Pflege der Stille braucht Zeit. Und die braucht einen Rhythmus: Wochen im Jahr, einen Tag jeden Monat oder alle drei Monate, eine Stunde in der Woche, ein paar Minuten am Tag, an denen ich Einkehr halte und Stille pflege. (Brantschen 2004, S. 152)

Gelebte Achtsamkeit

Oft ist das Bild benutzt worden vom See, dessen Oberfläche ruhig/bewegungslos geworden ist – damit kann man tief auf den Grund sehen. In der Stille findet man zu sich, zu seiner Innerlichkeit, um danach wieder das Leben um sich herum intensiver wahrzunehmen. *Stille ist Rückzug auf Zeit, sie schafft Klärung, die von innen kommt.* In der Stille gelingt „Voraussicht und Rücksicht" (Brantschen 2004, S. 145) – sie wird zu gelebter Achtsamkeit. Neben der äußeren Stille, die man in Dezibel messen kann, gibt es eine innere Stille, die man eher mit einer Beruhigung und einem Zur-Ruhe-gekommen-Sein vergleichen könnte. Ist das Empfinden des Stillegenusses eingeübt, können auch Körperempfindungen in großer Gelassenheit hingenommen und sozusagen von außen betrachtet werden (vorausgesetzt der Schmerz ist nicht zu groß!). *In der Stille sind wir dank unseres präfrontalen Kortex in der Lage, unser emotionales Bewusstsein zu erfassen und zu steuern.* Alles, „was wir über den einen gegenwärtigen Moment wissen, ist im Wesentlichen das, was sich in unserem Arbeitsgedächtnis befindet" (Ledoux 1998, S. 300). Die Kognitionspsychologie geht heute davon aus, „dass Bewusstsein das Wahrnehmen dessen sei, was sich im Arbeitsgedächtnis befindet"

(Ledoux 1998, S. 301). Und in diesem Gedächtnis befindet sich, was man eingeübt und gelernt hat. Die Formel aus dem autogenen Training „*Was immer geschieht – Ruhe und Gelassenheit ist jederzeit möglich*" weist den Weg zu dieser Haltung des „Hinnehmens". Dabei scheint es bedeutsam zu sein, dass man den bevorstehenden Tod nicht (mehr) als bedrohlich und schlimme Gefahr ansieht. Es ist zu vermuten, dass *das menschliche Gehirn sich in der Todesnähe (Nahtoderlebnisse) völlig anders verhält, als wir vermuten:* Es schaltet sozusagen auf einen „Schmerzfrei-Modus" mit visuellen und akustischen Sensationen. Wahrscheinlich ist das auf überstarke und langandauernde Erregersysteme, wie sie im Sterbeprozess vorliegen, zurückzuführen. Ein tranceähnlicher Zustand bringt den Sterbenden (immer mal wieder?) in einen Zustand des Nichts-mehr-Wollens und Nichts-mehr-Könnens (vielleicht vergleichbar mit dem Bergabfahren eines Fahrzeugs im Leerlauf?). Die eingeübte und befürwortete Stille könnte man zum Ende des Lebens hin auch mit dem Wort von Oscar Wilde untermauern: „Weil die Menschheit nie wusste, wohin sie geht, konnte sie ihren Weg finden."

Es gilt auch bereits als junger Mensch, eine mögliche Angst vor der Stille zu überwinden. So wie die Pausen zwischen den Tönen eines Musikstücks erst die Musik entstehen lassen, werden die Stillezeiten im Leben das Leben kultivieren. Ständige Ablenkung und permanenter Aktivismus führen zur Unruhe, zu Stress und zu körperlich-seelischen Beeinträchtigungen.

Es ist gut, wenn in einem Sterbezimmer auch die friedliche Stille ihren Raum findet: Es ist fast eine heilige Stille um das Sterben. Dem Tod leise die Hand hinhalten.

6.10.4 Zu: Loslassen und Entspannung

Geist und Körper loslassen

Unsere Kultur des Abschiednehmens ist bedauerlich unterentwickelt. Haben, Besitzen, Festhalten … sind „Werte", die unsere Kultur kennzeichnen, aber im Angesicht des eigenen Sterbens ihre Bedeutung verlieren. Wir haben eine anerzogene Vorstellung von uns als Körper und als Geist. Es ist eine akademische Frage, was man denn zuerst verlieren möchte: erst den Geist (und das Denken sowie das Gedächtnis) oder erst die Funktionstüchtigkeit des Körpers? (Natürlich werden die meisten sagen: bitte beides gleichzeitig!) Wir wissen, dass sich der Körper in jedem Fall zum Sterben hin massiv verändert. Und da wir in unserer abendländisch-christlichen Tradition stets den Körper eher missachtet und dem Geist nachgeordnet haben, erleben wir beim Verfall des Körpers nun seine Bedeutung für unser Wohlbefinden; denn alles Genießen und Leiden ist körperbetont. Können wir diese sich verändernde Sichtweise zulassen? *Wenn wir unsere Identität vor allem an unseren Körper (seine Funktionstüchtigkeit oder seine „Schönheit") banden,* müssen wir jetzt die Vorstellung aufgeben, eben loslassen, dass es grundsätzlich mal wieder besser wird! Hier wären trügerische Hoffnungen und billige Tröstungen die Quelle von nachfolgenden

Enttäuschungen. Die Realität annehmen ist nicht etwas, was man erst auf dem Sterbelager lernt. Wer sich auch früher schon als „nicht perfekt" und „fehlerlos" verstanden hat, wird auch in der Schlussphase seines Lebens die zunehmenden „Schwächungen" als naturgegebene Erscheinungen leichter annehmen können. Und konnte man sich „früher" dem Leben hingeben? Konnte man geschehen lassen? Konnte man – in Gelassenheit – Menschen, Dinge und Situationen so lassen, wie sie waren, ohne sofort werten oder handeln zu müssen? Schlechtes Wetter im Urlaub hinnehmen oder sich nicht durch den unfreundlichen Nachbarn ärgern lassen? Ja, diese Einstellungen sind zum Lebensende sehr hilfreich. Wer wird (rechtzeitig) ausreichendes Vertrauen in die Hinterbliebenen haben? Finden wir am Lebensende Menschen – z. B. in der Familie –, die die nicht beendeten Aufgaben, die einem das Leben stellte, in einer anderen Form, als man sich dachte und gewünscht hatte, weiterführen?

Anders ist es, wenn uns der Geist zuerst verlässt; wenn das Wissen um uns selbst und unsere Geschichte im Nebel der Gehirnerkrankung verschwimmt und sich auflöst. Gerade im Frühstadium dieses fortschreitenden Prozesses fällt es schwer, sich damit zu arrangieren (eine Phase, in der es verstärkt zum Alterssuizid kommen kann). Hier ist der Mensch (nicht nur auf das Alter beschränkt!) nicht Handelnder – es geschieht ihm etwas, was er so nicht möchte. Mit der optimalen Begleitung wird er sich in dieses neue Er-Leben einlassen und spüren, dass das alte Leben sich abgelöst hat. Nach anfänglichen Weigerungen, diese Entwicklung anzunehmen, geschieht von einem bestimmten Zeitpunkt an etwas Sonderbares: Man verliert die Leidenschaft, gegen diesen Prozess zu kämpfen, und lässt sich entspannt in das Geschehen hineingleiten. Jetzt ist man nur noch durch wohlwollende Begleitung und sorgfältige Pflege lebensfähig. Sorgen um das eigene Leben und den eigenen Tod sind jetzt nicht akut. Es gibt hier kein Aufbegehren (mehr) gegen die Macht des Todes.

Sterben bei geistiger Präsenz

Wer allerdings seinen Sterbeprozess geistig mitverfolgen kann, erlebt sehr deutlich, dass er nun die Gemeinschaft der Lebenden verlassen wird. Besonders schwer ist es ganz sicherlich, wenn der Mann (nehmen wir mal das Klischee, er sei der Hauptverdiener) seine junge Familie nach seinem Tod in einer auch finanziell schwierigen Lage weiß! Oder wenn man plötzlich als pflegende Ehefrau doch vor dem Partner, den man pflegen muss, sein Leben ausgelebt haben wird. Hier bieten sich sicherlich diverse Möglichkeiten der entspannten Hinnahme des Unabänderlichen an. Kann man – spätestens jetzt – seinen unausgesprochenen Allmachtsanspruch aufgeben? Es geht nicht immer alles so, wie man sich das wünscht. Und niemand hat das als Naturgesetz gesprochen.

In der Stunde des Todes wird ihm wahrscheinlich sein Leben wie ein Traum vorkommen. Er wird erkennen, dass nun ganz viel nicht und nie mehr möglich sein wird. *Den Ansprüchen des eigenen Körpers schenkt man nun ganz anderes Gehör, als das bisher der Fall war.* Bedürfnisse und ihre Befriedigung sind jetzt rudimentär und beziehen sich im Wesentlichen auf das sanfte Ausklingen des Lebens. Man sucht die letzte Ruhe. Dazu ist es notwendig, auch innerlich – also voller Überzeugung –, bisherige Möglichkeiten und Vorstellungen loszulassen. Wenn wir die Vergänglichkeit aller Lebensformen erkennen und anerkennen, entsteht leicht das Gefühl eines wundersamen Friedens.

Letztlich geht es darum, sich nicht krampfhaft an das Leben zu klammern, sondern sich dem Sterbeverlauf hinzugeben – ihn geschehen zu lassen. Es ist sicherlich die größte Herausforderung für jeden Menschen, seinem Tod gelassen entgegenzutreten. Vielleicht ist das das Ziel aller philosophischen Überlegungen? Und da niemand weiß, was danach sein wird – bleibt dem Gläubigen die Hoffnung auf ein Jenseits und dem Existenzialisten die Überzeugung, dass nichts sein wird. Dazwischen gibt es viele Denkvariationen – aber kein Wissen!

6.10.5 Zu: Einsicht

Unsere Angst vor dem Tod resultiert aus der fehlenden Einsicht, dass der Tod natürlich, ja, sogar notwendig ist. *Was uns ebenso schwer fällt, ist, den Zeitpunkt des Todes und die Umstände des Sterbens zu akzeptieren.* „Es" wird geschehen – und die ärztliche Kunst kann den Prozess nur verzögern. (Was aber gerade bei jungen Menschen ein Geschenk sein kann.)

„Aha-Erlebnis"

Ob wir unter Einsicht nicht nur das intellektuelle Erkennen nach genauer Prüfung verstehen wollen, sondern auch die plötzliche Aufhebung allen Wissens und die „unmittelbare Erkenntnis einem Gegenstand" gegenüber verstehen können (Krishnamurti 1978, S. 200)? In der Psychologie wird vom „Einsichtslernen" gesprochen; einem Lernen, das nach einer Phase des Herumprobierens in einem untergründigen Wissen plötzlich („Aha-Erlebnis") zu einer Lösung findet.

Wird nicht immer wieder von Sterbenden berichtet, dass es nach einer längeren Zeit der Auflehnung plötzlich diese Erkenntnis gibt, dass der Kampf um das Leben genau diese letzten Lebenstage zur Qual machen kann – *wohingegen ihnen das Sich-Hingeben als Ergebnis verschiedener Bemühungen wie ein reifer Apfel zufällt?* Wir sind in unserem Denken eher gewohnt, Einsicht mit Vernunft zu verbinden – aber es gibt eine Klugheit des Körpers, die jenseits des Intellekts wirkt. Auf diese gilt es zu hören. „Es ist verblüffend schön und interessant, wie das Denken abwesend ist, wenn man eine Einsicht hat" (Krishnamurti 1978, S. 201).

Es ist auch die Erkenntnis der Endlichkeit, die uns – bei aller Theorie – in der Sterbenspraxis sehr klar werden kann. Sie anzunehmen, mildert möglicherweise auch die Trauer bei Hinterbliebenen.

6.10.6 Einige Übungsschritte

Ich möchte – zum Abschluss dieser Überlegungen – ein paar Gedanken zur Anregung geben. Wer sich in die oben genannten Kriterien einüben möchte, könnte sich jeden Tag einen Gedanken vornehmen und ihn geistig zerkauen, ihn also wirken lassen. Wichtig wäre aber, dass man ehrlich mit sich umgeht. Aber vielleicht ist es auch leichter, sich mit einer Person seines Vertrauens über den Gedanken auszutauschen.

- *Nehmen Sie Ihre Angst hin – sagen Sie ja zu dem, was geschieht, selbst, wenn es Ihnen nicht gefällt.*
- *Stellen Sie fest, in welcher Phase des Lebens Sie sich gerade befinden. Und klären Sie, was Sie wollen und was Sie (noch) können.*
- *Beim Üben geht es darum, das, was im Moment ist, ohne Wertung anzunehmen: Es ist, wie es ist.*
- *Es geht darum, unser unnötiges Leiden zu verwandeln. Was lernen Sie aus dem Leiden? Was könnten wir anders machen?*
- *Lernen Sie (wieder), gütig zu sein: mit sich und anderen. Erkennen Sie Ihre mögliche Lieblosigkeit.*
- *Auch und gerade im Alleinsein können Sie die (gelernte?) Tendenz, alles solle behaglich und schmerzlos sein, überwinden.*
- *Es wäre gut, wenn Sie die mögliche Zukunft nicht in emotionaler Aufgeregtheit, sondern in einem gewissen Gleichmut erwarten.*
- *Lösen Sie sich von den Glaubenssätzen, die Sie ständig herumkommandieren. („Ich darf nicht … Ich sollte … Ich muss … "). Erkennen Sie Ihre Ideale und Erwartungen – aber machen Sie sich nicht von ihnen abhängig.*
- *Kehren Sie zu Ihrem wahren Wesen zurück. Wer sind Sie wirklich? (Lösen Sie sich von Ihren Rollen!)*

6.11 Fazit

Dem Sterben den Stachel nehmen

Es sollte aus meiner Sicht versucht werden, dem Sterben den Stachel zu nehmen. Weder eine metaphysische Erklärung des Todes und der Frage, ob es eine Unsterblichkeit des Geistes gibt, war mein Anliegen noch eine religiöse Interpretation des Todes und der Folgen für die verstorbene Person. Auch die Frage an die Biologie, inwiefern der Tod eines Lebewesens die genetische Vielfalt bewahrt oder aber immer wieder zu einem Neuanfang führt, war nicht mein Thema. Aus der praktischen Erfahrung mit den Menschen und ihrem Sterben stellte sich mir die psychologisch-pädagogische Frage, inwiefern wir alle lernen können (wenn wir es denn wollen!), unser Sterben bewusster und würdiger zu gestalten. Dabei zielte ich nicht auf die Außenbedingungen wie medizinisch-pflegerische Betreuung oder Unterbringung und Sterbebegleitung durch Dritte, sondern mein Ziel war, uns selbst in die Verantwortung zu nehmen, um einen wesentlichen Beitrag zu einem guten Sterben zu leisten. Dies auch gegenüber unseren Angehörigen. Eine Gefahr solcher Überlegungen ist wohl, dass man das bewusste Sterben völlig überbewertet und das lange Siechtum ausblendet.

Wenn ich so zurückblicke …

7.1 Gefühle beeinflussen – 59

7.2 Und was bedeutet das für das eigene Sterben? – 65

K.E. Buchmann, *Sterben und Tod*,
DOI 10.1007/978-3-662-49756-2_7

Alles, was wir heute denken, tun und erinnern, geschieht vor dem Hintergrund unserer bisherigen Erfahrungen. Sie haben unsere Vorstellungen geprägt – und nur zu gern möchten wir glauben, dass unsere Gedanken „die Wahrheit" spiegeln. Auch wenn unsere Wurzeln in unseren Genen und den frühen Kindheitserfahrungen begründet liegen, ist unser ausgesprochen plastisches Gehirn in der Lage, Neues zu lernen und Altes zu relativieren.

Nach der Kirche stets klüger als vorher

Betrachten wir – rückblickend – unser bisheriges Leben, besonders jene Phasen, die schon weit zurückliegen, so tun wir das immer mit dem Er-Kenntnisstand von heute. Da wir nach der Kirche stets klüger sind als vorher, müssen wir uns auch zugestehen, dass wir damals nicht so handlungsklug waren, wie wir es heute sind.

Damals waren wir anders. In der Rückschau mögen wir uns manchmal über den jungen Kerl wundern, der in so unverschämt weltverachtender Kühnheit, in zuweilen abenteuerlicher Verwegenheit sein (Berufs-)Leben gestaltete, ohne nach rechts oder links zu denken. Oder: Was war mit den jungen Mädchen, die entweder voll überschäumenden Selbstbewusstseins oder auch als hässliches Entlein in den Ring des Lebens stiegen? Die Dynamik des Tuns, der Drang nach Erfolg und die Erwartungen der Umgebung ließen den jungen Menschen in zäher Verbissenheit die Tage und zuweilen die Nächte mit Ideen und Plänen füllen; denn man(n) wollte das Leben sichern und am Wohlstand teilhaben.

In der intellektuellen und sozialen Maßlosigkeit sind nur diese begnadeten jungen Menschen ohne Zweifel, fordern Gott und Teufel heraus und sind in ihrer Selbstgerechtigkeit kaum bis gar nicht belehrbar. Sie sind zugleich zu großen Taten bereit.

So gehen die Jahre dahin. So sind sie gegangen. Man schaut zurück und misst nun, etwas weiser geworden, das Tun an dem, was herausgekommen ist, was hätte sein können oder sollen, was andere geleistet haben, was wünschenswert oder idealtypisch hätte sein können.

Hätte …

Jetzt, wo die unbändige Lebensglut im Alter langsam erlischt, kommen solche Gedanken. Hätte ich damals nur … Wenn ich doch früher … Wären wir eher …

Aber die menschliche Wahrnehmung verändert sich parallel zur Veränderung der Umwelt; d. h., unser heutiger Reflexionsstandpunkt verzerrt unsere frühere Geschichte. Sie wird glorifiziert oder aber negative Anteile werden massiv überbetont: Unsere jetzige seelische Verfassung bestimmt die Färbung unserer Erzählungen (abgesehen von der Tatsache, dass auch der persönliche Umkreis, in dem man seine Geschichte erzählt, eine Rolle spielt!).

Versäumnisse und Fehler schmerzen

Es ist eine bekannte Tatsache, dass im Alter *nicht* die erlittenen Kränkungen, die überwundenen Belastungen oder die mehr oder weniger gut verarbeiteten Schicksalsschläge „in der Seele brennen" müssen, sondern das, was man meint, versäumt oder falsch gemacht zu haben! Der wehmütige Blick in die Vergangenheit zerstört das Wohlbefinden in der Gegenwart! Das Hadern mit dem, was war oder, schlimmer noch, was nicht war, lässt keine wirkliche Zufriedenheit in der Lebensbilanz aufkommen. Andererseits ist die „Schönfärberei" des Vergangenen oder die „Heldenstilisierung" des Größen-Ichs keine Strategie, um Freunde zu gewinnen bzw. zu behalten!

Selbst wenn der Verstand sagt, dass es eigentlich keinen Sinn macht, die Vergangenheit zu überzeichnen, tun es viele Menschen, wenn sie keine klare mentale oder geistige Strategie einsetzen, um diese Gedanken und Gefühle realistisch zu kultivieren. – Wie macht man das?

7.1 Gefühle beeinflussen

Es wäre falsch, derartige Empfindungen zu leugnen; sie sind da – und je mehr man sich mit Gewalt gegen ihre Existenz wehren würde, umso mehr würden sie sich schließlich doch aufdrängen. Da die Emotionen nun mal für den Aufbau und Erhalt des Selbst(verständnisses) fundamentale Bedeutung haben, sollten wir ihnen eine qualifizierte Aufmerksamkeit schenken.

Emotionale Erfahrungen betrachten

Was wir aus unseren emotionalen Erfahrungen machen, macht uns zu dem, was wir sind. Oder anders: Wenn ich das Gefühl habe, früher viel versäumt zu haben oder nicht genügend beachtet worden zu sein, dann wird es mir nicht eher gut gehen, als bis ich diese Empfindungen sowohl gefühlsmäßig als auch geistig bearbeitet und abgelegt habe.

Zwei Wege führen zu diesem Ziel: Erstens muss kognitiv (vom Verstand her) geklärt werden, ob ich damals unter den gegebenen Umständen wirklich hätte anders handeln wollen und können („können" hätte man sicherlich, aber hatte man damals aus der Unsumme der Möglichkeiten nicht doch das „Vernünftige" ausgewählt?!). In der Vergangenheit hat man gehandelt, ohne die möglichen Folgen wirklich zu kennen, gar kennen zu können. Im guten Glauben, in der jugendlichen Überzeugung, dass man das Richtige tat, hat man gehandelt. Viele ältere, nun abgeklärte Menschen leiden in er Lebensrückschau aber auch daran, dass sie vorwiegend nur das taten, was nützlich und normal war … Sie bedauern, nicht auch das „Verrückte" gewagt zu haben. Es ist nur fair, wenn man sich auch im Alter eingesteht, dass man in der Jungend manches nicht so gesehen hatte, wie man es heute sieht. Es ist vernünftig, wenn man den davongeflogenen Tauben nicht nachtrauert, sondern das Geleistete betrachtet und sich als Damals-Handelnden respektiert und würdigt! Ein Selbstgespräch mit dem Tenor: „Ja, ich habe damals so entschieden und gehandelt – und das war gut so!" stellt eine geistige Leistung dar! Vielleicht kann man sogar noch mit einem kleinen Lächeln den jungen Kerl von damals betrachten, wohl wissend, dass sich heute wirklich keine Möglichkeit ergibt, am Vergangenen mehr zu ändern als seine Einstellung dazu. Die Tatsachen sind unumstößlich!

Damit betritt man den zweiten Weg: *So wie wir Gedanken nur durch Gedanken verändern (relativieren, korrigieren, entzerren) können, können wir Gefühle im Wesentlichen nur durch Gefühle verändern.* Wenn wir im Lebensrückblick zu eher negativen Gefühlen finden (immer wieder diese belastenden Empfindungen, besonders nachts oder dann, wenn man gar nicht darauf gefasst ist!), ist es mehr als ein psychologischer Kunstgriff, sofort auch die positiven Gefühle von damals möglichst plastisch entstehen zu lassen und zu genießen! Es hat immer auch großartige und einmalige Erlebnisse gegeben, die uns geprägt, zumindest angerührt und beeinflusst haben. Ohne diese emotionale Basis von damals wären wir nicht zu dem geworden, der wir heute sind! Ohne eine gewisse Sensibilität, an der wir heute zu leiden scheinen, wären wir heute empfindungsgrob, unsensibel und weniger lernfähig. Wir wären sogar für uns selbst und andere schlechter aushaltbar. Wir müssen nur aufpassen, dass wir die Sensibilität nicht in eine selbstschädigende Sentimentalität wenden und leidend genießen! Oder die angeblich oder wirklich verpassten Möglichkeiten (aus welchen Gründen auch immer) als Entschuldigung für späteres Versagen benutzen! („Wenn mir meine Eltern damals …, dann hätte ich auch …!"). Wenn wir kognitiv anerkennen, dass wir unser Leben nicht immer selbst bestimmen und lenken konnten und können, müssen wir emotional auch bereit sein, das, was geschehen bzw. nicht geschehen ist, hinzunehmen und anzunehmen! So war es! Nichts ist daran zu ändern! Wer etwas anderes will, schädigt sich selbst! (Wenn er das tut, muss man sich fragen: Mit welcher Absicht, zu welchem Zweck tut er das?!).

Konzentration auf das emotional Positive

Also: geistige Disziplin und Konzentration auf das emotional Positive!

Ein gern begangener Fehler ist, dass scheinbar „vom Leben Benachteiligte" *in die Opferrolle schlüpfen*, weil sie gelernt haben, dass man Opfern (in unserem Kulturkreis) gnädig und verständnisvoll begegnet. Das Opfer ist „heilig": Niemand darf ein Opfer hart anfassen oder gar sein Leiden in Zweifel ziehen! Um nicht in der Opferrolle zu verharren, sprechen wir in der Psychologie – bei aller Nähe zu sich selber – von einem hilfreichen Arbeitsabstand zu seinen negativen Emotionen. Die Umdeutung oder Erweiterung der Sichtweise des Erlebten („… trotz dieser schwierigen Zeit habe ich …") kann und wird auch ein klein wenig Stolz auf das Geleistete, Ausgehaltene oder Vollbrachte zeugen.

Ein weiterer Fehler ist darin zu sehen, dass man sich mit anderen Menschen vergleicht. Mit solchen, die noch mit ihrem Partner zusammen sind oder die noch keine schwere, seelische Erschütterung erlebt haben. Vielleicht auch mit Menschen, die ihr Leben anders geplant und gestaltet haben. Andere Menschen sind *anders*, nicht besser, nicht schlechter; sie haben andere Voraussetzungen gehabt, fanden andere Begleiter und hatten vielleicht das Glück, zum richtigen Zeitpunkt an der richtigen Stelle gewesen zu sein. Mehr nicht! Oder doch? Vielleicht haben diese Vergleichspartner früher andere Entscheidungen getroffen, haben systematischer an ihrer Berufs- und Lebenskarriere gearbeitet? Haben sie sich konkreter auf „Verluste" vorbereitet? *Möglicherweise waren sie intelligenter, hatten mehr fördernde Partner und haben auf ihre Art (damals) auf vieles verzichtet, was man sich selber mit allem Selbstverständnis schon geleistet hatte?*

Das Gewesene würdigen

Es wäre gut, wenn wir das Gewesene befragen und auch würdigen.

Wenn man das Älterwerden, aber auch seine schwere Erkrankung noch mit allen Sinnen verfolgen kann, ist es sehr sinnvoll, „Abschied" zu nehmen. Vor allem Abschied von Vorstellungen, dass alles noch einmal so werden könnte, wie es einmal war. Abschied auch von der Hoffnung, man könne noch einmal all das Schöne erleben, was man bereits einmal erlebt hatte. *„Man steigt nicht zweimal in denselben Fluss."* Nichts quält uns mehr als die Hoffnung, es könnte noch einmal so schön werden, wie es einmal war, und zugleich zu wissen, dass das nie geschehen wird.

Es ist eine Kunst, innezuhalten und – vielleicht mit Wehmut – auf das zu schauen, was das eigene Leben ausgemacht hat – und ja auch noch ausmacht. Ja, es tut zuweilen weh, anzuerkennen, dass vieles nicht mehr so ist, wie es war. Und es gehört Mut dazu (Weh-Mut), dies zu erkennen, auszusprechen und anzunehmen. Dieses Sich-noch-einmal-Umschauen schafft Distanz zum Gewesenen, ohne es zu verlieren – und es schafft Raum für das Kommende. *Rücksicht schafft Durchblick und Weitblick.*

Nicht immer verlassen wir eine Lebenssituation oder einen Ort gern, um in neue Strukturen und Gegebenheiten einzutauchen. „Es war" wird zum Schlüsselgedanken des Loslassens. Und man kann sich erst in Neues wirklich einlassen, wenn man das Alte gebührend gewürdigt und abgeschlossen hat.

Lebensvariationen …

Ich denke, dass uns der kritisch-dankbare Blick zurückbefähigt, die Gegenwart gut zu leben und die Zukunft nicht zu fürchten. Wir lernen, wenn wir auf unser bisheriges Leben zurückblicken, dass alles seine Zeit hatte; dass alles ein Prozess war, der irgendwann begann, dauerte und schließlich endete. *Wir blicken auf unser bisheriges Leben, wie wir einen Film betrachten, der viele Variationen der Melodie „Mein Leben" zeigt.* Da waren unsere Kindheitsträume – und dann kam das, was wir daraus gemacht haben – oder auch nicht. Und wir lächeln milde. Die Freundschaften, die später in liebevolle erste Partnerschaften mündeten – und meist auch wieder vergingen oder zerbrachen. Das Glück und das Leid in sehr unterschiedlichen *Partnerschaften/Freundschaften* oder engeren Beziehungen, Dauer, Konstanz und Tiefe, aber auch Schmerz, gemeinsame Erlebnisse in emotional-sexuellem und genussvollem Erleben erinnern wir gut. Wo war ich überall glücklich, was habe ich alles gesehen, erlebt – aber auch erduldet, erlitten und ertragen? Welche Landschaften, Städte, Kunstschätze haben wir, habe ich gesehen? Welche Wege bin ich durch Berge, Wiesen, Felder, an Strömen und Bächen entlang, aber auch auf den berühmten staubigen Straßen gegangen? Ich habe die Jahreszeiten kommen und gehen sehen, habe in der Natur das ewige Werden und Vergehen erlebt – und immer wieder erkennen können, dass der Tod auch am Beginn eines neuenen Lebens steht. Alles ist nur Übergang (vgl. Waller 2011).

Der Beruf …

Im *Beruf* habe ich Aufgaben übernommen, bearbeitet und bewältigt. Ich habe im Berufsleben – und vielleicht auch im Sport – „Triumphe" gefeiert und Niederlagen erlitten. Ich habe mich andererseits auch damit abgefunden, eben möglicherweise doch nur Durchschnitt und nichts Besonderes zu sein. War ich zuverlässig, konnte man sich auf mich verlassen, habe ich meine Aufgaben ernst genommen? Ich habe sie – zum größten Teil – abgeschlossen. Vielleicht hätte ich mir mehr Anerkennung, eine deutlichere Würdigung zum Berufsende gewünscht, möglicherweise wäre ich gern stärker meinen wirklichen Talenten und Neigungen gemäß eingesetzt worden, aber … Es gibt Menschen, die haben sich im Verlauf ihres Lebens nicht so sehr im beruflichen, dafür im kreativ-künstlerischen Bereich entwickelt: Da wurde jemand aus seinem Hobby heraus zu einem Experten der Heimatforschung. Oder jemand war tragendes Mitglied in einem Orchester, oder er konnte seine Stimme in den Wohlklang eines großen Chores einbringen. Ein anderer wurde zum Maler, zum Dichter, Bildhauer oder Gartengestalter. Dort, wo es gelang, inneres Empfinden nach außen zu gestalten, entstand Zufriedenheit, vielleicht sogar Glück. Vielleicht kann man aber auch sehr damit zufrieden sein, dass man sein Berufsleben „nur" ordentlich, mit Anstand und gekonnt bzw. erfreulich geführt hat – ohne besondere Höhepunkte, Meilensteine oder „special events", aber eben auch ohne große Tiefs …

Es war, wie es war – und ich sollte nicht unzufrieden sein; es ging nicht alles nur nach meinem Willen; und das war wahrscheinlich auch ganz gut so – ?

Rauschhafte Phasen …

Jeder kann sich sicherlich an rauschartige Phasen seines Lebens erinnern: damals, als man jung war: Feiern, Tanzen, Unterwegssein, möglicherweise sportliches Training, Wettkämpfe … Später auch z. B. beim Aufbau einer Existenz, beim Hausbau, der Zeit mit den Kindern … Überhaupt: andere Menschen. Welche Begegnungen sind mir noch durch ihre Besonderheit bis heute in guter Erinnerung? Warum? Was haben mir Eltern und Großeltern bedeutet? Was Lehrer, Ausbilder, Kollegen, Vorgesetzte … Freunde? Welche Freundschaften haben sich in Jahrzehnten entwickelt oder stabilisiert und welche haben sich – warum? – ausgelebt? Da sind vielleicht Kinder und Enkel, und seit Jahren führen sie ihr eigenes Leben. Man besucht sich gern – und geht auch wider … Weiterhin gibt es für viele Menschen auch noch andere „Lebensbegleiter auf Zeit": Für Kinder war da das geliebte Meerschweinchen, die Katze … oder für das junge Mädchen das geliebte Pferd; da ist der Hund, der zur Familie gehörte; manche haben eine erotisch-schöne Beziehung zu Reptilien oder Fischen …

Die Fotoalben sind voll von Erinnerungen – und zu jedem Bild gibt es Geschichten. Alte Briefe, Aufzeichnungen und Filme lösen oft die oben beschriebene Wehmut aus – ja, es ist der Mut, das „Weh des Nimmermehr" zu ertragen – aber es dadurch auch noch einmal in einer gewissen Schmerzlust zu genießen. Dabei erkennen wir, dass alles einer ständigen Verwandlung unterliegt – alles beginnt, eine Zeit dauert und endet –, bevor das nächste Stück auf der Bühne des Lebens gespielt wird.

Wir sind wahrscheinlich auch von Ideen beeinflusst gewesen, die wir im Elternhaus, in der Schule und im späteren Leben wie selbstverständlich akzeptiert haben. Das können religiöse oder politische Ansichten gewesen sein; jeder hat auch irgendwie eine Vorstellung davon, was und wie ein glückliches Leben wäre (bzw. gewesen wäre).

Manchmal glauben Menschen, zu einem guten Leben hätte mehr Geld gehört – und andererseits haben wir wohl alle erfahren, dass die wirklich wichtigen Dinge des Lebens wie Freundschaft, Liebe, Achtung, Zufriedenheit und Gesundheit eben nicht zu kaufen sind. Im Nachhinein wundern wir uns zuweilen, wie viel Zeit und Energie wir für Sinnloses investiert hatten (z. B. Serien im Fernsehen ...); wie unvernünftig wir an Vorstellungen von Karriere, Geldverdienen (z. B. durch Spekulationen) und Beachtung gehangen haben; welch Raubbau wir an unserer Gesundheit durch Selbstausbeutung betrieben haben. Wir können schmerzvoll feststellen, dass wir z. T. mit den falschen Menschen zusammen waren oder uns mit jenen verglichen haben, die mit ganz anderen Voraussetzungen ihr Leben gelebt haben. Wir erfuhren auch, dass einige von denen, die angeblich so beneidenswert wohlgestellt waren, Betrüger waren und sich höchst unschön ihren nächsten Angehörigen bzw. Mitarbeitern gegenüber verhalten haben.

Defizite und Schicksalsschläge

In der Nachsicht auf das bisher gelebte Leben, neigen eher pessimistisch veranlagte Menschen dazu, ihre Defizite, ihre nicht erreichten Ziele und ihr Unglück in den Mittelpunkt der Betrachtung zu nehmen. Es mag sein, dass man erkennt, manches falsch gemacht zu haben, und feststellt, dass der jetzige angeschlagene Zustand mit der bisherigen Lebensführung zu tun hat. Und man neigt dazu, die Verantwortung für alle Missgeschicke den Umständen, anderen Menschen oder einfach nur einem unbestimmten Pech zuzuschreiben. Wohingegen man sich für Erfolge und gelungene Prozesse gern der eigenen Tüchtigkeit rühmt! Wer sich zum Ende einer langjährigen Ehe z. B. nur oder vor allem an die negativen Erlebnisse erinnert, also mit dem Gewesenen hadert, schädigt sich selbst. Wer in Groll mit seiner beruflichen Vergangenheit zürnt, macht zweierlei deutlich: Er hat nicht rechtzeitig einen anderen, sicherlich möglichen Weg eingeschlagen, und er neigt dazu, sich aus der Verantwortung für sein Leben zu schleichen. – Wenn jemand z. B. mit 52 Jahren arbeitslos wurde und ohne eigenes Verschulden ist, ist er in der Tat schwer geschlagen, wenn er keine neue adäquate Arbeit findet – oder wenn jemand um sein Geld/Vermögen geprellt wurde, ist das bitter. Es ist auch schlimm, wenn jemand durch einen Unfall einen Arm oder das Augenlicht verliert ... Diese Schicksalsschläge sind nie wirklich zu verhindern. Aber wir können lernen, „*trotzdem* ja zum Leben" zu sagen (vgl. Titel des Buches von Frankl 1979).

Aber auch eher optimistische Menschen sehen ihr bisheriges Leben nicht immer nur richtig. Sie haben aber den Vorteil, dass kleine Selbstbelügungen generell die Stimmung heben: *Wer gerade bei einer positiven Einschätzung seines Leben sich selbst zum Autor dieser „Geschichte" macht, nährt sich von der Vorstellung seiner Selbstwirksamkeit;* sich als Verursacher seines geglückten Lebens zu sehen gibt meist ein gutes Gefühl der Souveränität und Unabhängigkeit. In Wirklichkeit weiß auch der Optimist, dass er stark vom Wohlwollen anderer Menschen und vom Glück abhängig war!

Es sind Lebensmeditationen, die hier angestellt werden können, um das Sterben zu erleichtern. Wir haben als verantwortlich handelnde Menschen die Aufgabe, unser Leben zu gestalten – dazu gehört eben auch das Sterben und der Tod. Das Sterben, das eigene Ende zu meditieren bedeutet nicht, sich voller Traurigkeit in graue Tristesse zu kleiden. Es heißt, sich von Zeit zu Zeit Zeit zu nehmen, um das Ende in seinen möglichen Ausprägungen zu bedenken. Es wäre falsch, wenn wir dächten, alles wird schön und gut sein! *(Sorge dich nicht – es wird schlimmer!)* Und gerade durch solch eine pseudorealistische Sicht wird das noch mögliche Leben einen ganz besonderen Sinn, eine tiefe Bedeutung erfahren – und damit wertvoll sein!

Die Rückschau auf das eigene Leben zeigt auch auf, welchen Werten man Bedeutung zugemessen hat (vgl. Buchmann 2016a). Gerade wenn man jetzt erkennt, dass manches „falsch“ war, besteht die Möglichkeit, sein Leben von nun an anders zu gestalten. So können Menschen zu ihrem Lebensende hin geduldiger werden; sie können sich jetzt mehr auf andere Menschen einstellen und mehr zuhören; sie können nachdenken, um zu erkennen, dass sie die materiellen Werte als nicht so wichtig ansehen und sie können sich von ihnen lösen (Erbschaft, Stiftung o. Ä.). Welch eine Genugtuung, wenn man – ohne Selbstüberheblichkeit – sagen kann: „Mein Leben war gut so – es hätte auch anders sein können – aber es war gut so!“ Wir alle wissen, dass wir nichts mit ins Grab nehmen können – also können wir auch zum Ende unseres Lebens mit warmer Hand schenken. Wir können nach der Bestandsaufnahme des bisherigen Lebens innere und äußere Ordnung machen. (Dazu ist in diesem Buch bereits viel geschrieben worden.) *Die Zukunft war früher auch nicht besser!*

Bilanz ziehen

Dies alles sind Vorstellungen, wie ein verantwortungsbewusster und geistig gesunder Mensch zum Ende seines Lebens hin Bilanz ziehen kann *und* aus dem Erkannten Schlussfolgerungen zieht, die es ihm und seinen Angehörigen leichter machen, Abschied zu nehmen. Wie sollte man einen Wanderplatz verlassen? Zwei Dinge gilt es mitzunehmen: nichts und Dankbarkeit!

Man kann selbstverständlich auch alles laufen lassen und – auf ein gütiges Schicksal hoffend – sich im Vertrauen auf eine göttliche oder menschliche Güte dem Kommenden hingeben.

Wir müssen die Idee, wir könnten im Nachhinein unser Leben anders gestaltet und gelebt haben, loslassen. Loslassen müssen wir die Vorstellung, dass wir (vielleicht!) glücklicher geworden wären, wenn wir dieses oder jenes anders gemacht hätten! Loslassen sollten wir die rückwärtige Bauchnabelschau, die uns belastet oder nicht zur Ruhe kommen lässt. In den unruhigen Nachtstunden sollten wir das Grübeln verwandeln (transformieren) in wünschenswerte Vorstellungen für den nächsten Tag und für die Lebensrestzeit. Das ist wahrscheinlich sowieso der Königsweg des reifen Menschen: Die Aufmerksamkeit auf das lenken (fokusieren), was ich jetzt als Bedürfnis und Ziel erkenne – und daran zu arbeiten; das alles mit dem Lächeln des Weisen. So gelingt Leben.

7.2 Und was bedeutet das für das eigene Sterben?

Leben – jetzt und morgen

Das Leben, das bisher hinter uns liegt, ist gelebt. *Auch wenn die Erinnerungen die wahren Schätze des Alters sind, sie sind nur Erinnerungen.* Dankbar, vielleicht lächelnd kann man darauf zurückblicken – aber das Leben findet jetzt und morgen statt. Ein (langes) Leben neigt sich.

Unser Tod ist absehbar. Unsere Sterbephase beginnt – wenn es nicht ein plötzlicher Tod ist – langsam, schleichend. Niemand möchte mögliche Früherkennungssignale des Sterbens als solche zur Kenntnis nehmen. Auch Ärzte werden so lange wie möglich Verordnungen verschreiben, die dem Leben dienen. Es ist, denke ich, Aufgabe eines klugen Menschen, die ersten Signale von „Schwächungen" als Vorzeichen des Alterns anzusehen und zu akzeptieren. Das bedeutet nicht, dass man nichts dagegen tun sollte, aber es bedeutet sehr wohl, dass man die Veränderungen des Körpers als Zeichen des Alterns versteht – und das Alter annimmt! Jetzt muss man z. B. öfter eine Brille tragen, kann nicht mehr so rasch auf Gipfel klettern, verliert möglicherweise seine (auch sexuelle) Vitalität, benötigt mehr Pausen usw. Die Altersforschung bestätigt immer mehr, wie wichtig es ist, z. B. beweglich zu bleiben – aber eben auch etwas dafür zu tun! Ältere Menschen benötigen mehr passive Erholungen, um länger belastbar zu bleiben. Ess- und Trinkgewohnheiten sollten dem Gesundheitsstatus angepasst werden. Aufgaben sollten erhalten bleiben, um Struktur und Sinn im höheren Alter zu gewährleisten. Vor allem: Es ist wichtig, sich von Vollendungsphantasien, von Wiederholungswünschen und von der Vorstellung, dass alles noch einmal so wie früher werden könnte, zu lösen. Nun ist das Thema Sterben nicht mehr eines für später! *„Sei getrost – es wird nichts besser!"*, möchte man den Schwächelnden zurufen und hinzufügen: *„Füge dich!"*

Jetzt ist – spätestens – die Zeit, sein eigenes Sterben zu lernen!

Kann und will ich selbst bestimmen, wie und wann ich sterbe?

8.1 Was wünsche ich mir zu meinem Lebensende? – 74

K.E. Buchmann, *Sterben und Tod*,
DOI 10.1007/978-3-662-49756-2_8

Viel liest und hört man in der pädagogischen und politischen Diskussion von eigenverantwortlichen, selbstbestimmten Menschen. Einerseits hat die Konformität einen schalen Beigeschmack, andererseits glauben wir kaum noch an die idealisierte Autonomie einer Persönlichkeit in unserer Gesellschaft. Man wird ein Mensch mit der Fähigkeit und Bereitschaft zur Selbstbestimmung dadurch, dass man erkennt, welche Bedürfnisse/Ansprüche man hat, welche Zugehörigkeiten man möchte, welche Anerkennung man wirklich benötigt und für welche Werte man bereit ist zu „zahlen"! Unsere heutige Vorstellung von Selbstbestimmung und Würde geht sehr stark auf Kant (1788) zurück, der in seinem kategorischen Imperativ die „goldene Regel des moralischen Verhaltens" formuliert hat (*„Handle so, dass die Maxime deines Willens jederzeit als Prinzip einer allgemeinen Gesetzgebung gelten könnte"*). In *Entscheidungssituationen* – und der Entschluss, sich selbst das Leben zu nehmen, ist wohl die stärkste Entscheidung, die wir treffen können – wird heute von einer *aufgeklärten und mündigen Person* etwas *Paradoxes* verlangt: autonom zu sein und sich zugleich der Gesellschaft gegenüber konform zu verhalten. Autonom ist man, wenn man „im Sinne eigener Wünsche und Überzeugungen zu handeln" bereit ist, „und zwar auch dann, wenn dazu Widerstände zu überwinden sind" (Pauen und Welzer 2015, S. 50). Dabei geht es nicht um „irgendwelche Vorteile, sondern … um die … freiwillige Verpflichtung" (Schreiber 2013, S. 68), die man sich auferlegt, weil man sie als kultivierter Mensch zu seinem moralischen Gesetz erhoben hat (dies schreibt u. a. auch Schiller [1793] in *Über Anmut und Würde*).

Selbstbestimmung – Autonomie

Selbstbestimmung in Form von Entscheidungs- und Handlungsfreiheit bedeutet Autonomie: Es gibt Wahlmöglichkeiten (verschiedene Optionen), von denen für den reifen oder „tiefen" Menschen einige nicht infrage kommen (z. B. brutaler Suizid o. Ä.). Um entscheiden zu können, muss man a) Informationen haben und b) einen klaren Wertmaßstab besitzen.

Steuerung durch Wertekanon

Und hier greift zugleich eine gegensätzliche, nicht nur dem Menschen eigene Fähigkeit: *Wir müssen uns in bestimmten Lebenssituationen des Zusammenlebens an Konventionen und Übereinkünften orientieren,* also den Regeln und Normen einer/unserer Gruppe folgen, wenn wir nicht ausgeschlossen werden wollen. Konformismus als Heteronomie ist nicht grundsätzlich schlecht – er wird dann zum Problem, wenn wider besseres Wissen und jenseits „jeder vernünftigen Natur" (Kant 1788) Verhalten erwartet bzw. verlangt und praktiziert wird, das keine moralisch stringente Rechtfertigung ermöglicht. Wahlmöglichkeiten werden durch einen Wertekanon gesteuert, der auf der sittlichen Tradition *und* in der persönlichen Überzeugung basiert. Damit kommt es zu einer gewollten Einschränkung der Möglichkeiten. Da auch Terroristen, Fanatiker und Fundamentalisten „klare Prinzipien" wie ordnungsschaffende Grund- und Radikalüberzeugungen, fanatische Gewissenhaftigkeit, unerschütterliche Selbstgewissheit und Verachtung Andersdenkender haben und verfolgen, wird deutlich, dass der verantwortungsbewusste Mensch in einer Demokratie (und in einer christlich geprägten Gesellschaft) von anderen, humaneren Prinzipien geleitet wird: einer Klarheit der Vorstellungen in einer berechenbaren Identität; einer unerschütterlichen Festigkeit als einer stimmigen Struktur des bis dato geführten Lebens und – drittens – einer wertorientierten Anbindung oder Verankerung mit einer eindeutigen Bindung an Werte wie Verantwortung und Fürsorglichkeit für andere Menschen und sich selbst.

In der historischen Sicht kann Autonomie als eine Errungenschaft der Aufklärung betrachtet werden. In der Frühphase unserer Geistesgeschichte (bis Leibniz [Pauen und Welzer 2015, S. 107 ff.]) waren die Menschen eingebunden in die „Ordnung der Dinge, die in der Regel als göttliches Werk, zuweilen auch als ein Produkt der Vernunft betrachtet wurde", und zu der Zeit galt jede Überschreitung dieser „Ordnung" als Hybris, die bestraft werden musste! Später hat vor allem Kant (1788) darauf hingewiesen, dass der Mensch im Wesentlichen durch seine Rationalität, durch die Forderungen von Vernunft und Moral geleitet wird. Erst in der Mitte des 19. Jahrhunderts traten (bei Stirner, Nietzsche, Simmel und später bei Bloch) die individuellen Wünsche und Bedürfnisse der Menschen in den Vordergrund. Aber im Verlauf der jüngeren Geschichte zeigte sich auch, dass die Autonomie – wie Nietzsche formulierte – im Wesentlichen für Eliten gilt und in der Folge eben auch in regelrechten Totalitarismus umschlagen kann.

Heute haben wir längst akzeptiert, dass der (junge) Mensch selbstbestimmt seinen Beruf, seinen Partner, seinen Wohnort usw. wählen darf. Das war vor Jahrzehnten in unserer Gesellschaft nur ein Privileg weniger; das wird nicht mehr diskutiert. Die Freizügigkeit hat andererseits aber auch Ausmaße erreicht, nach denen sehr unterschiedliche Einstellungen und Verhaltensweisen nebeneinander und oft in unmittelbarer (Familien-)Nähe bestehen, die durchaus das Potenzial kulturellen Sprengstoffs enthalten. Die Globalisierung, die neue Durchmischung ethnischer Gruppen und die digitale Welt haben unsere Gesellschaft verändert und werden das weiterhin tun. Damit erweitern wir – bei aller Problematik – auch unsere „Möglichkeiten, zu sein"! *Unsere Gehirne sind auf Kommunikation angelegte Organe, die ein Leben lang lernen und Fehler korrigieren können.* Das betrifft alle Lebensbereiche. Und die Ängstlichen und Unsicheren werden mit dem Schrei der Entrüstung entgegnen: „Wo kommen wir denn hin, wenn hier jeder tut, wie ihm gerade zumute ist!?" Oder sie behaupten: „Das hat Gott so gewollt, so hat er uns geschaffen." Oder: „Das liegt an unseren Genen" (nach Hüther 2011, S. 137).

Autonom auf dem Sterbelager?

Wir dürfen aber davon ausgehen, dass Selbstbestimmung als „freie Willensentscheidung" nur dort möglich sein wird, wo Menschen menschenwürdig leben können. Elend, Krieg, Angst, Terror, Hunger ebenso wie ungestillte Bedürfnisse nach Verbundenheit und Zugehörigkeit behindern Autonomie. Ebenfalls sind geistig zurückgebliebene oder psychisch gestörte Menschen nicht in der Lage, bewusst selbstreflexiv oder selbstregulierend zu sein. Wenn der präfrontale Kortex defekt oder nicht ausgebildet ist, kann es keine Autonomie geben. *Können wir auf dem Sterbelager (noch) autonom sein?* Reicht z. B. die Anwesenheit einer mehr oder weniger anonymen Person (als Sterbebegleitung), um das Gefühl des Allein-Seins zu überwinden? Und schließlich: Wer entscheiden will, muss Alternativen haben (vgl. Hüther 2011, S. 137 f.). Hat die sterbende Person Alternativen? Wir möchten gern denken, dass das „bewusste Sterben" etwas Großartiges sein könnte – aber der Tod bleibt etwas Ungeheuerliches, das wir im Abstand wohl nie begreifen werden. Er ist nämlich auch der Geruch von Fäulnis und Verfall. Ist nicht auch das „Wegdämmern" eine Alternative?

Aus diesen Sorgen erwächst – sozialpolitisch betrachtet – ein verstärkter Ruf nach „dem Staat", der alles regeln soll. Es kommt zu einer Erosion der Grenzen zwischen privater und staatlich-institutioneller Verfügungsmacht. Was darf, muss, soll der Staat regeln und was nicht? Schwangerschaftsabbrüche, Waffenverkäufe in Kriegsgebiete, Freigabe von Drogen oder Alkohol? Der einzelne Bürger kann das gar nicht (mehr) entscheiden. Immer mehr Gruppen ziehen sich in ihre Komfortzonen zurück und schließen sich damit auch gegen andere (Fremde) ab: Vorurteile, Fremdenhass und totalitäre Strebungen gewinnen wieder an Bedeutung. Das ist sozialpsychologisch leicht zu erklären: „Menschen sind erstens emotional, zweitens ungleich und drittens möchten sie gern in funktionierenden Beziehungen leben – das genügt als Quelle für antisoziale Gefühle, Einstellungen und gelegentlich auch Handlungen" (Pauen und Welzer 2015, S. 227). Der moderne Mensch wird sich (wie alle seine Vorfahren!) Orientierungshilfen im „Dschungel des modernen Alltags" (ebd., S. 228) suchen, um zu überleben. Dazu dienen auch gemeinsame Vorurteile und Glaubensbekenntnisse, die die Kohäsion in den Gruppen stärken. Dies geschieht immer auf Kosten der radikalen und kategorialen Ausgrenzungen von anderen, meist noch schwächeren Gruppen, gegen die man sich abgrenzen muss/will.

Es sollte damit aufgezeigt werden, dass es mit einer schlichten Forderung nach Autonomie allein nicht getan ist. Wir leben in vernetzten Systemen – und benötigen auch deren Schutz. Trotzdem wäre es problematisch, wenn wir – weltweit – einer unterschiedslosen Vereinheitlichung immer mehr ausgeliefert würden; überall gibt es dasselbe, zumindest sehr ähnliche Angebot. Geistige Begegnungen werden immer seltener, weil die Informationsbeschaffung per Netz immer häufiger die direkte Kommunikation verhindert. Das geistvolle Gespräch („Gehirndelikatessen") verschwindet zunehmend, macht dem Geplauder Platz. Es geht darum, ein selbstbestimmtes Leben zu führen. Dafür sind Jahrhunderte hindurch Kämpfe geführt worden, die zu Demokratie und Rechtsstaatlichkeit geführt haben. „Demokratie ist nicht primär eine Angelegenheit von Konformität, sondern eine der Konfliktbereitschaft autonomer Individuen" (Pauen und Welzer 2015, S. 284).

Akzeptanz unterschiedlicher Lebensweisen

Diese Gedanken gilt es auch vor dem letzten Akt menschlichen Lebens zu reflektieren: dem Sterben. *Jede Person steht mehr oder weniger fest in der Tradition ihrer Familie, Gruppe oder Glaubensgemeinschaft.* Das, was bisher üblich und was regional landläufig obligat war, spielt in der Entscheidung für alle Lebens- und Sterbeprozesse eine Bedeutung.

Ohne „Not" und ohne Zweifel wird man sich nur schlecht aus den Konventionen lösen können, die hier gang und gäbe waren oder sind. Der modisch bestimmte, auch der eigenständige und ausgefallene Wunsch, es anders zu machen als herkömmlich, stößt erst einmal auf Widerstand. Bei einer emotional so hoch besetzten Frage, wie jene nach dem Sterben, ist das besonders gegeben. „Man braucht gar nicht erst zu versuchen, sich einer Sache gegenüber rational zu verhalten, die es ihrerseits nicht ist: Jeder muss zusehen, wie er auf seine Art in der Verwirrung seiner Gefühle zurechtkommt" (in: *Ein sanfter Tod* [Beauvoir 1968]). Nun haben sich heute viele Menschen aus manchen früher bewährten Traditionen verabschiedet. Waren die Religionen möglicherweise einstmals Hüter der Würde des Menschen (oder verstanden sie sich so!), hat sich diese Haltung längst überlebt: *Der aufgeklärte Humanismus* (nach Kant 1788) *fördert den Menschen in seiner inneren Freiheit in Verbindung mit der Empathie für andere (alle anderen) Menschen.* Das respektgeprägte Miteinander erfordert die Akzeptanz unterschiedlicher Lebensweisen, wenn sie nicht gegen die Gemeinschaft gerichtet sind.

Man kann heute sehr unterschiedlich sterben. Von vorzeitigem Suizid aus den unterschiedlichsten Gründen bis zum totalen Geschehenlassen, vom jämmerlichen Alleinsein bis zum (würdelosen) Sterben in der medialen Öffentlichkeit. Man kann in einem Hospiz sterben oder im Pflegeheim. Und die Statistiken sprechen eine deutliche Sprache, wenn sie belegen, dass man meist ganz anders stirbt, als man sich das vorstellte – meist aber auch deswegen, weil man keine klaren Vorstellungen hatte. Auch die Sterberituale haben sich gewandelt – man mag das bedauern oder gut finden; der Trend zur Entmystifizierung des Sterbeprozesses und zur Lösung aus institutionellen, historischen und familiären Abhängigkeiten wird im Zeitalter der Individuen zunehmen. Ob wir diesen Prozess Selbstbestimmung nennen, kann durchaus bezweifelt werden. *Jedenfalls glaube ich, dass wir unser Leben besser leben werden, wenn wir es so leben, wie es wirklich ist, nämlich befristet.*

Letzter existenzieller Entscheidungsakt

Beim Wie des Sterbeprozesses handelt es sich um den letzten selbst- oder mitbestimmten existenziellen Entscheidungsakt. Wer der Meinung war, dass das Leben immer leicht und einfach sein sollte (wie uns gern alle „Interessensvertreter" der Gesundheitsbranche versprechen!), wird das auch für den Sterbevorgang erhoffen oder erwarten. Leben war nicht einfach – und Sterben wird nicht einfach sein! Und *der „schöne Tod" ist absolut selten.* (Möchte man, dass zuletzt in jeder Körperöffnung eine Kanüle steckt?) Sterben – und besonders das Sterben in Würde und besonders der Tod, der sich auf leisen Sohlen ankündigt – hat auch etwas mit meiner eigenen Entscheidung zu tun. Dabei bin ich nicht nur – wie oben dargestellt – autonom, sondern immer auch eingebunden in die sozialen und gesellschaftlichen Gepflogenheiten. Wer in seinem Leben gelernt hat, Kräfte zu aktivieren, um auch das Aushalten, Bewältigen oder Durchhalten von Widrigkeiten zu bestehen, wird wohl auch Mut zeigen, um das „letzte Loslassen" in Würde zu bestehen. Sterben kann zu einer Selbstinszenierung oder zu einer respektlosen Showveranstaltung degenerieren. Zurückhaltung, Respekt, Diskretion und der Sinn für leise Töne, Takt und Höflichkeit sind die Faktoren, die die Würde des Sterbenden schützen. *Dazu gehört, dass wir die Autonomie des Sterbenden so lange wie möglich respektieren und anerkennen.*

Woher kommt diese Kraft, so zu sterben? Wir neigen dazu, sie dem gütigen Wesen eines Gottes zuzuschreiben. (Aber Gläubige sterben meist nicht leichter als Nichtgläubige!) Der Atheist wird meinen, diese Kräfte in jahrelanger Praxis erworben zu haben. Der Unsichere und Naive wird sie von Ärzten und Sterbebegleitern erbitten oder erhoffen („ ... die werden das schon machen ... !"). *Letztlich wissen wir nicht, was unser Gehirn in der Schlussphase unseres Lebens mit uns macht.* Aber wie bei allen bewussten Fertigkeiten oder Handlungen gibt es *vor* dem Tun im Gehirn eine Vorstellung davon, was geschieht bzw. geschehen soll. Eine Vorstellung davon, wie man sterben möchte, kann das Sterben erleichtern. Ein tiefer Mensch (der aus seiner Innerlichkeit gelebt hat) wird das Sterben als einen nicht zu diskutierenden Akt der Biologie hinnehmen: Es macht Sinn, dass man stirbt! Sein *Selbst*-Verständnis ist in den reifen Jahren seines Lebens im Angesicht des Todes gewachsen. Es gehört (für ihn) zu seiner Würde, mit Anstand „gehen" zu können (unter Einsatz schmerzstillender Mittel): Man ist auf dem Heimweg – zu seinem Gott oder zurück ins Nichts.

Es kann keine Institution (in einer Demokratie) geben, die uns vorschreibt, wie wir zu leben oder zu sterben haben. Und es ist eine Frage der inneren Stärke einer Persönlichkeit, wenn sie sich nicht nur übereinstimmende, sondern auch abweichende Auffassungen ansieht/anhört und zu verstehen versucht.

Zusammenfassend: Wir sind – bedingt – selbstbestimmt, wenn wir:

- für unser eigenes Urteil eintreten und Verhaltensalternativen haben,
- die Entscheidungsfreiheit höher bewerten als die angeblich schmerzfreie Sicherheit,
- selbst denken und erkennen, was wirklich wichtig ist und nach welchen Kriterien wir Entscheidungen treffen,
- zum Verzicht von „allem Möglichen" bereit sind und klare Prioritäten benennen können,
- unsere Schwächen, unsere Verletzlichkeit und Zerbrechlichkeit sehen und anerkennen und uns *trotzdem* der Gegenwart gestaltend zuwenden,
- unsere Abhängigkeiten erkennen und trotzdem „eigene" Wertentscheidungen treffen,
- die Unwiederbringlichkeit des Lebens annehmen und das Leben verantwortungsbewusst und voller Zuversicht gestalten,
- am Ende unseres Lebens dieses Leben in Frieden „loslassen" können.

Suizid?

Trifft das alles für einen Suizid zum Lebensende zu? Man ist geneigt, die öffentlich bekannt gewordenen Selbsttötungen zum alleinigen Maßstab zu machen. Was viele Intellektuelle für sich in Anspruch genommen haben (übrigens auch schon in früheren Jahren: Dichter, Musiker,

Künstler …) und was sie zum Teil publikumswirksam inszenierten, hat im Verlauf der letzten 20–30 Jahre eine andere Wertung erfahren. Neben dem Suizid in der Folge einer schweren depressiven Erkrankung gibt es eine Vielfalt von Motiven, sein Leben vorzeitig selbst zu beenden: scheinbar unlösbare Konflikte, Schuld, Schande und Reue, aber auch Liebeskummer, Wiedervereinigungsfantasien und religiös motivierte Massensuizide. Hinzu kommen unterschiedliche kriminelle Formen: Mitnahmesuizid, School-Shooting/Amoklauf, „suicide by cop" …

Das alles ist für den Todeswunsch eines Schwerstkranken nur bedingt relevant. Hier geht es um 3 Faktoren: Hat dieser Mensch in einer früher erstellten Verfügung seine Absicht erklärt, dass er „freiwillig" aus dem Leben scheiden möchte? Und: Ist diese Absicht sowohl mit Angehörigen wie Ärzten oder Begleitpersonen abgesprochen oder ausdiskutiert worden? Und schließlich: Sind zu einem angemessenen Zeitpunkt klare Vorkehrungen getroffen worden, um den Suizid zu begehen (Beschaffung von Tabletten, Gift, einer Waffe etc.)? Niemand kann nach unserem Recht dafür bestraft werden, dass er solche Vorbereitungen trifft und dann den Suizid begeht bzw. auch nur versucht. *Selbstbestimmung ist – auch hier – integraler Bestandteil der Würde des Menschen!* Auch der „Weg ins Ausland", um dort Sterbehilfe zu erfahren, wird wohl häufiger gewählt, als wir das gern wahrhaben möchten. Wollen wir dem Sterbenskranken, dem Sterbenswilligen (im Alter, bei infauster Krankheit …) das Recht auf den vorzeitigen Tod zubilligen? Wer will es verwehren? „Freiheit und Selbstbestimmung gehören zum rechtsstaatlichen Subjekt ebenso wie Privatheit und Unverletzlichkeit der Person" (Pauen und Welzer 2015, S. 226).

Im Rahmen gesundheitspsychologischer Forschungen kommt Becker (1997) zu dem Ergebnis, dass Selbstbestimmung (und Autonomie) eine Voraussetzung und Bedingung von psychischem Wohlbefinden ist (Becker 1997, S. 147): „Innere Freiheit und Unabhängigkeit sind (übrigens in den meisten Schullehrplänen geforderte!) Faktoren für autonome Persönlichkeiten", die auch die Kraft entwickeln, der Enkulturation Widerstand entgegenzusetzen. Und das alles soll zum Ende des Lebens nicht mehr gelten?

Es ist noch ein Aspekt, der meines Erachtens bedenkenswert ist: Viele (ältere) Menschen bringen sich in ihrer Verzweiflung auf „unwürdige" Weise um. Sie werfen sich vor einen Zug, springen von einem Hochhaus, hängen sich an Brückengeländern auf oder strangulieren sich mit letzter Kraft mit Laken zwischen den Pfosten ihres Krankenbettes. Das Auto wird zur Waffe gegen das Leben benutzt. Auch das Auffinden einer Leiche in der Badewanne mit durchtrennten Pulsadern oder eines Mannes, der sich mit seiner Waffe den Kopf weggeschossen hat, ist ein fürchterlicher Anblick. Man muss das nicht weiter vertiefen.

Angehörige als Anwälte des Sterbenden

Wie bereits angedeutet: *Der Wille des Menschen kann sich auf dem Sterbelager verändern – dies auch, wenn er diese andere Sichtweisen nicht mehr wirklich/verständlich artikulieren kann.* Dann sind auch Angehörige gefordert; sie sollten sich als Anwälte des Sterbenden und seines erklärten Willens zeigen und verstehen.

8.1 Was wünsche ich mir zu meinem Lebensende?

Persönliche Wunschliste

In Anlehnung an Müller-Busch habe ich für mich eine „Wunschliste" erstellt, die meine Angehörigen und meine Ärzte kennen.

- *Ich wünsche mir in der Endphase meines Lebens Menschen um mich herum, die es gut mit mir meinen und die mir ehrlich und wohlwollend gegenüberstehen. Ich sehe meine Vorbereitung auf mein Sterben als eine moralische und intellektuelle Herausforderung an, die ich mithilfe der mir dann nahestehenden Menschen bewältigen möchte.*
- *Ich möchte selbst erkennen, wann sich die biologische Lebenszeit dem Ende zuneigt. Aber ich möchte auch die Informationen bekommen, die ich benötige, um in Würde „gehen" zu können. Ich möchte die Gelassenheit bewahren, meinem Tod nicht mit Er-schrecken zu begegnen, ihn nicht zu fürchten, sondern ihn in einer Haltung „weiser Souveränität" mit etwas Neugier hinzunehmen. Ich wünsche mir, keine unerträglichen Schmerzen erleiden zu müssen (Atemnot, große Übelkeit ...).*
- *Nur im Falle großer Schmerzen scheint mir der „Tod im Schlaf" sinnvoll zu sein. Es wäre schön(!), wenn ich die letzte Zeit meines Lebens beschwerdefrei und sinnvoll zum Verabschieden zur Verfügung hätte. Wenn die Zeit gekommen ist, möchte ich alles geregelt haben (das bleibt sicherlich ein Wunsch). Ich möchte mich nicht quälen müssen – und hoffe auf verständnisvolle Ärzte und Pfleger, die mein Sterben im Einklang mit meinem Leben und meinen Überzeugungen, z. B. der Selbstbestimmung, sehen. Dies vor allem, wenn ich nicht mehr selbst entscheiden kann; eine Demenz oder ein langandauerndes Koma, aus dem ich nicht als „ich" (der ich war oder bin) erwachen kann, stellen* für mich *eine schwer erträgliche Vorstellung von einem für mich sinnvollen Leben dar.*
- *Eine physiologisch (medizinisch) mögliche Lebensverlängerung soll nicht angestrebt werden, wenn meine „Lebenszukunft" mit an Sicherheit grenzender Gewissheit nicht mehr mit meinen Vorstellungen von Würde, Ästhetik und „Lebenskontrolle" verbunden sein kann. Dies gilt auch und besonders nach einem möglichen schweren Schlaganfall, einem großen Herzinfarkt, einer Hirnblutung, einem Unfall oder anderen plötzlichen fast-tödlichen Ereignissen. Ich bin in einem Alter und in einer seelischen Verfassung, wo ich nicht „zurückgeholt" werden möchte. Dazu gehört auch, dass ich möglichst weder anderen noch mir selbst die mit einem längeren Sterbeprozess verbundenen ekligen unterschiedlichen Ausscheidungen und Flüssigkeiten, die auch das Sterben unerträglich machen können, zumuten möchte.*
- *Am liebsten würde ich an einem schönen Ort sterben; draußen im Park, auf der Terrasse, im Wald ... Ich glaube, dass ich zum Lebensende nicht allein sein möchte. In einem privaten Rahmen der Geborgenheit hätte ich gern – vielleicht mit einer sanften*

Musik – das Gefühl der Geborgenheit und Ruhe. Ich möchte keine Belehrungen oder Tröstungen über ein „Jenseits"!

- *Gern würde ich auch als Sterbender „Lehrer", vielleicht ein Vorbild sein. Ich weiß, dass sich der Tod nicht kontrollieren lässt. Ich möchte nur im Ausnahmefall über die Chance der Lebensbeendigung verfügen können (Suizid), strebe das aber nicht an. Ich bitte aber meine Angehörigen, Freunde und Ärzte einen solchen Wunsch nach Autonomie des Sterbens bei mir zu respektieren.*

Gedanken zum Suizid, zum (ärztlich) assistierten Suizid und zur Sterbehilfe

9.1 Suizid – 78

9.1.1 Ist denn jede Haltung zum Suizid vertretbar? – 82

9.2 Der ärztlich assistierte Suizid und Sterbehilfe/Sterbebegleitung – 84

K.E. Buchmann, *Sterben und Tod*,
DOI 10.1007/978-3-662-49756-2_9

Wenn man über das Sterben und den Tod nachdenkt, kommt man nicht an diesen 3 wesentlichen Themenbereichen vorbei. In Abwandlung eines Gedankens von Kant kann festgestellt werden, dass das Sterben und der Tod viel zu wichtige Themen sind, um sie den Ärzten oder Theologen, den Psychologen, Juristen oder gar Politikern allein zu überlassen. Nichtsdestoweniger hat jede Berufsgruppe wichtige Erkenntnisse zum Thema mitzuteilen.

9.1 Suizid

Sehr unterschiedliche Gründe ...

Auch heute sind wir noch in unserer Gesellschaft gespalten zwischen einem suizidfreundlichen und einem antisuizidalen Klima. Es geht mir hier nicht darum, eine Haltung als besser oder schlechter zu apostrophieren. Ich möchte – auf der Basis meiner Lebens- und Therapieerfahrung – darstellen, dass der Suizid sehr wohl eine Möglichkeit darstellt, sein Leben auch unter ethischen Aspekten zu beenden. Es sind sehr unterschiedliche Gründe, weshalb Menschen „Hand an sich legen" (Titel des bemerkenswerten Buches von Jean Améry [1976/1999]). Zugleich bin ich der Meinung, wie sollten alles uns Mögliche tun, um den (vor allem jugendlichen) Suizid überflüssig zu machen. Es geht nicht nur um den aus Selbstliebe zum Tode entschlossenen Menschen, der im selbst herbeigeführten Tod (s)einen Ausweg sieht. Es geht auch nicht um die Frage, ob mehr Mut dazugehört, sich umzubringen, oder mehr Mut vonnöten ist, sein als schwer zu ertragendes Leben weiterzuleben (ein Gedanke im Anschluss an den Philosophen Fichte; 1762–1814). Und auch Camus' (1913–1960) Wort: „Am Verzicht auf den Suizid werde der Mensch erst zum Menschen" (Camus 1953/2006) gefällt mir nicht, da dem Suizidanten dadurch indirekt das „Menschsein" abgesprochen wird. Nimmt sich der Mensch nicht durch die Selbsttötung wieder das Recht, dass ihm mit Unrecht genommen wurde?" (Georg zit. nach Haller und Lingg 1987, S. 260).

Aber wir leben in einem christlich geprägten Kulturkreis. Das 5. Gebot des Dekalogs heißt: „Du darfst nicht töten." Augustinus (354–430 n. Chr.) hat sich sehr mit dem Suizid beschäftigt und ihn vehement abgelehnt. Die katholische Kirche lehnt dogmatisch jede Form des Eingreifens in die von Gott geschaffene Ordnung hinsichtlich der Selbsttötung (und der Beihilfe zum Sterben) ab. Es ist noch nicht lange her, dass auch in Deutschland dem Suizidenten eine christliche Beisetzung verwehrt wurde. Andere christliche Gruppierungen gehen zum Teil auch sehr rigoros mit dieser Thematik um.

Aber auch der „Urvater" der Aufklärung I. Kant (1724–1804) lehnte den „Selbst*mord*" in der Auseinandersetzung mit den Stoikern scharf ab. Er „beurteilte den Selbstmörder als jemanden, der seine gesamten Pflichten als eine unter dem Naturgesetz stehende Persönlichkeit unbefugt ablege, dadurch das Subjekt der Sittlichkeit in seiner Person vernichte und die ganze Menschheit herabwürdige" (Haller und Lingg 1987, S. 253). Hegel (1770–1831) meinte, dass kein Mensch über sich selbst stehen könne und somit der Tod auch immer nur von außen kommen könne (Hegel 1807/1970).

So könnte man dieses Thema durch unsere gesamte Kulturgeschichte abhandeln und findet doch immer diese beiden oben genannten Positionen: für und wider den Suizid. *Heute scheint es so zu sein, dass entscheidend für die Billigung oder Verurteilung des Suizids die Motive sind.*

Es gibt den egoistischen und den altruistischen Suizid (eine Teilung nach Durkheim). Es scheint einen Unterschied zu machen, ob sich jemand aus individuellen (egoistischen) Gründen umbringt, weil er einsam, verzweifelt, ohne soziale Bindungen oder lebensüberdrüssig ist, ob er sich aus Angst vor möglicher Folter oder Verlust der Freiheit oder der Würde vor dem wahrscheinlichen Ereignis das Leben nimmt (dies zuweilen sogar im Verbund mit anderen). Oder opfert sich jemand für andere Menschen auf (altruistischer Suizid)? Die Angst vor dem wahrscheinlichen Verbrennen (oder einer anderen sicher zu erwartenden Todesart) ließ Menschen bei der Zerstörung der Twin-Tower sich in die tödliche Tiefe stürzen. Auch: Wer meint, dass er seine Ehre verwirkt habe, kann sich einer uralten „Regel" folgend wie ein Samurai (japanische Kriegerkaste) töten; vielleicht auch, weil man ihm in „ehrenwerten Gemeinschaften" den Suizid als Form der Todesstrafe „befiehlt".

Keine anthropologische Konstante

Oder begeht jemand einen „Opfertod" aus Nächstenliebe (Johannesevangelium 15/13: „Niemand hat größere Liebe denn die, dass er sein Leben lässt für seine Freunde."). Opfert sich ein Mensch, um andere zu retten, wird das als eine hohe moralische Tat angesehen. In Kriegen stirbt der Soldat; der Personenschützer setzt sein Leben ein, um ein anderes zu retten; die Männer und Frauen der Bergwacht setzten ihr Leben ein, um andere Menschen zu retten. Früher starb man (gern?) den Heldentod für Kaiser, Gott und Vaterland! Es gibt den rituellen Tod als Nachfolgetod nach dem Tod der Gatten (wie es in Indien wohl noch vorkommt). Massensuizide kommen überall auf der Welt vor. Öffentliche Selbstverbrennungen als Protest gegen menschenunwürdige Zustände sind uns durchaus geläufig. Auch „Selbstmordattentäter" beanspruchen, sich für eine größere Idee zu töten (hierbei spielt der Glaube an ein „besseres Jenseits" und eine durch die Selbsttötung privilegierte Stellung dort eine wichtige Rolle). Den einen Suizid wollen wir in jedem Fall verhindern (Suizidprophylaxe), der andere wird als „Heldentat" geehrt. Die Einstellung zum Suizid (und zum Tod) ist keine anthropologische Konstante.

Befindet sich jemand in einer gedachten Endphase einer schweren Depression, ist der Suizid tragisch, furchtbar – aber eben „nur" der Ausfluss einer Krankheit. Bringt sich jemand aus Verzweiflung nach einem schlimmen Versagen oder einer großen Schuld um, zollen manche Menschen ihm möglicherweise Respekt. Auch der Suizid am Ende einer quälenden und schwierigen Krankheit wird heute eher milder beurteilt als noch vor Jahren. Und immer wieder wird es bei der „Be-Urteilung" eines Suizids darauf ankommen, welches Menschenbild man hat, welchem Weltverständnis man anhängt und wie viel Freiheit und

Selbstbestimmung man einem Menschen (in welcher Situation auch immer) zubilligt. Die Motive sind sehr unterschiedlich und oft auch kombiniert mit körperlichen und sozialen Mangelzuständen. Menschen bringen sich um: aus Liebeskummer, weil sie einsam sind, weil sie sich schämen, furchtbar enttäuscht wurden oder keinen Sinn mehr im Leben erkennen. Zuweilen wird in der Lebensbilanz das gesamte Leben als Katastrophe angesehen und bewertet – und nichts möchte man davon mehr erleben. Manche Menschen sind verzweifelt und finden keinen Gesprächspartner und keinen Rat für ihre Probleme und (Partnerschafts-)Konflikte. Andere sind nach einem langen Leben „am Ende“: Ihr Leben ist vorbei, sie sind erschöpft und leer, ohne Hoffnung und ohne Glauben. Zuweilen fehlt die Anerkennung. Tragisch sind „Spiele der Jungen“ mit dem Tod – ob das auf der Straße beim Auto- oder Motorradrennen ist oder ob es Experimente mit Drogen oder anderen Stimulanzien sind. Fesselungen und Luftabschnüren führen zu extremen „Rauschempfindungen“; hier scheinen Langeweile und leichtfertige Unwissenheit zusammenzukommen. Reizsucher bei Risikosportarten fordern ihr Schicksal heraus. Dort, wo die Aggression nicht nur gegen sich selbst, sondern gleichzeitig auch gegen andere gerichtet ist, kommt es zum „School-Shooting“, zum Mitnahmesuizid, zum (religiös oder politisch motivierten) Massenmord. Auch die gefährliche Provokation gegen einen Polizeibeamten kann diesen dazu bringen, von seiner Waffe Gebrauch zu machen: „suicide by cop“! Auch einige Autounfälle dürfen sicherlich bei genauerer Betrachtung als eine Selbsttötung angesehen werden. Nachahmungstäter folgen ihrem suizidierten Idol; (alte) Menschen, die ihre Partner verloren haben, möchten ihnen rasch folgen.

Ort und Zeit des Suizids

Eine besondere Betrachtung wäre wert, wo und zu welchem Zeitpunkt sich Menschen selbst umbringen und wer sie als tot auffinden soll – oder eben auch möglichst nicht! Zum Suizidzeitpunkt sind Erkenntnisse interessant, die darauf hindeuten, dass Menschen sich gerade dann suizidieren, wenn ihr (depressiver) Zustand sich gerade verbessert, wenn also der „Antrieb zum Handeln“ wiederkommt, aber die Stimmung der Hoffnungslosigkeit noch besteht.

Vielfältige Methoden

Es sind nicht nur die Motive sehr unterschiedlich – auch *die Methoden sind vielfältig.* Sie sollen hier nur rudimentär erwähnt sein: Erhängen, Vergiften mit festen oder flüssigen Stoffen, Erschießen, Sturz, Überfahrenlassen, Ertrinken/Ersticken, Vergiftung durch Gas oder Dampf, Pulsadern öffnen … Aber auch die Verweigerung von Ernährung und Flüssigkeit auf dem Sterbelager ist eine Form des Suizids. Daneben kommt es – oft 10-mal so häufig – zu demonstrativen Suizidversuchen (vor allem bei Jugendlichen), seltener sind posthume Erpressungen („Es geschieht meinen Eltern ganz recht, wenn ich tot bin!“). Man darf aber wohl immer davon ausgehen, dass sich Menschen, die an eine Selbsttötung denken, schrecklich allein fühlen. Hätte solch ein Mensch doch einen anderen, mit dem er reden könnte! Freunde will man nicht beunruhigen, Fremden öffnet man sich kaum, und die Angehörigen will man nicht schockieren. So brütet man oft mutterseelenallein über diese entsetzliche Möglichkeit nach.

Früherkennungsmerkmale

Bedeutsam sind mir Erkenntnisse darüber, ob es *Früherkennungssignale* für einen Suizid gibt und wenn ja, wie man sie erkennt. Die alte (?) Systematik von Erwin Ringel (1953) hat meines Erachtens nichts von ihrer Aktualität verloren. Er spricht davon, dass es ein präsuizidales Syndrom gibt. Dazu gehört:

1. Die Einengung der Lebensfreude durch den sukzessiven Verlust der gewünschten Lebensmöglichkeiten wie auch durch eine schwindende Gesundheit und eine zunehmende soziale Isolierung. Das Werterleben ist oft reduziert; dem Betroffenen ist „alles egal".
2. Eine gehemmte Lebenskraft als fehlende Möglichkeit, sein Leben angemessen zu regulieren; eine „ohnmächtige Wut" wird beschrieben. Selbstmissachtung, Selbstabwertung zeigen sich in einer sich verstärkenden Autoaggression (Aggression kann nicht mehr adäquat nach außen geäußert werden).
3. Suizidfantasien kreisen seit Längerem im Kopf; oft gibt es das (verdrängte und nicht angesprochene) Thema Suizid in der Familie.
4. Konkretere Gedanken beinhalten bereits die technische Machbarkeit.

Der Sozialwissenschaftler Henseler (1974/1984) nennt andere Prädiktoren:

1. Oft eine als traumatisierend erlebte Kindheit mit psychologischen Auffälligkeiten wie selbstzerstörerische Handlungstendenzen (Haareausreißen, Nägelbeißen, aber auch Bettnässen, Weglaufen).
2. Im Verlauf des jungen Lebens gab es diverse Entwicklungsbrüche und oft wechselnde Bezugspersonen.
3. Im Selbsterleben treten Minderwertigkeitsgefühle auf; die innere Realität wird nicht mit der äußeren in Einklang gebracht. Das Selbstwertgefühl schwankt zwischen Größen- und Kleinheitsfantasien. Massive Selbstzweifel sind zuweilen Grundlage für „schöngeistige", also künstlerische Neigungen.
4. Ein rigides, strenges Gewissen – ein dominantes Über-Ich führt zu einem überhöhten und idealisierten Denken und Urteilen. Unrealistische Wünsche werden mit ungeeigneten Mitteln zu erreichen versucht.
5. Eine Aggressionshemmung zeigt sich als Unvermögen, sich angemessen zur Wehr zu setzen; ängstliche „Beherrschungsversuche" führen zu einer latenten Daueranspannung.
6. Die Kontaktschwierigkeiten verursachen das belastende Empfinden, isoliert zu sein, nicht gemocht zu werden und keine Konflikte aushalten zu können („Ich krieg sofort die Krise!"). Oft bestehen dann gute Beziehungen zum „vergötterten" Tier.

Es handelt sich bei einem Suizid wohl immer um multifaktorielle Ursachen, die sich überlappen. Interessant ist, dass Suizide *nicht* generell mit mangelnder oder höherer Intelligenz korrelieren. Auch die „soziale Schicht" spielt eine untergeordnete Rolle; allerdings kommt der Suizid bei Künstlern und Intellektuellen im Alter gehäuft vor. (Ist der Suizid deshalb sozusagen „demokratisch"?) Und: Besonders suizidgefährdet sind Menschen, die bereits einen oder gar mehrere Suizidversuche hinter sich haben.

9.1.1 Ist denn jede Haltung zum Suizid vertretbar?

Scheinbar einfachste Lösung

Der Suizid ist nicht strafbar. Und er ist letztlich auch nicht zu verhindern. Aber wir sollten alles jeweils in unserer Macht Stehende tun, um Menschen – vor allem junge Menschen – die Unterstützung zukommen zu lassen, die einen Suizid unnötig macht. Neben der ärztlichen Kunst ist dabei die psychotherapeutische Begleitung und „Führung" von größter Bedeutung. Depressionen sind heilbar –und auch Wahnvorstellungen wie auch Ängste im weitesten Sinn sind behandelbar. Wir Menschen sind auf Belastungen angelegt – aber es mag Situationen geben, in denen wir uns als völlig überfordert erleben und auch keine adäquate Hilfe erfahren; Letzteres eben auch, weil wir sie nicht (mehr) annehmen wollen. Der Wunsch, nicht mehr zu leben, trifft sich mit dem Wunsch, tot zu sein. Das klingt trivial – aber meine Erfahrungen mit (auch jugendlichen) Suizidenten lehrte mich, dass dieser Lebensabschnitt wie ein Schwebezustand ist: Man kann, so glaubt man, nicht mehr leben – aber eigentlich möchte man auch nicht sterben. Nur: Das Sterben erscheint in solchen Situationen als die „einfachste" Lösung. Und es bedeutet eine seelische „Knochenarbeit", einen Menschen dazu zu ermuntern, seinen „Mut" zum Sterben umzuwandeln in einen Mut zum Leben und zum Ertragen und Bewältigen der schwierigen Lebenssituation. Was sollen wir mit Menschen machen, die am Lebensende die Aufnahme von Nahrung und Flüssigkeit verweigern? Ist das „liebevolle Unterlassen" bereits als Sterbehilfe zu bewerten? Menschen benötigen in solch lebensgefährlichen Lagen Begleitung und Unterstützung, aber keine Bevormundung. Es kann aber auch sehr wohl eine medikamentöse Therapie hilfreich sein.

Persönliche Begleitung

Der entscheidende Prozess ist meines Erachtens aber die persönliche Begleitung: das Ernstnehmen der Befindlichkeit des Patienten, *auch* die Akzeptanz seines Wunsches, zu sterben („ … sich vom Acker zu machen … Die Flatter zu machen … ") und die – oft sehr anstrengende – Bereitschaft, da zu sein! Gerade zum Lebensende hin wird immer wieder betont – und das wird weiter unten noch einmal erläutert –, wie wichtig es ist, die Chance für einen Suizid zu haben, um ihn *nicht* zu wählen. Dies geschieht vor allem dann, wenn sowohl eine gekonnte Schmerztherapie als auch eine zuverlässige persönliche Ansprache möglich ist. Es geht nicht darum, moralische, rechtliche oder religiöse Dogmen zu verkünden, sondern darum, Selbstbestimmung in einem humanen Rahmen zu ermöglichen. Wie oft erleben und hören wir, wie der feste Wille eines sterbenden Menschen, sich „vorher" das Leben zu nehmen, verwandelt wird in ein bewusstes Akzeptieren des natürlichen Sterbeprozesses. Eine wesentliche Voraussetzung dafür ist aus meiner Sicht, dass man dem Patienten die Angst nehmen kann, unnötig lange (an Apparaten) einen elenden (?) Sterbeprozess erleiden zu müssen. Hierzu ist eine vertrauensvolle Absprache zwischen Ärzten, therapeutischem Personal und den Angehörigen – mit dem Sterbenden – notwendig, ja, unabdingbar. Und es gilt die Patientenverfügung.

Aber noch ein Aspekt scheint mir bedeutsam zu sein. Wenn es *nicht* gelingt, jemanden von seinem Suizidwunsch abzubringen – und es gibt dazu auch in letzter Zeit prominente Beispiele –, dann sollte man sie bitten, den Suizid nicht zu begehen, indem sie andere Personen unnötig gefährden oder belasten: sich von einer Autobahnbrücke zu stürzen, sich vom Zug überfahren zu lassen, sich auf einem Kinderspielplatz am Klettergerüst zu erhängen, sich selbstmörderisch im Gedränge in die Luft zu sprengen … aber da betreten wir ein anderes Gebiet. Es ist auch unwürdig, wenn alte, bettlägerige Menschen nur noch die Möglichkeit sehen, sich mit einer Plastiktüte über den Kopf zu ersticken.

Ich habe relativ gute Erfahrungen damit gemacht, Suizidale zu bitten, sich vorzustellen, wie – nach ihrem möglichen Suizid – Angehörige, vor allem ihre Kinder, über sie denken werden. Welchen Kummer, welche traumatisierenden Erfahrungen vermitteln sie den Auffindepersonen? Wie wird man nach einem erfolgten Suizid ihr Lebenswerk, ihre bisherigen Lebensleistungen „bewerten"? Ist ihnen das gleichgültig? Jede Form, suizidale Menschen aus ihrer emotional total eingeschränkten Lage in eine kognitive, also wieder vernunftgesteuerte Verfassung zu bringen, scheint mir sinnvoll zu sein. Und trotz allem … ich werde einen zum Suizid entschlossenen Menschen von seinem Entschluss kaum abbringen. Solche Menschen bringen sich „still und heimlich" um, ohne damit großes Aufsehen bewirken zu wollen.

Ja, ich könnte mir vorstellen, dass es eine Situation gibt, in der der Suizid *ein* Weg wäre; denn wir wissen alle nicht, wie unser Gehirn in einer als ausweglos erscheinenden Lage reagieren wird. Und: Muss es nicht schließlich auch dem selbstbestimmten Menschen erlaubt sein, über sein Lebensende zu verfügen? Ein reifer Mensch sollte nicht dafür getadelt werden, dass er nach intensiver Auseinandersetzung mit dem Thema Sterben und Tod sich dem Tod öffnet und über ihn bestimmen will. Tatsache ist wohl auch, dass wir nach einem erfolgten Suizid nicht mit Sicherheit sagen können, ob er wirklich aus freien Stücken geschah oder ob die Handlung der Selbsttötung Ausfluss aus einer bereits wirkenden depressiven Erkrankung war. Weil wir nicht wissen können, wie es in einem Menschen aussieht, müssen wir versuchen, einen Weg zum Verstehen zu finden – der leichteste ist oft der naheliegendste: Man kann den Schwerstkranken fragen! Eine verlässlich gute therapeutische Beziehung ist eine wesentliche Voraussetzung, um Menschen in solchen Lagen zu öffnen und zu verstehen. (Wenn es nicht um ein krankheitsbedingtes Lebensende – also nicht um die Betreuung Sterbenskranker geht, kann auch eine „Zwangseinweisung" lebensrettend sein – genauso wie eine Operation!)

9.2 Der ärztlich assistierte Suizid und Sterbehilfe/ Sterbebegleitung

Sterbehilfe – kontroverser Begriff

„Kaum ein Begriff ist in Deutschland so kontrovers besetzt wie „Sterbehilfe"(man sollte den Begriff nicht verwenden). Und an kaum einem Begriff lassen sich die Schwierigkeiten im Umgang mit den Realitäten am Lebensende besser darstellen. Was steckt hinter diesem Begriff? Es verbirgt sich eine ganze Reihe von möglichen Bedeutungen dahinter, die einander zum Teil widersprechen oder sich ausschließen. Das Spektrum reicht von der hospizlichen Sterbebegleitung über das Sterbenlassen und den assistierten Suizid bis zur „Tötung auf Verlangen" – hier stirbt ein Mensch mit einem ausdrücklichen Sterbewunsch durch die Hand eines anderen. Das ist in Deutschland verboten (nicht so z. B. in Belgien oder den Niederlanden) (Borasio 2011, S. 157). In anderen Zusammenhängen wird von „aktiver", „passiver" oder „indirekter" Sterbehilfe gesprochen.

Es ist offensichtlich so, dass es einen Wandel in der Einstellung zum Sterben gibt hin zur Individualität und Vielfalt. Die Lebensentwürfe der Menschen umfassen eben auch ihre Sterbewünsche: Ein gelingendes Leben umfasst auch ein gelingendes Sterben – beides steht in der höchst persönlichen Verantwortung des einzelnen Menschen.

Zentrale Bedeutung von Ärzten

Den Ärzten kommt eine zentrale Bedeutung bei der „Sterbebegleitung" zu. Sie sind auf das Genfer Gelöbnis (1948 auf der zweiten Generalversammlung des Weltärztebundes verabschiedet) verpflichtet. „In dieser zeitgemäßen Version des Eides des Hippokrates sind weder Schwangerschaftsabbrüche noch Sterbehilfe verboten" (Essay und Diskurs im Deutschlandfunk). Ärzte müssen dem Willen des Patienten folgen – und: Ärzte können nicht verpflichtet werden, ein Leben mit ihrer „Medizin*kunst*" vorzeitig zu beenden. Sie wollen Helfen im Sterben, nicht helfen zu sterben; so fordern es ihre Standesvertreter. Allein der Wunsch, zu sterben, gilt auch bei den Befürwortern der Sterbehilfe nicht als hinreichendes Kriterium, um einen Menschen z. B. mit einer Überdosierung eines Medikaments dem Sterben anheimzugeben.

Assistierter Suizid

Was ist „assistierter Suizid"? In unserem Strafgesetzbuch steht im § 216a(1): „Ein Arzt, der einen schwer und unheilbar leidenden Menschen tötet oder dessen Selbsttötung fördert, handelt nicht rechtswidrig, wenn der Betroffene die Tötungshandlung auf Grund freier und reiflicher Überlegung in einem urteilsfähigen und über die Situation aufgeklärten Zustand ausdrücklich wünscht und wenn, sofern der Betroffene zu solcher Überlegung nicht im Stande ist, die Annahme berechtigt ist, dass er die Tötungshandlung aufgrund solcher Überlegungen für den gegebenen Fall ausdrücklich wünschen würde"(Bierer 2013, S. 26). Und ein Aspekt der Begründung lautet: „In einem säkularen Staat, in dessen Mittelpunkt eindeutig das Individuum und dessen Autonomie stehen, kann dem Einzelnen im Ergebnis auch die autonome Entscheidung über sein Leben nicht abgesprochen werden, sofern er tatsächlich autonom entscheidet. Wenn der Arzt akzeptieren muss, dass der Patient jede Behandlung ablehnen darf, und sei dies aus seiner Sicht noch so unvernünftig, kann man sehr wohl darüber rechten, wie weit er Überzeugungsarbeit leisten will und darf, aber jedenfalls ist eine Zwangshandlung heute grundsätzlich unzulässig und kann nur unter den besonders strengen Voraussetzungen des § 1906 Abs. 3 BGB genehmigt werden" (Bierer 2013, S. 26).

Im Deutschen Bundestag wurde zu diesem Thema heftig diskutiert. Er kam schließlich im November 2015 zu folgender Entscheidung (§ 217 StGB):

» (1) Wer in der Absicht, die Selbsttötung eines anderen zu fördern, diesem hierzu geschäftsmäßig die Gelegenheit gewährt, verschafft oder vermittelt, wird mit Freiheitsstrafe bis zu drei Jahren oder mit Geldstrafe bestraft.
(2) Als Teilnehmer bleibt straffrei, wer selbst nicht geschäftsmäßig handelt und entweder Angehöriger des in Absatz 1 genannten anderen ist oder diesem nahesteht.

Damit hat der Gesetzgeber lediglich negativ dargetan, was er *nicht* will, ohne letztlich darüber zu entscheiden, ob er über die straflose Suizidbeihilfe hinaus eine aktive ärztliche Sterbehilfe unter bestimmten Bedingungen rechtfertigen kann, um letztlich auch Ärzte aus ihrer Gewissensnot zwischen Respektierung und Unterstützung der Patientenautonomie und berufsrechtlicher und strafrechtlicher Ungewissheit zu befreien (pers. Mitteilung, Bierer 2015). Wir wissen jetzt, was der Arzt nicht darf – oder nur in ganz seltenen Einzelfällen – es wurde aber *nicht* berücksichtigt, was sich eine überwiegende Mehrheit der Bevölkerung wünscht: nämlich Selbstbestimmung!

» Das bedeutet: Umfassende, verantwortliche Information im Rahmen des therapeutisch Sinnvollen, informationeller und organisatorischer Zugang zu palliativmedizinischer Versorgung, Vertraulichkeit und Verlässlichkeit eines hochindividuellen Arzt-Patienten-Verhältnisses, selbstbestimmter Zugang zu Möglichkeiten einer Unterstützung beim Sterben bis hin zu einer von Verantwortung und Respekt getragenen Suizidassistenz. Genau das wollen übrigens die allermeisten Ärzte für sich persönlich" (Fischer 2015, S. 173).

Ist dieser Beschluss („Wir sind der Gesetzgeber!") nicht eine Entmündigung des mündigen Bürgers? Man gibt sich moralisch und bedenkt dabei nicht die Lebenswirklichkeit.

Die immer wiederholte Begründung für diese Form des Beschlusses läuft auf die ständig wiederholte und trotzdem falsche Argumentation hinaus, dass man einen „Dammbruch" fürchte, wenn man dem ärztlich assistierten Suizid die Tür öffnet. (In anderen Ländern, wo er möglich ist, haben die Zahlen nicht zugenommen!)

Kritiker der Sterbehilfe

Die Kritiker der Sterbehilfe (neben den christlichen Kirchen nenne ich stellvertretend hier den Medizinethiker G. Maio) sehen in ihr ein

Instrument der „Ökonomisierung" und Entmenschlichung des Lebens: „Der Suizid wird durch die Auswahl extremer Geschichten zur Erlösungstat hochstilisiert und die Verweigerung der Beihilfe zum Suizid zur Unbarmherzigkeit deklariert" (Maio 2014, S. 4). Die Gegner der Sterbehilfe prangern die angebliche Freiheit des Menschen in dieser Angelegenheit an und meinen, durch das Verfügen über das eigene Leben zum Lebensende würde das Leben an sich entwertet. Im assistierten Suizid sieht Maio „letzten Endes … den zentralen Grund, und das ist die implizite Entwertung des gebrechlichen Lebens in unserer Zeit" (Maio 2014, S. 5). Der Mensch sei nicht unabhängig von anderen Menschen; gerade im Alter werde die Abhängigkeit von der Hilfe anderer Menschen zum Normalzustand. „ … denn echte Sorge ist nicht bevormundend, sondern sie setzt bei der Unverwechselbarkeit des Menschen an und versucht, den Menschen in seiner Einzigartigkeit hervorzukehren und ihm Schritt um Schritt zu ermöglichen, sich in seiner ihm eigenen Art zum Ausdruck zu bringen" (Maio 2014, S. 4). Zugleich wird aber der Suizid als Problemlösung abgelehnt – und als „Aus-dem-Weg-Räumen des Problems" bezeichnet (Maio 2014, S. 5).

In unserer Zeit der geglaubten Machbarkeit aller Lebensprozesse, wo man in das Erbgut des ungeborenen Menschen eingreifen kann und Lebensmittel genetisch manipuliert, ist die Pharmaindustrie in der Lage, „Medikamente" herzustellen, die unsere Stimmung und Befindlichkeit steuern können. Gut gemischte „Cocktails" aus Medikamenten (manche sagen: aus „Giften") können heute den von den meisten Menschen gewünschten „sanften Tod" über Nacht herbeiführen.

In vielen Gesprächen und Debatten erlebe ich sehr emotionale Reaktionen und zum Teil sehr einseitige Positionen. Richtig ist wohl, dass man die „Würde des Menschen", wie sie in unserer Verfassung festgelegt wurde, auch und gerade zum Lebensende („Sterben in Würde") sehr unterschiedlich interpretieren kann. Für die einen ist die Selbstbestimmung ein hohes Gut, das über den Erhalt der biologischen Existenz gestellt wird. Für die anderen ist das Leben an sich die Voraussetzung und Bedingung für Würde, Freiheit und Verantwortung der einzelnen Person, weshalb man es auf keinen Fall zerstören darf. Kann man nicht beide Überzeugungen gut begründen? Sind nicht beide Sichtweisen im Angesicht des sterbenden Menschen möglich? Und welcher Institution wollen wir die „Entscheidungsbefugnis" geben, wenn nicht dem Individuum selbst? Die letzte Verantwortung trägt beim vorzeitigen Sterbewunsch der sterbewillige Patient!

Aber seien wir uns klar darüber: Die geführte Debatte ist ein Randthema. Geschätzt sterben um die 99 % anders – in den meisten Fällen wird ihnen auch anders geholfen! Über die Debatte vergessen wir, dass es – auch aus ökonomischen Gründen – oft zu einer apparativen Übertherapie kommt (z. B. Operationen, um die OP-Kapazitäten auszulasten!) wie zu der zuweilen mangelhaften Schmerztherapie, die der Chemotherapie weichen muss! Die Intensiv-Betten müssen ständig belegt sein. Hier bieten die Palliativmedizin und die Hospizbetreuung Alternativen; denn die humane Versorgung der alten, schwachen und kranken

Menschen muss dringend verbessert werden – u. a. durch eine bessere, personenaufgestockte Pflege. Dabei wird die häusliche Pflege und Betreuung – bis in den Tod – zunehmend eine besondere Rolle spielen. Die meisten Menschen (um 70 %) möchten zu Hause sterben. „Es wird Zeit, dass die Gesellschaft sich beim Thema Sterbehilfe von Lebenslügen verabschiedet: Patienten in auswegloser Lage, die fest entschlossen sind zu sterben, lassen sich durch das Verbot der ärztlichen Suizidassistenz von ihrem Vorhaben nicht abbringen … Ob ein unheilbar Kranker seinem Leiden entfliehen darf, darüber haben nicht die Vertreter einer paternalistischen Medizin und Ethik zu befinden, sondern nur der Patient selbst" (DLF 2011). In diesem Sinne hat sich auch der 66. Deutsche Juristentag 2006 ausgesprochen.

80 % der Deutschen aufgeschlossen

Und bedenken wir noch etwas Wichtiges: Was wollen die Menschen, die aufgeklärten Bürgerinnen und Bürger? Über 80 % der Deutschen stehen der Sterbehilfe aufgeschlossen gegenüber. Knapp die Hälfte der Bevölkerung (46 %) sei der Ansicht, die Beihilfe zur Selbsttötung solle erlaubt sein, so der „Deutschlandtrend" der ARD. Selbst noch 37 % würden die Legalisierung der aktiven Sterbehilfe begrüßen (Infratest Dimap 2014). Die Art des Sterbens ist nicht rechtlich zu lösen! Und Menschen, die sich um Sterbende kümmern, sind nicht Sterbehelfer, sondern Lebensbegleiter, weil das Sterben zum Leben gehört.

Keine kommerzielle Sterbehilfe

Alle beteiligten Personen und Gruppen scheinen sich in einem Punkt sehr einig zu sein: Eine kommerzielle „Sterbehilfe" soll es nicht geben. Ich stimme dem auch zu – befürchte aber, dass immer mehr „Institute" eine „Allround-Betreuung" anbieten werden: von der häuslichen Pflege bis zur Beerdigung und der Trauerbegleitung! (Werden nicht auch immer mehr Kinder „termingerecht" per Kaiserschnitt und künstlich eingeleiteter Geburtsmaßnahme zur Welt gebracht? Verdient man nicht auch durch „Abtreibungen"?). Rechtliche und ethische Verunsicherungen werden immer mehr Menschen zum Sterben professionellen „Helfern" in die Arme treiben, sozusagen in die Illegalität! Das gilt es zu verhindern.

Neben der „Total-Technisierung" scheint mir gerade am Beispiel des modernen Sterbens deutlich zu werden, dass wir an einer Zeitenwende stehen: Die bisher tragenden Werte unserer Kultur verändern sich; das Suizidgeschehen wird aber weiterhin virulent bleiben. Wir müssen uns als Individuen und als Gesellschaft neue Positionen erarbeiten. Von all dem, was hier als „Wahrheit" bezeichnet wird, ist wohl auch immer das Gegenteil richtig!

Bin ich schuldig geworden?

10.1 Fünf Versionen der Schuld – 90

10.2 Wie kann man das Schuldgefühl eines Sterbenden mit ihm bearbeiten? – 92

K.E. Buchmann, *Sterben und Tod*,
DOI 10.1007/978-3-662-49756-2_10

Schuld. Ein großes, schweres Wort! Besonders am Ende eines Lebens. Sind wir nicht gewohnt, für alle Unglücke einen Schuldigen zu suchen? Und neigen wir nicht dazu, eigenes Fehlverhalten im Nachhinein den situativen Faktoren zuzuschreiben („Ich musste ja … Ich konnte gar nicht anders … “) – aber das Fehlverhalten der anderen Menschen wird leicht auf deren Persönlichkeit zurückgeführt (systematischer Attributionsfehler). Wir sterben, weil wir leben – das ist nicht unsere „Schuld“. Sterben wir vorzeitig (was ist das?), weil wir ungesund oder besonders gefährlich gelebt haben? Haben wir Ratschläge und Empfehlungen von Ärzten oder Gesundheitsberatern außer Acht gelassen (z. B. unser Verhalten nach einem ersten Herzinfarkt nicht grundlegend verändert)? Haben wir „Früherkennungssignale“ nicht genügend gewürdigt? Oder sind wir doch in der Reihe unserer Ahnen genetisch determiniert, wenn es um die Lebensdauer geht?

Es ist schwierig und heikel, einem Sterbenden mit der Schuldthematik zu kommen – und es würde ja jetzt auch nichts mehr nützen. Aber es ist doch interessant, mögliche Ursachen für das Sterben (außer den „normalen“, biologischen Ursachen) zu ergründen. In jedem Fall – und darum soll es hier gehen – wird das Thema „Schuld“ oft vom Sterbenden selbst „gewälzt“. Und für den Gesprächspartner, den Begleiter ist es sinnvoll, darüber etwas zu wissen.

10.1 Fünf Versionen der Schuld

Strafrechtliche Bedeutung

Da ist zuerst die *strafrechtliche Bedeutung* von Schuld zu klären. Ein Täter, der auch anders hätte handeln können, tut entweder vorsätzlich oder fahrlässig etwas Verbotenes. Stellt eine Instanz (Gericht) fest, dass offensichtlich eine Schuld vorliegt, führt das zu einer Bestrafung. Dabei sind die Umstände der Tat und die Verfassung des Täters zum Zeitpunkt der Tat zu berücksichtigen. (Herrschte Not? Oder gab es irgendwelche Entschuldigungsgründe?) Dies ist für den Sterbenden irrelevant.

Zivilrechtliche Bedeutung

Davon zu unterscheiden ist die *zivilrechtliche* Schuld: Sie liegt vor, wenn der eingegangenen Verpflichtung oder Verbindlichkeit nicht nachgekommen wurde. In dem Sinn kann man auch etwas „verschulden“, weil man etwas tat oder unterlassen hat, was entweder nicht zulässig war oder von einem hätte erwartet werden können. Eine negative Rolle spielen hier Versicherungen und Anwälte, die grundsätzlich aus „versicherungstechnischen“ Gründen empfehlen, erst einmal *keine* Schuld einzugestehen, ja, vielleicht sogar das Lügen befürworten! Beim Sterbeprozess wird oft der Satz gesprochen: „Ich hätte mit dem Rauchen aufhören sollen.“ Oder: „Meine Frau hat immer gesagt, ich soll nicht so rasen … !“ Solche Sätze setzen aber bereits ein Minimum an Schuldeinsicht voraus. Oft werden solche Äußerungen aber auch deshalb gemacht, weil man sich „trostvollen“ Zuspruch von Angehörigen oder Ärzten wünscht, die z. B. besagen: „Nein, das hätte jedem passieren können … Daran liegt es ja nicht!“

Religiöse Bedeutung

Ganz anders verhält es sich mit einer *religiösen* Schuld: Hier hat man, so glaubt man, gegen ein von der Gottheit, an die man glaubt, erlassenes Gebot verstoßen. Man hat etwas unterlassen, dessen man eigentlich z. B. als Moslem schuldig gewesen wäre. Die Übertretung eines in einem Normenkodex erklärten und vorgegebenen Gesetzes führt zum Schuldigsein und zum Erleben von „Sünde". Die Religionen haben sehr differenzierte Verfahren zur Schuldvergebung entwickelt, u. a. die Beichte in der christlichen Ausprägung des Glaubens. Immer noch ist bei einigen, gläubigen Menschen das Empfinden verankert, dass die (tödliche) Krankheit eine Strafe Gottes sein kann, weil man kein gottgefälliges Leben geführt habe. Der Glaube an den Tod als Strafe bewirkt dann Fürbitten und kann im Extremfall zu einem „Verhandeln" mit der jeweiligen Gottheit führen. Ist man bereit, das „Gottesurteil" anzunehmen?

Philosophische Bedeutung

Ähnlich verhält es sich mit einer *philosophisch* begründeten Schuld: Handelt man gegen eine Überzeugung, die aus einer ethischen Haltung erwächst, meldet sich die Beurteilungsinstanz als Gewissen und signalisiert die Verfehlung als Schuldgefühl, das daraufhin entsteht. Im ethischen Sinn setzt Schuldigwerden die Freiheit des Menschen voraus, ebenso Verantwortlichkeit und Moralität. So kann der Bilanzsuizid (man zieht zu einem bestimmten Zeitpunkt Bilanz und kommt zu dem Schluss, dass dieses Leben so keinen Sinn mehr hat) das Ergebnis einer sehr rationalen Abwägung sein. Hatte man früher bei seiner verlorenen (Offiziers-)Ehre fast die Pflicht, sich zu töten, hat sich heute wohl bei schweren, schuldhaften Vergehen durchaus der Trend dahin gewendet, dass man „die Schuld abarbeiten" kann.

Psychologische Bedeutung

Wiederum eng damit verbunden ist das *psychologische* oder *psychoanalytische* Verständnis von Schuld: Hier kommt es zu einer subjektiven, bewussten oder unbewussten Überzeugung, dass man einem Menschen Schaden zugefügt haben könnte oder zugefügt hat. Selbst wenn man juristisch „freigesprochen" wird, bleibt das Empfinden des Versagens und der Schuldhaftigkeit bestehen. Krankhafte Züge bekommt eine Schuld, dic z. B. bei KZ-Überlebenden nur daraus entsteht, dass sie überlebt haben! Dies wird als interpersonaler Konflikt – auch den Umgebrachten gegenüber – erlebt. Und da diese Schuldvorwürfe zuweilen gar nicht bewusst sind, ist es ein Ziel der Psychotherapie, solche unguten Zustände bewusst zu machen und zu bewältigen. (Aber der Therapeut ist keine moralische Instanz, die ein Urteil fällt; der Therapeut kann dem Patienten helfen, ein eher selbstbestimmtes Leben zu führen). Wenn man erlebt, wie Sterbende sich selbstquälerisch „beschuldigen", den Tod für ihr verwirktes Leben zu Recht zu erleiden, bekommt man eine Ahnung davon, wie stark Gefühle auch unseren Lebenswillen beeinflussen. Auch der „psychogene" Tod, der seine Ursache zuweilen in einer „Verfluchung" oder „Beschämung" hat, ist ein vorzeitiger Tod. So empfindet jemand nach einem gravierenden Ereignis (Verlust des Partners; Riesenstreit mit den Kindern, schwere Beeinträchtigung der Sinne nach einem Schlaganfall) sein Leben nicht mehr als lebenswert – und er stirbt in kürzester Zeit!

10.2 Wie kann man das Schuldgefühl eines Sterbenden mit ihm bearbeiten?

Drei Umgehensweisen mit Schuld

Drei Vorgehensweisen können beobachtet werden: *Man schiebt gern die Schuld auf die „unfähigen Ärzte" oder einen externen Verursacher* (der Stress im Beruf, die ewige Nachtschicht, die Luftverpestung). Zuweilen wird – zweitens – bei *ersten Anzeichen von Schuldempfinden die Schuld schlichtweg geleugnet, verdrängt, rationalisiert.* (Dann gibt es – angeblich – keine Schuld mehr!) Das sind meist unbewusste Abwehrmechanismen, die das scheinbar unfehlbare und „großartige" Ich vor einer Verletzung durch die Realität schützen soll. Gerade bei ehemaligen „Tätern" (z. B. im Dritten Reich oder in der DDR-Diktatur) ist diese Technik „beliebt": Man hat ja nur seine Pflicht getan, den Gesetzen gehorcht.

Und drittens: Man bildet eine *seelische Hornhaut* aus, die erst gar kein Schuldgefühl entstehen lässt. Ein dritter Weg ist, dass man zwar ahnt, dass das Sterben zu diesem Zeitpunkt mit dem vorher gelebten Verhalten zusammenhängt, aber man spricht nicht darüber! Anders als beim Verdrängen ist einem hier die Schuld sehr wohl bewusst – man bekennt sich aber nicht öffentlich dazu. So sollte eine sterbende alte Frau eigentlich ihrer Tochter gestehen, dass der Mann, den sie als Vater angesehen hat oder ansieht, gar nicht wirklich ihr Vater ist. Oder ein Mann verschweigt bis in den Tod hinein seine Mitwirkung an einem Überfall vor 40 Jahren. Solche nicht gesagten, nicht mitgeteilten Informationen drängen, oft in Träumen verschlüsselt, ans Licht. Die katholische Kirche kennt hier das heilsame Sakrament der Beichte.

Mit sich ins Gespräch kommen

Es geht mir nicht darum, zu werten, sondern darum, darzustellen, wie wir – jeder auf seine Weise – „vernünftig" mit Schuld umgehen. Wie entsteht Schuld? Kleine Kinder werden durch Angst vor Strafe oder Ablehnung zu gefügigem Verhalten erzogen. (Die 6 Stufen – ein etwas veraltetes, aber wohl noch gültiges Modell von Kohlberg über die Gewissensentwicklung – verdeutlichen die verschiedenen Stufen der moralischen Reife). Schuldgefühle sind sicherlich zu einem gehörigen Teil das Ergebnis einer kognitiv-belehrenden Erziehung: Von klein auf wird uns beigebracht, wie wir zu sein, was wir zu tun und was wir zu glauben haben. Und dabei hatten die Erzieher nicht immer in erster Linie das Wohl der Kinder im Blick! Schuldgefühle sind (wie auch die Schamgefühle) konditioniert und kognitiv gesteuert. So betrachtet sind Schuldgefühle eher gelernte Schuld*reaktionen* in bestimmten Situationen. Die Gedanken, die man sich als Person macht, sind gelernt! Und wenn ein Mensch dann sogar zum übermäßigen „Schuld-Grübeln" *(„Ich hätte mich ganz anders verhalten sollen … !")* neigt, kann das zu schweren seelischen Verstimmungen und in deren Folge zu Erkrankungen führen (z. B. Depressionen und in der Folge Suizid). Gefühle können wir am besten mit Alternativgefühlen beeinflussen; Gedanken können wir am leichtesten mit Gedanken korrigieren oder erweitern! Deshalb denke ich, dass ein kluger Mensch mit sich ins Gespräch kommen muss, wenn er Ansätze oder auch massive Empfindungen von Schuld verspürt.

Oft stellt die Zeit auf dem Sterbelager eine gute Möglichkeit dar, Klärung zu erwirken. Dazu benötigt es aber auch einen vertrauensvoll-guten Gesprächspartner mit viel Zeit.

Ursachen prüfen

Dazu gehört, dass wir diesen *Zustand der ungeklärten Schuldvorstellungen zur Kenntnis nehmen und möglicherweise die Ursachen erspüren oder erkennen.* Und muss man nicht immer auch die Zeit bedenken, zu der ein schuldhaftes Verhalten geschah? In der Dunkelzeit, z. B. in einem KZ oder in einem Folterlager, verhält man sich wohl ganz anders, als man das Jahre später (oder aber am „grünen Tisch" eines Richters?) in einer Zeit des Lichts beurteilen mag. Da wir alle unsere spezielle „Schuldstruktur" haben, müssen wir auch individuell mit ihr oder an ihr arbeiten. Dazu können ein paar Fragen helfen:

- Ist dieses Gefühl wirklich „Schuld", oder ist es eher Angst, Versagen, Hilflosigkeit und Ohnmacht?
- Kann ich, kann ein Mensch für das, was ich da erlebe oder beobachte, überhaupt eine Verantwortung haben?
- Reicht mein Handlungsrepertoire aus, um etwas – und sei es noch so wenig – Sinnvolles zu tun, um den Übelstand jetzt noch zu verbessern? Wenn mir alle Mittel zur Verfügung ständen: Was würde ich dann tun? Und wäre damit das Problem wirklich beseitigt?
- Nützen mir meine (belastenden) Gedanken, mit der Situation besser umzugehen?
- Was kann ich – für mein Leben bzw. für meine unmittelbare Umwelt – aus der Erfahrung lernen? Ist Handeln besser als Nichtstun? Kann ich eine Solidarität herstellen?
- Mit wem kann ich zu meiner Erleichterung sprechen? Wer kann mir bei meiner Orientierung eine Hilfestellung sein? Wird diese Person mein „Geheimnis" bewahren („Schweigepflicht"?)
- Was macht dieses Gefühl einer möglichen Schuld mit mir? Wie und wo nehme ich dieses Empfinden wahr?

Dies sind Fragen, die in einer psychotherapeutischen Begleitung sehr oft gestellt werden.

Realitätsprüfung

Als nächsten Schritt empfehle ich eine „Realitätsprüfung". Ist es wirklich so, wie der Sterbende das sieht? Wie sieht ein Freund, wie ein neutraler Beobachter die Situation? Wo und wie hat er leichtfertig, fahrlässig oder auch „mutwillig" Schuld auf sich geladen – und was hätte ein möglicherweise anderes Verhalten bewirkt? Wäre er auch zu diesem anderen Verhalten in der Situation, in der er sich befand, fähig gewesen? Konnte er ahnen oder gar wissen, wie sich der Prozess weiterentwickelt? Da man „nach der Kirche meist klüger ist als vorher", ist es oft müßig zu fragen „Was wäre gewesen, wenn … ?". Man kann das Geschehene nur als Realität hinnehmen und dabei den Grad der eigenen „Verschuldung" zu eruieren versuchen. Dabei sollte man sich klar sein, dass (s. oben) es eine sehr subjektive, also keine objektive Beurteilung ist. Wer sich irgendwie für alles zuständig und verantwortlich wähnt, wer besonders sensibel ist und zugleich einen indifferenten „Zuständigkeitsanspruch" hat, wird sich schuldhafter erleben als jemand, der mit Maß und Bescheidenheit seine Grenzen kennt und akzeptiert. Zugleich kann man mit sich selbst sehr streng oder aber auch etwas nachsichtiger umgehen. Die eigene Fehlbarkeit anzuerkennen, stellt auch einen Schutz vor einer zu idealen Über-Ich-Komponente dar. Könnte man – so gesehen – die Schuld nicht auch als einen Entwicklungshelfer für eine reifende Persönlichkeit verstehen?

Was ist zu tun?

In einem dritten Schritt wäre zu überlegen, was man denn nun tun kann. Welches Verhalten ist sinnvoll, hilfreich, adäquat, „schmerzlindernd" oder einfach nur „entspannend"? Es geht darum, eine starke Emotionalität abzubauen, um bessere kognitive Entscheidungen treffen zu können. Es kann sinnvoll sein, über einen Missstand sehr aufgebracht zu sein – aber es ist nicht besonders sinnvoll, in solch einem Zustand wichtige Entscheidungen zu treffen. Und da wir als Menschen unser Leben primär handelnd gestalten wollen, ist es gut, durch unser Tun (oder Lassen!) direkt nach einem schuldhaften Erleben nicht noch weitere Schuld anzuhäufen, indem wir unbedacht den Schaden vergrößern. (Als negatives Beispiel mag gelten, dass man nach einer Lebenslüge seiner Frau gegenüber auch noch andere Menschen, die es gut mit einem meinen, belügt!) Nur (?) bei akuten Bedrohungen ist es wohl sinnvoll, seiner Intuition zu vertrauen, um eine aufgeladene Stimmung situativ zu regeln. Es kann hilfreich sein, sich in „Zeit-Ruhe" darüber klar zu werden, welches Verhalten in dieser Situation am besten wäre. Hier einen Freund, eine Freundin, eine Begleitung zu haben oder einen wohlmeinenden Berater befragen zu können, ist „Gold wert". Aber man kann auch mit sich allein „zu Gericht" gehen und überlegen, was zu tun ist. Dabei hat sich bewährt, eine Nacht darüber zu schlafen. Spontanhandlungen sind oft nicht die optimale Lösung. Es kann weiterhin hilfreich sein, „den Fall" z. B. in seinem Tagebuch zu notieren; das Hinschreiben zwingt zur Strukturierung, und der Akt der „Entäußerung" befreit im Allgemeinen.

Ein ganz bedeutender Schritt wird sein, dass man erkennt und anerkennt, dass man mit der Schuld leben muss und wahrscheinlich auch leben und sterben kann. Das Nichtstun, das Aushalten, das Ertragen, das Erdulden – das sind schwierige, aber mögliche „Verfahren". Es ist eine der Grundverhaltensweisen menschlicher Natur, weder zu flüchten noch zu kämpfen, sondern standzuhalten! Je höher unsere Führungsverantwortung für andere Menschen ist, umso häufiger werden wir in Situationen geraten, in denen wir nicht allen Menschen gegenüber voll gerecht werden können.

Toleranz und Bescheidenheit

Insofern scheint auch ein – vorerst letzter – Schritt sinnvoll: die Bewertung des eigenen Verhaltens und das Hinnehmen der Situation. Dabei kann ein Begleiter eine ganz wichtige Rolle spielen. Kann und muss der Sterbenskranke als „Schuldiger" etwas wiedergutmachen? Ist ihm Buße möglich? Zeigt er Reue? Kann er um Verzeihung bitten? Kann er sich auch selbst vergeben (ein ganz schwieriger Prozess)? Der Weise weiß, dass weder die Welt noch er selbst immer so sind, wie er sich das wünschen kann, oder: Nichts ist nur so, wie es uns erscheint.

Die Situationen, in denen wir leben, sind so komplex, und sie haben ihre eigene Dynamik, außerdem sind sie selten linear. Wir haben da längst nicht immer die Chance, *keinen* Fehler zu machen. Vielleicht ist die bereits oben angedeutete tolerante und bescheidene Haltung sich selbst gegenüber ein gutes Mittel, den Schwierigkeiten des Lebens qualifiziert zu begegnen? Sind nicht auch große kulturelle Werke aus einem Gefühl der Schuld entstanden?

Einige Zitate (alle zit. nach *Zitate und Sinnsprüche* 2005):

- „Wo alle schuld sind, ist es keiner" (Hannah Arendt).
- „Wer einmal der Schuld verfiel, den lässt sie nimmer aus den Krallen" (Paul v. Heyse).
- „Wer zu handeln versäumt, ist noch keineswegs frei von Schuld. Niemand erhält seine Reinheit durch Teilnahmslosigkeit" (Siegfried Lenz).
- „Hie bleiben mer sitzen und tun, was mer schuldig sein, und wenn d`r ganz Schnee verbrennt" (Gerhart Hauptmann).
- „Kriegt nichts! Hat nur seine verfluchte Schuldigkeit getan" (Friedrich der Große).

Der Weg durch die wirkliche oder auch durch die vermeintliche Schuld ist für einen Sterbenden eine große Herausforderung. Wir können auch als Begleiter hier viel Gutes tun, um den Todgeweihten zu entlasten.

Wie kann ich An- und Zugehörigen die Trauer erleichtern?

11.1 Exkurs: Schmerztherapie – 101

K.E. Buchmann, *Sterben und Tod*,
DOI 10.1007/978-3-662-49756-2_11

Sterbende und Überlebende in unterschiedlichen Positionen

Ich erlebe seit Längerem ein älteres (Arzt-)Ehepaar, beide weisen sich täglich recht emotionslos wechselseitig darauf hin, was im Falle des Todes des einen dann der andere beachten, machen oder unterlassen soll. Ihnen ist der Tod gegenwärtig – und sie genießen ihr Zusammensein, wie sie es als junges Paar gar nicht konnten. Sterben findet immer in einem „System" statt: in der Familie, in einer Partnerschaft, in einer Klinik, einem Pflegeheim oder Hospiz. (Ich spreche hier nicht von Unfall-, Kriegs- und Mordopfern – obwohl auch diese Menschen stets zur Zeit ihres Sterbens in einem sozialen Kontext standen.) Neben den Angehörigen sind Freunde, Bekannte, aber auch Pflegekräfte, Ärzte und andere Betreuer mehr oder weniger stark in das Geschehen einbezogen. (Und denken wir auch an die Pharmaindustrie, die an jedem Kranken und Sterbenden sehr interessiert ist!) Richtig ist wohl, dass alle Angehörigen, alle Begleiter helfen möchten, damit es dem Sterbenden in seiner so schwierigen Lebenslage „gut gehen" möge. Das bedeutet vor allem, die Schmerzen zu reduzieren, sie erträglich zu halten. Der Schmerz ist etwas sehr Subjektives, er kann selten von außen „bewiesen" werden. Nun können die Schmerzen des Sterbenden sehr unterschiedliche Wurzeln haben – und *jeder, der Leid und Schmerzen lindern will, sollte etwas über Schmerzbehandlung wissen* (vgl. Richter 2013, S. 12 f). Richtig ist wohl auch, dass das Gespräch und die Betreuung Sterbender ein fachlich interdisziplinäres Konzept voraussetzt; dies ist auf der fachlichen Seite genauso wichtig wie auf der persönlichen durch Angehörige und Freunde. Auch sollten wir uns klar machen, dass der Sterbende und der Überlebende in sehr unterschiedlichen Positionen sind.

> » Das Gespräch zwischen einem, der weiß, dass seine Zeit bald abläuft, und einem, der noch eine unbestimmte Zeit vor sich hat, ist sehr schwierig. Das Gespräch bricht nicht erst mit dem Tod ab, sondern schon vorher. Es fehlt ein sonst stillschweigend vorausgesetztes Grundelement der Gemeinsamkeit. Nach dem üblichen Ritual des Sterbens müssen beide, der Sterbende und der Weiterlebende, sich an bestimmte Regeln halten … Auf beiden Seiten wird viel Heuchelei verlangt. Darum auch die gequälten Gespräche an den Spitalbetten. Der Weiterlebende ist froh, wenn er wieder draußen ist, und der Sterbende versucht einzuschlafen (Noll 1999, S. 10).

Der Sterbende verändert sich

Ist das so? Ja, so könnte es sein. Im Wechselspiel dieser Menschen geschieht ganz viel – und es mag verwundern, wenn ich hier die Frage erörtere, was denn die sterbende Person „den anderen" zumutet, was sie – meist unausgesprochen – von diesen Menschen erwartet. *Zugleich verändert sich am Sterbebett die Beziehung stark; dies vor allem, weil sich der Sterbende verändert.* Der Moribunde erlebt sich in seinem Noch-Leben völlig anders als der „Zuschauer". Kann man sich als Lebender wirklich an den Tod herandenken? Kann man sich wirklich in den Sterbenden einfühlen? Starke Gefühle verändern die Beziehung. Das

Wissen um den eigenen Tod ist nicht nur für den Schwerstkranken eine schwere Belastung. Können wir im Vorfeld des Todes darüber nachdenken, ob man seine Leidgefühle am Lebensende den anderen Menschen „aufnötigt"/aufnötigen sollte?

Es sind 2 Tendenzen, die den Sterbenden verändern: Zum einen könnte die Sterbensgewissheit dazu führen, dass er die Gepflogenheiten des täglichen Lebens – überraschenderweise? – gar nicht groß ändert. Das Ereignis Sterben kann für alle Beteiligten dazu anregen, manche kleinere Scherereien sehr viel gelassener zu betrachten – und dementsprechend zu handeln. Andererseits *kann das Wissen um den bevorstehenden Tod zu einer Haltung der Hilf- und Sprachlosigkeit führen:* Jenseits der physischen Schmerzen spielen soziale, psychische und spirituelle Schmerzen eine große Rolle. Zu diesem Aspekt gehört auch die oft zu beobachtende Tatsache, dass man sich – als Vorbote der Todesschwäche? – in trivialer Geschwätzigkeit verliert. Oft verstellt Selbstmitleid den Blick auf jene Menschen, die ihm „zugehören" oder die ihn als Sterbenden auf seinem letzten Weg begleiten. Noch etwas ist beachtenswert: Wie werden meine Angehörigen nach meinem Tod leben können und wollen? Welche Möglichkeiten fallen durch meinen Tod für meinen Partner/meine Partnerin – vorerst – weg? Was will ich meinen Zugehörigen *nicht* zumuten? (Ordnung machen? Meine Tagebücher lesen? Meine Briefmarkensammlung versteigern … ?) Aber richtig ist sicherlich auch, dass man weder alles bis ins letzte Detail bedenken noch planen kann und sollte. *Nach dem Sterbefall eine neue Ordnung zu versuchen, ist auch Trauerarbeit.*

Nun ist es hier nicht möglich, alle möglichen sozialen Beziehungen zu thematisieren. Es macht einen großen Unterschied, ob man als Alleinlebender im Alter stirbt oder ob man beispielsweise als relativ junge Mutter seine Familie verlassen muss. Stirbt ein Elternteil oder ein Kind? Liegt da der Geliebte im Koma oder liegt die ältere Ehefrau regungslos und apathisch auf der Intensivstation? Ist die sterbende Person – wenigstens zeitweise – kognitiv ansprechbar?

Im ► Kap. 20, „Abschiedsbriefe", sind ein paar Fragen angesprochen, die man mit dem Schwerstkranken – wenn er denn will – besprechen könnte. Ich kann und will hier nicht bei den formalen „Abschiedsritualen" ins Detail gehen. Es wird aber sicherlich deutlich, dass jeder Mensch darum bemüht sein könnte, seinen Angehörigen mit (s)einem plötzlichen oder mit seinem möglichen lang andauernden Sterben das Leben nach seinem Tod wenigsten „technisch" zu erleichtern. Gibt es eine Unterlagenmappe, in der alle wichtigen Adressen vermerkt sind? Wer soll benachrichtigt werden? Ist das Testament niedergelegt? Sind die wesentlichen Dinge besprochen? Muss mein (ehemaliger) Arbeitgeber benachrichtigt werden? Welche Pläne sind angedeutet oder abgesprochen hinsichtlich der Wohnung oder des Hauses? Ist etwas gesagt oder geschrieben worden zu den „Beerdigungsfeierlichkeiten", einer Anzeige? Musik? Predigt oder Traueransprache? Gibt es eine Patientenverfügung, eine Betreuungsvollmacht? Welche „Spuren" möchte ich hinterlassen? Und so weiter. (Es gibt genügend Institutionen, die für solche Fälle Kataloge vorhalten: Krankenkassen, Berufsvertretungen, Bundesbehörden, Vereine etc.)

Wie viel kann ich den Angehörigen zumuten?

Es ist doch die Frage, ob man wirklich den An- und Zugehörigen zumuten sollte oder will, dass diese „im Falle eines Falles" alles entscheiden und erledigen müssen. Es scheint mir eine ziemliche Bequemlichkeit und auch eine Nachlässigkeit zu sein, sich *nicht* auf den eigenen Todesfall vorzubereiten. Und die beliebte Formulierung: „Ach, das hat noch Zeit – das mache ich dann schon noch rechtzeitig!" ist schlichte Drückebergerei – oder eine geistig-soziale Disziplinlosigkeit! Es ist aber wohl auch eine Stillosigkeit unserer Zeit, selbst das Sterben und alles, was damit zusammenhängt, an Institutionen (Beerdigungsunternehmen) zu delegieren („Vollkasko-Mentalität", „all inclusive"). Man hängt sich hier gedankenlos und unnötig einer vorgefertigten Ideologie (die meist kommerziell ausgerichtet ist) an und gibt die Freiheit der eigenen Entscheidung, des eigenen Denkens ab. Ebenso neigt man – ohne wirkliches Konzept – dazu, sich gedankenlos der kommerziell bestimmten Apparatemedizin auszuliefern (eine andere Art des „Freiheitsentzugs"!). Oder man hofft auf das Wunder, das eben ein Wunder bleibt!

Ich komme aber zurück auf den eigentlichen Schlussakkord des Lebens: Man kann sein Sterben inszenieren. Ich meine, der Sterbende sollte seinen Zustand nicht dazu nutzen, (s)eine angebliche Bedeutsamkeit auszuspielen. Neigen heute nicht immer mehr ältere Menschen fast suchtartig dazu, ihre „Memoiren" zu schreiben? (Ich leite selbst zu solchen Prozessen an – aber es ist immer die Frage, wozu diese Aufschriebe dienen sollen.) Es wäre meines Erachtens nicht besonders realistisch, wenn man meinte, dass das eigene, oft auch noch schlecht erzählte Leben eine besonders große Bedeutung hätte und zweitens dann auch noch „alle Welt" interessieren müsste. Gut ist es sicherlich, solche Geschichten den Kindern und Enkeln zu hinterlassen. Hilfreich können Abschiedsbriefe sein, die man längere Zeit vor seinem Tod geschrieben hat (denkbare Beispiele dazu: ▶ Kap. 20, „Abschiedsbriefe").

Der Sterbende darf auch jetzt nicht erwarten, was er zeitlebens auch nicht erwarten konnte: dass sich Freunde und Angehörige nun besonders um ihn sorgen, sich ihm tröstend und verzeihend zuwenden. War man selbst „Kümmerer", wenn es anderen Menschen schlecht ging? Man muss hier wohl auch den ersten Schritt machen (sofern das noch möglich ist). Und wie viel kann man als Sterbender seinen Besuchern zumuten? Kommen sie aus Freundschaft, besteht ein gewisses (wechselseitiges) Pflichtgefühl, sind es Neugierige, die kommen? Suchen die Besucher das Ereignis, von dem sie anderen erzählen können und wollen? Genießen sie ekelgierig den Blick auf die hässliche, vielleicht bereits riechende, röchelnde „lebende Leiche", die völlig verändert in ihren letzten Zügen liegt? Wie lange ist solch ein Mensch besuchbar? Wie lange möchte ich Besuch empfangen? Möchte ich das überhaupt?

Es ist immer wieder ein besonderes Erlebnis, wenn man in einem Hospiz feststellt, in welchem Geist hier die Sterbenskranken begleitet werden; mal abgesehen von religiösen Zeremonien, die, zuweilen etwas missionarisch, zu guter Letzt dann doch noch angebracht werden – oft auch nur in Ermanglung anderer, sinnvoller Rituale! Mitarbeiter des Hospizdienstes berichten immer wieder, dass sie der Umgang mit Sterbenden „weicher", bescheidener und ernster, aber auch heiterer macht. Wird einem hier nicht vorgespielt, wie es einem gehen kann: Etwas zum letzten Mal zu machen und zu erleben, ist fast so wie etwas zum ersten Mal (als Kleinkind) zu erleben oder zu sehen. Staunen. Er-Leben des Lebens am Rande des Lebens macht das eigene Lebenserlebnis intensiver.

11.1 Exkurs: Schmerztherapie

Die sterbende Person hat ein Anrecht auf Linderung ihrer Schmerzen. Je nach Krankheit und Zustand des Patienten muss sich die Schmerztherapie auf mehrere Pfeiler stützen.

Physischer Schmerz

Im Vordergrund – so glauben wir – steht stets der *physische Schmerz* (federführend sind hier Palliativmediziner und ihre Kollegen in der Pflege, auch Physiotherapeuten): Als Kennzeichen seien hier genannt:
- Übelkeit,
- Erbrechen,
- Luftnot,
- Mundtrockenheit,
- Verwirrtheit,
- Schwindel,
- Müdigkeit,
- Bewegungsbehinderungen,
- Appetitlosigkeit (u. a.).

Sowohl die Gabe der richtigen Medikamente in der angemessenen Dosierung als auch die optimale Lagerung, der sanfte Umgang mit dem geschundenen Körper, liebevolle und schonende Behandlung bei Eingriffen, Verbandswechsel oder Massagen u. a. sind hier wichtig. Leid wird aber nie ganz beseitigt werden können. Leider ist heute durch einen überall festzustellenden „Pflegenotstand" die liebevolle, hingebungsvolle und fachlich kompetente Pflegekraft oft die absolute Ausnahme. Hier stehen Schmerz- und Symptomkontrolle im Vordergrund, um das Leiden zu mindern.

Soziale Dimension der Schmerzen

Jenseits der Körperlichkeit gibt es für alle Sterbenden die *soziale Dimension der Schmerzen*. Hier greift die psychosoziale Betreuung durch Psychologen/Psychiater, Sozialarbeiter und Hospizbegleiterinnen:

Wenn Menschen – gegen ihren Willen – aus ihren gewohnten sozialen Bezügen herausgelöst sind, erleiden sie diesen Zustand meist als Leid, Einsamkeit und Verlassenheit. Die Trennung bereitet eine große Unruhe. Dazu kommt im Sterbeprozess oft der als Belastung erlebte Informationsmangel. Man hat das Gefühl, dass man nicht die ganze Wahrheit mitgeteilt bekommt – und manche Menschen möchten das auch gar nicht! Auch Angehörige halten sich zurück – oder wissen schlecht Bescheid; wissen auch nicht, was sie ihrem Angehörigen mitteilen sollen. (Auch hier zeigt sich eine mangelhafte Vorbereitung längst vor dem Ernstfall!) Der Sterbende macht sich Sorgen um seine Angehörigen, um ihre Versorgung usw. Möglicherweise sind noch nicht geklärte Konflikte mit einigen Personen „offen" und sollten ausgeräumt werden? Sind Versöhnungen noch möglich? Können Missverständnisse geklärt werden? Kann man seinen Frieden machen?

Die fremde Umgebung, die neuen Geräusche, vielleicht das Zusammenleben mit anderen Schwerstkranken verunsichern massiv. Fehlende Kommunikation kann nur bedingt – aber immerhin – durch Hospizmitarbeiter etwas gemildert werden. Das geschieht am besten in der bekannten, häuslichen Umgebung. Gerade die „sozialen Schmerzen" werden am besten kompensiert, wenn man die Sterbenden nicht allein lässt und jederzeit einen vertrauten Ansprechpartner anbieten kann. Neben dem Da-Sein ist die Bereitschaft hinzuspüren und zuzuhören gefragt. Ein taktvolles Maß an Offenheit und Wahrhaftigkeit ist wünschenswert, wenn auch schlecht zu implementieren, wenn das bisher nicht der Fall gewesen sein sollte.

Seelische Dimension der Schmerzen

Daneben gibt es eine *seelische Dimension der Schmerzen* (Tätigkeitsfeld der Psychotherapeuten, Seelsorger und Hospizmitarbeiter).

Hier steht die Angst im Vordergrund: die Angst vor dem Sterben, vor der Ungewissheit des „Danach". Starke Gefühle (Zorn, Verzweiflung, Niedergeschlagenheit) und eine depressive Stimmung macht das Zusammenleben mit dem Sterbenden oft schwierig. Das Erkennen, dass vieles versäumt wurde und nun nie mehr erlebt werden kann, kann zu Verzweiflung führen. Unerledigte „Geschäfte" belasten gerade die eher perfektionistisch veranlagten Menschen stark. Der sterbende Mensch verändert sich – besonders von dem Zeitpunkt an, zu dem er akzeptiert hat, dass jetzt der Tod definitiv auf ihn zukommt. Wenn die Exaktheit der Diagnose bei Weitem die Wahrscheinlichkeit eines therapeutischen Erfolgs übersteigt, zerbricht Hoffnung; die Zukunft wird im Zeitraffer wahrgenommen. Gefühlsausbrüche, tiefe Traurigkeit wechseln mit euphorischen Zuständen. Ungelöste Konflikte, Schuld- und Schamgefühle können zu einer riesigen, zusätzlichen Belastung werden. Geheuchelte Hoffnung, trostreiche Zukunftsversprechungen und Ungesagtes erschweren das ehrliche Zusammensein mit den Angehörigen. Auch eine neu entstehende, vertiefte Liebe kann den Abschiedsschmerz vergrößern. Frühere Kränkungen können oft nicht mehr angesprochen oder positiv geregelt werden. Notwendige Aussprachen (z. B. entlastende Geständnisse) werden wieder und wieder verschoben – und belasten immer mehr. Auch die Sorge, die man den Angehörigen macht, wiegt schwer. Gerade Menschen, die früher in helfenden Berufen tätig waren, merken, wie schwierig es jetzt sein kann, die Angehörigen nicht im Übermaß zu belasten und sich aber zugleich ihre ständige Anwesenheit zu wünschen.

Hier wird von allen Betreuern und Begleitern ein hohes Maß an Einfühlungsvermögen vorausgesetzt, um sich nicht wechselseitig zu enttäuschen und in eine dumpfe Sprachlosigkeit zu verfallen.

Spirituelle Schmerzen

Hinzu kommen *spirituelle Schmerzen* (hier sind Seelsorger und psychotherapeutisch geschulte Personen gefragt, ebenso Hospizmitarbeiterinnen).

Es sind hier vor allem bei vielen Sterbenden existenzielle Fragen, die nicht beantwortet werden können und die dadurch Leid bereiten. Warum ich? Warum jetzt? Zentral auch hier die Fragen nach dem Danach! Was wird sein? Stimmen die Kindergeschichten vom Himmel und dem lieben Gott? Oder falle ich in ein schwarzes Loch, in ein Nichts? Das heißt: Bin ich denn dann überhaupt noch da? Als was? Wie? Es stellen sich am Lebensende oft drängende Fragen nach dem Sinn der menschlichen Existenz. Wozu hat das Leben denn gedient? Was trägt? Was hilft mir im Verstehen? Bisher fest in der Person verankerte „Sicherheiten" verlieren sich – keiner kann wirkliche Antworten geben. In Träumen und Halluzinationen treten Ängste, Hoffnungen und Schuld in oft verschlüsselter Form auf.

Gerade in diesem Bereich sind kompetente und liebevolle Gesprächspartner wichtig – aber bitte nicht belehrend oder gar missionarisch. Immer gibt der Sterbende das Thema und das Tempo vor! Zuhören, Gesprächsbereitschaft und einfühlsames Mitdenken sind hier angebracht. Es verbieten sich vorschnelle Erklärungen (z. B. als „Traumdeutungen") und „billige Tröstungen". Der Sterbende hat wohl ein sehr feines Gespür für Aufrichtigkeit und echte Zuneigung. Vom Begleiter wird hier erwartet, dass er diese Situationen aushalten kann, ohne selbst Schaden zu nehmen.

▪▪ Fazit

Vielleicht wird durch diese Zusammenfassung deutlich, dass viele Fragen, die den Sterbenden so stark beunruhigen, Fragen sind, die sich auch im normalen, gesunden Leben jedem von uns stellen. Je besser man hier „vorgearbeitet" hat, umso leichter wird es sein, seinen Frieden mit dem Tod zu schließen. Dazu eine kleine Geschichte, die Ingo Sperl in seinem Buch *In Teufels Küche* (Sperl 2014, S. 13) erzählt:

> » Ein Mensch, der sich viele Lebensträume erfüllt hatte, lag auf dem Sterbebett, als ihn der Tod besuchte. *Du kommst so früh zu mir in meinem Leben. Was wartest du nicht eine Frist*? fragte der Mensch in Todesnagst. – *Du hast große Furcht vor mir*, bemerkte der Tod erstaunt. *Hat man dir nicht gesagt, dass alle Zeit befristet ist? – Oh doch, ich weiß von dir schon lange Zeit. Und manchen Schmerz hast du mir beschert. Geheimnisvoll sind deine Wege. Sei gut, und gib mir eine Chance!*
> Der Tod schaute auf den bittenden Menschen. Es waren alte Gefühle, die er spürte. Ganz selten nur war er willkommen. Ganz selten nur gerufen. *Nun gut, erkläre mir, wozu hast du den Wunsch um eine längere Frist?*
> Eine kleine Weile überlegte der Mensch und antwortete dann: Noch einmal soll mein Herz vor Liebe schlagen! Noch einmal will ich den Geschmack des Meeres kosten, noch einmal will ich in

der Sonne schmelzen und das Gras in seiner Frische riechen, noch einmal soll der Wind mir auf den Körper blasen, noch einmal will ich zum Klang der Flöte tanzen, noch einmal nur ins Auge eines nahen Menschen sehen!
Es ist immer dasselbe, dachte der Tod vor sich hin; *wenn ich an ihrer Tür stehe, wollen sie noch einmal nur, was lange Zeit so brach gelegen*. Und man sagt, es sei eine glitzernde Träne der Bitterkeit über sein Gesicht gelaufen, als der Mensch mit seinen traumhaften Sehnsüchten leise entschlief.

Eine gute, umfassende Schmerztherapie ist übrigens auch eine erhebliche Entlastung für die Angehörigen in ihrer Trauer.

Nie leiden wir nur allein

K.E. Buchmann, *Sterben und Tod*,
DOI 10.1007/978-3-662-49756-2_12

Immer wieder beobachten wir, dass Leidende – und natürlich vor allem auch Sterbende – sehr auf sich und ihr Leid fixiert sind. Das ist verstehbar – und doch sollten wir uns darüber klar werden, dass wir als Leidende andere Menschen damit auch belasten. Es ist sicherlich eine der edelsten Tugenden, mit anderen Menschen in ihrem Schmerz, ihrer Ohnmacht und in ihrer Depression mitzufühlen – aber es muss nicht sein, dass ich als Leidender mich am Mitleiden erfreue. Jede schwierige Lebenslage bringt Leid über die Menschen. Leid ohnmächtig mit ansehen zu müssen, ohne etwas daran ändern zu können, konfrontiert uns mit unserer eigenen Hilflosigkeit. Hilflos sind wir besonders anfällig, unsere Balance zu verlieren. So kann das Sterben eines Menschen in seiner Familie oder auch im Freundeskreis zu erheblichen gesundheitlichen Störungen führen.

Verhaltensempfehlung: Sprechen

Es sei ein *allgemeiner Exkurs über das Leiden und den Schmerz* erlaubt. Wenn wir Schmerzen eher mit dem „Wehtun" des Körpers verbinden, verknüpfen wir Leid eher mit dem emotionalen oder auch seelischen Empfinden. Leiden ist verbunden mit einem starken Gefühl der Unlust. Ich gehe nicht so weit zu sagen (wie Schopenhauer), dass das Leben als Endlichkeit des Daseins gleichbedeutend mit Leid sei. Dem Leid stehen Wohlbefinden, Freude, Vitalität, Gesundheit und gute Laune gegenüber. Und das sind – hoffentlich – Gefühlsqualitäten, die sehr viel öfter als Leid und Schmerz im Leben empfunden werden. Da wir aber in unserer Aufmerksamkeit *nicht* primär auf „Störungsfreiheit" programmiert sind, spüren wir nicht so sehr das „Funktionieren", sondern eher die „Unwucht". Wir sehen die kleinste Beule am Auto, registrieren in der Stimme die zarteste Wesensveränderung, wenn wir unsere Freundin oder unseren Vater anrufen usw. Leid – wie Schmerz – hat stets die Tendenz, sich auszudrücken, sich mitzuteilen. Und das ist bereits eine erste Verhaltensempfehlung bei Leid: Sprechen. Nun gibt es auch Menschen, die generell gern leiden. Sie erfreuen sich, wenn man sie fragt, ständig einer schlechten Gesundheit! Und darüber sprechen sie gern, dies auch ständig!

Aber *es gibt diese einmaligen, schweren Erschütterungen, die uns förmlich den Boden unter den Füßen wegreißen.* Wir verlieren plötzlich einen geliebten Menschen oder sind hautnah an seine Leidensgeschichte angebunden. Oder wir erleiden eine schwere Verletzung, müssen einen gesundheitlichen Tiefschlag hinnehmen, erfahren eine erschütternde Nachricht, verlieren unseren gesamten Besitz oder tragen selbst Schuld an einem Unfall mit tödlichen Folgen. Von „jetzt auf gleich" ist nichts mehr, wie es vorher war. Heftiger Schmerz, großes Leid überfällt uns und bringt uns in eine Verfassung, die wir nicht für möglich gehalten hätten. Es sind wohl alles Situationen, in denen wir nichts wirklich tun können.

Auf solche Situationen sind wir weder vorbereitet, noch haben wir dafür ein angemessenes, angeborenes Verhaltensrepertoire.

Und es gibt diese schleichenden Demütigungen, Enttäuschungen, Kränkungen und seelischen Verletzungen, die sich im Verlauf der Zeit aufsummieren und an irgendeiner – oft unerheblichen – Stelle lawinenartig lösen und alles mit sich reißen, was stabil und sicher schien. Der ehemals feste Boden unter den Füßen ist glitschig und unberechenbar geworden. Es ist fast so, als müsse man sein gesamtes bisheriges Welt- und Menschenbild aufgeben. *„Ich hätte nie geglaubt, dass so etwas geschehen könnte!"*, sagen oder denken wir. Bitterkeit und Selbstzweifel zermartern uns.

Flucht, Kampf und Schreckstarre

Grundsätzlich haben wir *3 Arten von Verhaltensmöglichkeiten bei Abweichungen vom Normalen:* Wir ziehen uns zurück (Flucht), wir greifen an, halten dagegen (Kampf) oder wir verharren bewegungslos in einer Schreckstarre in der Hoffnung, dass alles irgendwie nicht wahr ist oder vorbeigeht. Ich möchte diese 3 Verhaltensweisen aus 2 Blickwinkeln erörtern: Einmal ist das die leidende Person, also z. B. der Sterbenskranke. Dann ist da die betreuende oder mitbetroffene Person, z. B. als Familienmitglied.

Alle 3 Verhaltensweisen sind, je nach Situation, „richtig" oder menschlich nachvollziehbar.

Handeln

Gegen einen Schicksalsschlag anzugehen, ihn nicht zu einer Handlungslähmung anwachsen zu lassen, ist dort sinnvoll, wo kurzfristig Hoffnung auf Erfolg besteht, wo es Aussichten gibt, das Desaster durch Aktivitäten zu verringern oder weitere Folgen abzuwenden. Bei einem Sterbenden ist das nur sehr bedingt möglich und sinnvoll. Und die Angehörigen sind auch gut beraten, rechtzeitig das Unabwendbare anzunehmen und nicht ständig unberechtigte Hoffnungen zu machen. Das hat natürlich etwas mit der Lebenserfahrung zu tun: Man sollte wissen, wann und vor allem welches Handeln, welches Trösten oder Beschönigen unter welchen Umständen sinnvoll bzw. dann noch nützlich sein kann. (Eingeschlossene oder Verschüttete, die wie wild in Panik gegen die Felswände hämmern, schaden sich, verplempern ihre Kräfte.) Auch das „Weglaufen" *kann* dann gefährlich sein, wenn die Angst, die Trauer, die Einsamkeit oder „der schwarze Panther der Depression" uns erst recht in den Rücken fallen. Das ist der Punkt, an dem willensstarke Schwerstkranke an Suizid denken, ihn vielleicht sogar begehen. Als Betreuende und Angehörige sind wir von solch einem Verhalten wahrscheinlich enttäuscht; wir fühlen uns in unserem Bemühen gescheitert. Wir bewundern oft Menschen, die gegen ihre tödliche Krankheit ankämpfen, und müssen dann doch erkennen, dass dieser Kampf nicht zu gewinnen war. *Wir bewundern Menschen, die einen Schicksalsschlag* (Verlust von Hab und Gut z. B. durch eine Überschwemmung) *nicht zum Anlass nehmen, die Hände gottergeben in den Schoß zu legen*, sondern – im Gegenteil – die Ärmel hochkrempeln und alle Kraft in den Wiederaufbau stecken. Das ist eine zweite Regel, um Leid zu überwinden: Handeln. Etwas Sinnvolles tun. Wir Menschen wollen unser Leben handelnd gestalten.

Standhalten

Viel bedeutsamer als Kampf und Flucht und wohl auch menschlich reifer ist es, nach solch erschütternden Ereignissen (s. oben) zu überlegen, ob und wie man stand- und aushält demgegenüber, was – momentan – nicht zu ändern ist. Leid, Trauer, Schmerz, Verzweiflung auszuhalten ist eine menschliche, vielleicht sogar *die* menschlichste Leistung der Psyche (neben der Liebe!). In ganz vielen Situationen können und dürfen wir weder weglaufen noch kämpfen: Wir müssen aushalten, verstehen oder begreifen, „durcharbeiten" und bewältigen. Das gilt in einem besonderen Maße für den Sterbenden. Als Begleiter können wir aus solchen Schicksalsschlägen lernen und reifen. Wir können Experten für Leid und dadurch gute Helfer und Begleiter für andere „Menschen in Not" werden. Viele Hospizbegleiter sind durch das Tal des Leids gewandert, bevor sie sich einer Ausbildung zuwandten, um die hohe Kunst der Sterbebegleitung zu erlernen.

Empathie

Hier möchte ich eine berufliche Erfahrung als Psychotherapeut einbringen: Mit einem hohen Maß an Mitschwingungsfähigkeit (Empathie) sollten wir mit leidenden Menschen mit-*fühlen,* aber nicht mit-*leiden.* Aus der Traumatherapie hat sich der Gedanke bewährt, dass man sich als Therapeut – in einem gewissen professionellen Abstand zum Patienten – immer wieder klar macht: Das, was ihm da wiederfahren ist, ist furchtbar; aber es ist *sein* Leid, nicht meines! Ich muss und will als Therapeut weiterhin belastbar und handlungsfähig bleiben.

Unsere Gefühle sind sehr persönlicher Art. Sie sind meist anderen Menschen nicht voll zugänglich. (Und ganz absurd wird es, wenn ein Mann einer vergewaltigten Frau sagt: „Ich kann genau mitfühlen, wie es Ihnen geht!") So können wir auch nicht wirklich mitfühlen, wie einem Sterbenden zumute ist; aber wir können ein Teil des Leids mittragen. Und das – dritte Regel – sollte auch gezeigt und mitgeteilt werden.

Auch der Mit-Fühlende wird viele Erfahrungen machen müssen, die durchaus als sehr belastend erlebt werden. Dazu seien – in Kurzform – einige Anmerkungen angefügt.

Alltagsstruktur und Selbstfürsorge

Es ist natürlich und „normal", wenn wir nach einem persönlichen Unglück das Gefühl haben, als hätten wir uns im Nebel verirrt und würden den Weg nicht finden. Das gilt besonders für die Angehörigen, die einen geliebten Menschen plötzlich und ohne Vorankündigung verloren haben. Dann bleibt man am besten „im schwierigen Gelände" stehen oder nimmt die Dienste eines Lotsen in Anspruch. Wenn man zum ewigen Grübeln neigt, empfiehlt es sich, in die Routine zu gehen, also Dinge des Alltags zu erledigen und Aufgaben zu übernehmen. Dazu gehört auch, dass man Mantras spricht, sozusagen selbsthypnotische Suggestionen. In schwieriger Zeit ist es schwierig(!) und zugleich hilfreich, Ordnung zu halten: Ein Mindestmaß an Disziplin und Korrektheit hilft den Tag zu strukturieren. Sich jetzt auch angemessen um sich selbst zu kümmern: gut zu essen, seine Kleidung und die Wohnung in Ordnung zu halten, Termine einzuhalten, Kontakte nicht zu vernachlässigen. Es kann sein, dass man im Leid seine innere Stimme verliert, sie nicht mehr hört, weil man sie auch in der „Zeit davor" nicht gut „gefüttert", d. h. gepflegt hat. Die Gedanken schweben davon, so, als gehörten sie einem nicht mehr. Man kann – jenseits aller Tränen – seine abgrundtiefe Trauer einfach zulassen, aushalten in der Gewissheit, dass sie sich ändern wird! Schmerz und Leid kann man in der Einsamkeit kultivieren: im Schweigen in der Wiese zu Gras, im Wald zu einem Baum werden … der Natur lauschen, dem Kampf ums

Überleben gewahr werden *und* zugleich die unglaubliche „Klugheit“ der Natur bewundern. Sich bewegen, laufen, tiefer atmen oder (zuweilen) das Sonnenlicht suchen, ist fast immer hilfreich. Der Kontakt zu Menschen, die Ähnliches erlebt, vielleicht sogar bereits überwunden haben, und der Umgang mit ihnen bieten sich nach einer gewissen Zeit des Alleinseins an.

Nicht günstig ist es, den Schmerz und das Leiden einzusperren. Manche zeigen ihr Leid nicht, weil sie nicht als schwach gelten wollen. Auch das „Zuschütten“ mit Medikamenten ist dem Bewältigungsprozess nicht dienlich – genauso wenig, wie die „Flucht in die Flasche“. Es ist möglich, dass sich ein Trauer- und Schmerzbewältigungsprozess durch eine psychosomatische Krankheit ankündigt: Man fühlt sich nicht nur elend, man bekommt auch Fieber, Pickel oder Hautausschläge, ist ständig verspannt.

Im Umgang mit anderen Menschen sollte man nicht zu viel von ihnen erwarten. Wenn sie nicht, wie z. B. in der Hospizausbildung, geschult sind, neigen viele Menschen eher dazu, neugierig denn am Wohlsein des Leidenden interessiert zu sein. In ihrer Hilflosigkeit neigen sie dazu, den problematischen Situationen am Krankenlager oder im Sterbezimmer und den Trauernden auszuweichen. Oft fehlen ihnen ja auch die eigene Erfahrung und Anschauung. Einige weiden sich am Unglück, heucheln Mitgefühl und sprechen von Mitleid. Solch ein Verhalten setzt sich dann zuweilen aus Neugier, Unvermögen und Taktlosigkeit zusammen. Nein, wir sind als Menschen längst nicht immer in der Leiderfahrung des Anderen; ein stilles Da-Sein, ein Händedruck wären besser als platttröstende Worte.

Sich mitteilen in der Trauer

In unserem Kulturkreis ist es vielfach üblich, sein Leid für sich zu behalten, ihn vor anderen Menschen zu verbergen. Man „frisst alles in sich hinein“. (Und die Ärzte neigen dazu, noch Tabletten hinterher zu „werfen“.) Aus psychologischer Sicht wissen wir heute, dass neben der inneren Verarbeitung von belastenden seelischen Zuständen das *„Ausagieren“, das „Sich-Äußern“ und Mit-Teilen, das Hinschreiben oder Gestalten* probate Verfahren sind, um mit Leid und Kummer umzugehen. Das Belastende muss raus, muss mitgeteilt werden; eben zuweilen auch „nur“ in einem Tagebuch. Verdrängte, „eingesperrte“ Gefühle des Leids, des Ekels, der Einsamkeit, der Trauer, des Schmerzes werden uns *nicht* „irgendwann“ und irgendwie von allein verlassen. Sie sind in uns, gehören zu uns – und spätestens wenn man älter ist, wenn man z. B. im Sterbeprozess schwach und ohne Schutzreflexe ist, wenn man sich nicht mehr wehren oder sinnvoll ablenken kann, tauchen sie wieder auf und überklettern den emotionalen Schutzwall.

Die Sorge, sich nicht in der Gewalt zu haben und an der unpassendsten Stelle „loszuheulen“, wird von der unsinnigen Vorstellung genährt, dass man alles und auch sich selbst zu jeder Zeit unter Kontrolle haben müsse. Es wird in der ersten Zeit eines Verlustes immer so sein, dass an den seltsamsten Orten, zu den unmöglichsten Zeiten Erinnerungen auftauchen – im Vorübergehen streift uns das Gewesene und bedeutet uns zugleich, dass nichts von Dauer ist.

Das Leben wird immer nur das sein, was man daraus macht oder machen will. Jeder Angehörige kennt diese „Not", den Schwerstkranken abends im Krankenhaus wieder allein zu lassen, ihm also auch in gewisser Weise neues Leid zuzufügen. Man muss als Weiterlebender nicht Opfer des Verlustes bleiben, wenn man das nicht sein will. Nach einer angemessenen Zeit soll man das Kleid der Trauer in den Schrank der Erinnerung hängen. Man soll die Wunden vernarben lassen. Sie benötigen Ruhe, um nachhaltig zu heilen.

Viele Fragen, wenige Antworten

Sterbende erörtern auch oft mit ihren Betreuern, Begleitern oder mit Freunden bzw. Angehörigen die Frage nach einem gütigen und gnädigen Gott: „Wie kann ein gütiger, gerechter und gnädiger Gott zulassen, dass ich so leide?" – das Theodizeeproblem. Was erwarte ich als Sterbenskranker von meinem Gesprächspartner? Man wird darauf keine gültige Antwort bekommen. (Ich empfehle, solch eine Frage an den Fragenden zurückzugeben: „Was ist Ihre/deine Vorstellung davon?" Oder: „Ich kann es nicht beantworten. Was könnte dir denn dazu für eine Idee kommen?") *Man kann keinem Menschen alle Fragen befriedigend beantworten* – aber man sollte im Gespräch bleiben; denn eine Quelle großen Leids ist die „unerhörte Einsamkeit" sowie das Schweigen, wenn lieber gesprochen werden sollte, bzw. das Schwatzen, wenn man lieber den Mund halten sollte.

Wie wird es sein?

K.E. Buchmann, *Sterben und Tod*,
DOI 10.1007/978-3-662-49756-2_13

Diese Frage stellt sich immer wieder. Sterbenskranke (wenn sie nicht dement sind) wissen, dass sie bald sterben müssen; sie spüren es. (Bei Kindern ist dieses Gefühl stark ausgeprägt.) Sterben kann so unterschiedlich sein – und gehorcht keinem Wunschprogramm. Die *Menschen* haben weniger Angst vor dem Tod denn vor dem Sterben – und seinen Begleiterscheinungen. Sie *möchten nicht leiden, keine Schmerzen empfinden und anderen Menschen (Angehörigen) keinen Kummer machen*. Oft höre ich den Satz: „Ich möchte keinem zur Last fallen." Ethisch problematisch sind Vorstellungen wie: „Im Alter oder als Schwerkranker bin ich nichts mehr wert!" (Formuliert man diese Aussage um, bedeutet sie wahrscheinlich, dass ein Mensch, der so von sich denkt, sicherlich eine klare Vorstellung davon hat, was „lebensunwertes Leben" ist[!] – nämlich jenes von Alten, Gebrechlichen, vielleicht auch von Schwerbehinderten?). Den Wert eines Menschen nach seiner Nützlichkeit zu bemessen ist inhuman und mit der Würde nicht vereinbar.

Da wir nicht wissen können (und wollen?), wie wir sterben werden, befürchten wir das Schlimmste (?) und erhoffen das Bestmögliche. Zu Letzterem gehört der plötzliche (Herz-)Tod im Bett. Es kann aber auch zu einem schweren Unfall mit Todesfolge kommen, ich falle einem Verbrechen zum Opfer oder werde in einer Katastrophe verschüttet, zu Tode getrampelt oder ertrinke …

Befürchtung, im Krankenhaus zu sterben

Am meisten fürchten wir wohl das, was am wahrscheinlichsten ist: dass man nach einer längeren Leidens- und Schmerzenszeit „elendig" im Krankenhaus stirbt (► „Hintergrundinformation"). Abnehmende Kräfte, sich verbrauchende Funktionen, körperliche und geistige Schwächungen und eine zunehmende Hilflosigkeit machen es notwendig, dass ständige Hilfe und Überwachung nötig werden. Erfahrungsgemäß möchte das niemand – aber wenn es so weit ist, wird meist – auch vom Sterbenskranken – um jeden Lebenstag „gekämpft". Man kann nicht loslassen. Das befürchtete Siechtum kann nach einer Erkrankung oder einem Schlaganfall – mit oder ohne Schmerzen – erfolgen. Zur Sorge gehört auch, dass man sich sorgt, allein sterben zu müssen – ohne Beistand, vielleicht sogar vergessen in der eigenen Wohnung, zu der niemand Zugang hat. Oft besteht auch die Sorge um Angehörige oder unmündige Kinder. Auch ungeklärte Fragen bedrängen einen und lassen kein friedliches Ende zu; denn: „Unverarbeitete Schuld verfolgt uns als Schatten bis zum Tod" (nach Jung 1934/2011).

Hintergrundinformation

2013 starben in Deutschland 893.825 Menschen. Wo sind sie gestorben? Dazu die Zusammenfassung von Ernst Engelke (2015):

„Präzise lässt sich diese Frage nicht beantworten. Denn *nur* die Sterbefälle in Krankenhäusern werden vom Bundesamt für Statistik genau erfasst. Alle übrigen Angaben sind Schätzungen. Ich gebe die Spannweite der Schätzungen zu den verschiedenen Einrichtungen an, wie sie derzeit in der Fachliteratur diskutiert werden.

- In *Krankenhäusern* sind im Jahr 2013 knapp 47 Prozent aller in dem Jahr in Deutschland Verstorbenen gestorben. Nur jedes achte Krankenhaus hatte im Jahr 2013 eine *Palliativstation*. Geschätzt wird, dass zwischen 2 und 4 Prozent

aller Verstorbenen auf einer Palliativstation gestorben sind. Zwischen 1 und 2 Prozent sind auf einer *Intensivstation* gestorben.
- Die Sterbefälle in den 195 *Stationären Hospizen* machen1 bis 2 Prozent aller Sterbefälle im Jahr aus.
- In einem der 12000 *Senioren- und Pflegeheime* sind zwischen 25 und 30 Prozent der Menschen verstorben.
- In *häuslicher Umgebung* starben nur 15 bis 20 Prozent.
- Auf *Straßen, am Arbeitsplatz* usw. verstirbt etwa 1 Prozent."

Suizid?

Und dann gibt es die Gedanken an den Suizid: Werde ich (rechtzeitig?) „Hand an mich legen"? Wie werde ich das tun? Wann? Wo? Die Selbsttötung kann aus einem – scheinbar – unlösbaren Konflikt heraus erfolgen; man hat dann das Gefühl, dass damit alles Leid vorbei sei – weil man sich keine (gute) Zukunft mehr vorstellen kann und will. Dies geschieht sehr häufig in einer bereits länger andauernden seelischen Verstimmung oder einer nicht behandelten Depression.

Auch die Angst vor dem Leiden, vor den Schmerzen oder vor der Abhängigkeit kann eine Quelle für Suizidgedanken sein, ebenso können es Vorbilder sein. Der Wunsch nach einem selbstgewählten Tod tritt besonders in Lebenskrisenzeiten auf: in der Pubertät, in der sogenannten Midlife-Crisis, zum Ende des Berufslebens, im Klimakterium und im fortgeschrittenen Alter (vgl. ► Kap. 9 zum Suizid).

Hier sei ein Hinweis auf die „Rückkehr ins Leben" angebracht:
- *Sie ist nach dem Unfall – sollte sie überleben – mit Sicherheit gelähmt und trägt fürchterliche Brandwunden am ganzen Körper, vor allem im Gesicht. Sie liegt im Koma.*
- *Er hat einen schweren Hirnschlag erlitten. Wichtige kognitive Funktionen sind schon seit Tagen ausgefallen – und es steht zu befürchten, dass „er nicht mehr er ist", wenn er „durchkommt".*

Was tun? Wir wissen es nicht. Wir können es nicht wissen. Niemand hat es erlebt, niemand kann darüber berichten. Die Ärzte kämpfen darum, ein Überleben zu ermöglichen. Lebensassistenz. Ihr Ziel ist das Leben. Aber auch der Tod und das Sterben gehören zum Leben.

Lebensverlängernde Maßnahmen?

Was sollen wir als Angehörige oder Freunde zu den unentwegten Bemühungen der Ärzte, „das Leben zu retten", sagen? Wir kennen die Patientenverfügung dieses Menschen, in der niedergelegt ist, dass er in solch einem Fall nicht weiterleben will.

Nuland (1994), ein Lehrer (Chirurgie und Medizingeschichte) an der Yale University, schreibt „kein erbauliches, harmloses Trostbüchlein …; sein Blick auf den Tod ist hart, ernst und klar, aber auch voller Mitgefühl und Hoffnung. Die Botschaft seiner ‚Todesgeschichten' kann uns das Sterben leichter machen" (Klappentext). Wir lesen:

» Die Patienten verlieren schrittweise die Selbständigkeit und sind schließlich völlig auf äußere Hilfe angewiesen. Fällt der Patient nicht schon vor dem Endstadium einem Schlaganfall, Herzinfarkt oder einer anderen Komplikation zum Opfer, steht ihm … sehr wahrscheinlich ein menschenunwürdiges Siechtum

> bevor. Zuletzt gehen alle höheren Hirnfunktionen verloren. Schon vorher verlernen manche Patienten das Kauen, Gehen und Schlucken. Krampfartige Hustenanfälle beim Füttern sind für einen Betreuenden eine starke seelische Belastung, vor allem, wenn die betroffene Person glaubt, sie hätte den Anfall durch ihre Ungeschicklichkeit hervorgerufen. In diesem Stadium der Krankheit stehen der Familie schwere Gewissensbisse bevor: Sie muss entscheiden, ob der Patient mit einer Sonde künstlich ernährt werden soll und welche medizinischen Mittel angewandt werden sollen, um ihn künstlich am Leben zu halten.
> Für Patienten, die das Bewusstsein verloren haben oder von der Umwelt nichts mehr wahrnehmen, bedeutet die Entscheidung gegen eine künstliche Ernährung möglicherweise die Erlösung. Viele Zeugen des siechen Daseins von Alzheimer-Patienten halten es für weitaus humaner, dem Kranken diesen Tod zu gönnen, als ihm die Lähmungen und die Fehlernährung zuzumuten, die sich bei der künstlichen Ernährung von Schwerstkranken in der Terminalphase kaum vermeiden lassen. Aufgrund von Inkontinenz, dem ständigen Druck durch die Bettlägerigkeit und einem Mangel an Bluteiweiß ist ein Aufliegen des Patienten fast unvermeidlich. Es entstehen schwärende Wunden, in denen schließlich das Muskelgewebe, die Sehnen oder sogar Knochen zum Vorschein kommen. Ein solcher Anblick ist für Familienangehörige nur schwer zu ertragen. Daran ändert auch das Wissen nichts, dass der Patient von all dem nichts mehr mitbekommt. Inkontinenz, Bewegungsmangel und eingeschobene Katheter führen zu Infektionen der Harnwege. Da der Schluckreflex verlorengeht, zieht der Patient beim Atmen Speichel und Nasenschleim in die Bronchien, was das Risiko einer Lungenentzündung erhöht. Auch hier müssen für die weitere Behandlung schwerwiegende Entscheidungen getroffen werden, die neben dem persönlichen Gewissen der Angehörigen gesellschaftliche, religiöse und sittliche Normen und die medizinische Ethik berühren. Mitunter ist es vielleicht das Beste, die Natur ihr Zerstörungswerk ungehindert vollenden zu lassen.
> (Nuland 1994, S. 164)

Patientenverfügung

Hier hilft eine Patientenverfügung.

Die Ärzte tun ihre Pflicht, folgen ihrer Verpflichtung. Es gibt Regeln, Gesetze. Und es gibt Grenzbereiche, in denen jede „Normalität“ aufgehoben ist. Es gibt Situationen, in denen Angehörige und gute Lebensfreunde, die dem Komatösen nahestehen und die seine Wünsche kennen, mitentscheiden sollten und können. Mitentscheiden darüber, ob das zu erwartende zukünftige Leben noch für diesen Patienten ein Leben wäre, das er sich selbst und seinen Angehörigen zumuten möchte/würde. Welche Instanz könnte/dürfte eine höhere Bedeutung haben als jene, die die so daniederliegende Person selbst geäußert hat?

Kann nicht das Leben eines Menschen schon lange vor seinem physischen Leben ausgelebt sein? Das stellt keine Abwertung anderer, schwerstbehinderter Menschen dar! Was ist das – so fragen sich immer mehr Menschen – für ein Leben, wenn sich die Sinne zurückgezogen haben, man also nicht mehr hören oder sehen, weder riechen noch schmecken kann und wahrscheinlich auch kaum noch fühlt, nur noch druckempfindlich ist? Längst ist das Bedürfnis nach Essen und Trinken versiegt, und die Bettdecke, selbst die Kleidung, kann zur Last werden.

Erlösung – schwierigster Freundschaftsdienst

Es ist möglicherweise der schwierigste menschliche Freundschaftsdienst, den Sterbenden – und sich selbst?! – zu erlösen, ihn sterben zu lassen, wie er es wollte. Ist ein Patient noch handlungsfähig, kann es zu einer Beihilfe zur Selbsttötung kommen, indem man ihm Gift, Medikamente oder eine Waffe besorgt (dies müsste straffrei verfügbar sein!), die er dann selbst, ohne weitere Hilfe, einsetzt. Man kann ihn auch in die Schweiz fahren, wo er mit einer Hilfestellung Suizid begeht.

Am Abgrund menschlichen Lebens offenbart sich Menschlichkeit. Wahre Anteilnahme, Mitgefühl und „liebende Güte" sind nicht nur Kennzeichen einer buddhistischen Weisheitslehre. Der erlaubte Therapieabbruch (z. B. Einstellen einer nicht gewünschten Beatmung, aber unter Gabe von Medikamenten, die die Atemnot lindern) gemäß dem erklärten oder mutmaßlichen Willen des Patienten ist nach deutschem Recht passive „Sterbehilfe". Wer erlöst, lädt schwere Verantwortung auf sich – und meist muss und wird er ganz allein für den Rest seines Lebens mit (s)einer „Schuld" leben müssen. Wer allerdings nicht in solchen „Lebensendlagen" handelt – und das durchaus aus den verschiedensten Gründen – wird ebenfalls mit den Folgen seines Nichthandelns leben müssen. In Situationen, in denen sich der Körper dem Nicht-mehr-leben-Wollen hingegeben hat, kann man sich nicht verstecken oder andere vorschieben. In solch einer Lebensendphase müssen wir dem Sterbenden in seiner Pflegebedürftigkeit Lebens- *und* Sterbequalität bewahren. Beides!

Es ist längst nicht alles rechtlich absolut klar zu regeln, ohne dadurch neue Ungerechtigkeiten zu erzeugen.

Wer voller Zweifel und mit allen möglichen Skrupeln nach reiflicher Überlegung und nach ausführlichen Gesprächen und Beratungen im Sinne der Würde des Menschen handelt, sollte keine richterliche Bestrafung erfahren. Und die Religionen sollten hier keine Dogmen predigen!

So wird jede und jeder für sich eine Entscheidung treffen müssen, um den Angehörigen, Freunden und Ärzten die Entscheidung leichter zu machen. Es ist meine feste Überzeugung, dass ich in der Obhut von mir wohlgesonnenen Menschen nicht in ein Leben zurückgeholt werden möchte, in dem ich geistlos dahindämmern müsste. Ich möchte dann friedlich und „natürlich" sterben dürfen. Ich möchte dann loslassen dürfen und meine Lieben bitten, mich gehen zu lassen.

Mit dem eigenen Verabschieden befassen

Ist es nicht auch ein Zeichen der eigenen Reife, wenn wir uns – wenn wir nicht dement sind – mit dem eigenen Verabschieden vorher befassen? Abschiede gehören zu den prägendsten Erlebnissen, die wir kennen. Und wenn es einem vergönnt ist, zu einer Zeit, die man dann auch erkennt, das letzte große Loslassen anzunehmen, rundet sich das Leben zu einem Gesamtkunstwerk, das man nie wirklich vollenden kann.

In der Rückschau erinnert man sich an die Phasen seines Lebens und lächelt – hoffentlich. Denn wir glaubten zu schieben und wurden geschoben (frei nach Goethe, Faust). Wir waren so beschäftigt, Erfahrungen, Titel, Aufgaben, Erlebnisse, Menschen, Besitz … zu sammeln und festzuhalten – als könne man dadurch Sicherheit, Erkenntnis und so etwas wie menschliche Reife erlangen.

Erkenntnis (was immer das sein mag!) oder nur Einsicht erlangt man durch Stille, Alleinsein und Loslassen. Zu erfahren, wie wenig man wirklich benötigt, um zufrieden und manchmal glücklich zu sein, ist *die* Erfahrung des Alters. Es ist die Zeit, in der man nicht mehr dem Glück hinterherjagt, in der man sich nicht *mehr* mit der Zukunft *denn* mit der Gegenwart beschäftigt und in der man spürt und weiß: Es gibt nichts zukünftig Erstrebenswertes mehr!

Die Zeit der Selbstglamourisierung ist vorbei, Autostabilisierungsprogramme sind nun nicht mehr nötig, man muss und will nicht mehr beleidigt sein, keine Neigung mehr zur Besserwisserei, zum Protest, zum Affekt … jene Konstanten von erethischen Menschen, die sich stets als zu kurz gekommen, zu wenig beachtet und nicht erfüllt erleben – in Wirklichkeit sind sie nur aus ihrem „Nest", aus einem Amt abgestürzt, ohne sich darauf vorbereitet zu haben. Sie hatten nicht erkannt, dass sie im Hamsterrad ihrer Aktivitäten in würdeloser Selbstentfremdung im falschen Leben lebten bzw. gelebt wurden. Ihnen war die Selbstdarstellungspose Kulisse der Bühne ihrer zurückgebliebenen Persönlichkeit – und das Bühnenbild war ihnen oft wichtiger als ihr „Sprechtext". Die Hektik der Zeit hat eine Selbstverwirkung in der Konsumverherrlichung und im Beschleunigungswahn gezeugt. Mühsam und oft schmerzhaft muss man nun seinen neuen Weg finden – die Schwächung des Körpers kann dabei helfen.

Reisen mit leichtem Gepäck

In der Reifephase seines Lebens reist man nun mit leichtem Gepäck – nur so wird der innere Reichtum glaubhaft. Die wichtigste Lektion des Alters ist die Kunst, in Würde Abschied zu nehmen, von dem was war; von dem, was *man* war oder gewesen zu sein glaubte.

Endlich, endlich wirst du die Angst besiegen. Endlich wirst du unabhängig von der Hoffnung sein. Endlich wirst du frei sein von der Gier nach noch mehr Leben. Endlich ein Leben in der eigenen Spur. Keine Pläne mehr, die in die Zukunft weisen. Kein Bereuen dessen, was man nicht geschafft, gemacht, erlebt hat. Frieden mit den Menschen, die einem nahestehen und -standen. Frieden mit der Vergangenheit, nur noch eine kleine Neugier auf das Zukünftige.

Und man schaut sich um und wundert sich, lächelt, staunt … über das, was den Menschen ständig treibt, was man selbst alles getan hatte, um dazuzugehören, um mithalten zu können, um beachtet zu werden. Loslassen von gedanklichen Zwängen, von unguten Gewohnheiten, von unsinnigen Regeln („Der Meister lernt alle Regeln, um sie dann zu vergessen!") und unrealistischen Hoffnungen. (Regeln darf man verletzen,

Menschen nicht!) Keine soziale Verpflichtung mehr zu spüren, sondern nur sozial zu sein; keine Erwartungen mehr einzuklagen, sondern sich nur zu freuen, wenn Gutes geschieht … und Gutes tun. Wie sind die Erfahrungen meines Lebens, mein Nachsinnen über „das Leben" für irgendjemanden bedeutsam? Bin ich bereit, mein wahres Schicksal zu tragen: Einsamkeit?! Den Horizont wahrzunehmen und zu wissen, dass er nur die Grenze unseres Sehens ist …

In der Natur sein, atmen. Atem sein. Etwa 23.000-mal atmen wir am Tag, bewegen rund 12½ Kubikmeter Luft dabei. Atman/Atma ist (Sanskrit) der Lebenshauch, das individuelle Selbst, die unzerstörbare, ewige Essenz des Geistes – oder auch der Seele. Die Luftbewegung des Atmens, ehemals „Spiritus", wird auch als Geist bezeichnet … So wie sich der Wind „bewegt" und wir ihn nie festhalten können, ist der Atem die Uräußerung alles Lebendigen – und letztlich nicht greifbar!

Auch wenn jetzt im Alter der Körper gern bestimmen möchte, was zu tun und zu lassen sei: Der Geist kann sich lösen, immer mehr, immer häufiger – und irgendwann wird man sich von seinem Körper lösen, ihn loslassen. Oh ja, das kann man sagen … aber tun? Im eigenen Widerspruch erhaben (nicht überheblich!) zu sein ist der Urquell der Weisheit, des Humors …

Stille

Es wird Stille sein, wenn der Bewusstseinslärm verklingt; wenn keine Entscheidungen mehr getroffen, keine unsinnigen Bedürfnisse mehr verfolgt werden müssen. Ja, sogar eine „Bilderstille" ist möglich – du siehst nur noch den Käfer im Gras, die Wolken und „siehst" die Stimme des Vogels, der dir dort sein Lied schenkt. Stille bedeutet Aufmerksamkeit. Alles was du je gesehen und miterlebt hast, sinkt in den Grund deines Wesens und ruht dort. Ferne, frühere Katastrophen schaffen eine stille Behaglichkeit, denn man spürt: Mir kann nichts mehr geschehen! Wer jetzt äußere Stille findet und in sich hineinlässt, spürt, dass jede Angst, aller Neid, die Gier oder die Aggression keinen Platz mehr haben können.

Jetzt müssen wir nicht mehr für unser komplexes Leben, für die Höhe- und Tiefpunkte naheliegende, plausible Gründe finden; Erklärungen sind nur noch interessant, aber nie ganz richtig – und wir wissen, dass unser Verstand für alle Phänomene Ursachen finden möchte und findet – aber sie stimmen immer nur bedingt! Gelingt es uns, unser Leben und unsere Unvollkommenheit „nur" hinzunehmen, es nicht zu beschönigen oder zu bedauern, also nicht zu bewerten, erreichen wir ein anderes Bewusstsein von uns selbst. Jeder kann seine eigene Geschichte finden. Freude (sie ist immer gegenwärtig!) versetzt uns in einen vollkommeneren Zustand des Lebens. Und gute Gefühle beflügeln den Griff zu den Sternen, die man doch nie „fassen" oder halten kann, nun auch nicht mehr will.

Es muss danach auch keine große Traurigkeit herrschen; denn das Leben war – vielleicht – reich und lang, und die vielen Menschen, die man kennenlernte, zum Teil sogar lieben lernte, haben dem Sterbenden so viel bedeutet, was er nur bedingt zurückgeben kann. Dankbarkeit wäre hier wünschenswerter als eine Lebensresignation.

Wenn ich an mich selber denke: Vielleicht gelingt es mir im Sterben, die letzten Eitelkeiten zu überwinden. Ich sah/erlebte sterbende Freunde kurz vor ihrem Tod vor mir – entstellt, entrückt, schon nicht mehr da – und gerade dadurch ist zu ihnen noch einmal eine besondere, intime Nähe erwachsen. Haben sie mich etwas gelehrt? Vermag ich – sterbend – noch etwas zu lehren?

Wenn ich gestorben sein werde, würde ich gern ein mildes Lächeln zeigen.

Ist „das Nichts" denkbar?

K.E. Buchmann, *Sterben und Tod*,
DOI 10.1007/978-3-662-49756-2_14

Durch den Zweifel hindurch

Eine Frage beschäftigt Menschen zu ihrem Lebensende immer wieder: Was wird nach dem Tod sein? Und darauf gibt es in unserer Kultur- und Religionsgeschichte viele mögliche Antworten. Ich möchte hier eine Antwort reflektieren, die nicht so gewöhnlich ist: nichts! Ist solch eine Einstellung denk- und mitteilbar? Was hätten wir gewonnen und was wüssten wir denn, wenn auf uns das Nichts warten würde – oder andersherum gefragt, würden wir etwas vermissen, wenn wir uns bekennen, dass wir nichts darüber wissen? Die Wahrheit wird selten vermisst. Sie ist immer da – aber wir wollen sie nur in unserer „Verpackung" ertragen. Wenn wir sie – durchaus selbstkritisch – jemanden mitteilen möchten, stellen wir fest, dass niemand sie haben oder hören möchte! Und dann sagen wir: *Die Wahrheit ist doch nur das, woran ich glaube!* Wenn Glaubenssätze und feste Anschauungen bedingungslos verneint, also nicht geglaubt werden, können neue Ideale oder Ziele entstehen. Auch und gerade für einen Sterbenden. Unser Geist oder Verstand reicht wohl weder aus, das Unendliche oder das, „was vor dem Anfang war", und das, was davor war(!), noch das Nichts oder den Tod zu denken. Was wäre nicht alles möglich? Macht uns der Geruch des Todes blind und gedankenlos? Betäubt er uns durch schöne Wunschvorstellungen? Was können wir schon wissen? Und weil wir so wenig wissen, hoffen und glauben wir. Aber wir zweifeln auch. Muss man nicht *durch den Zweifel hindurch, um zur Erkenntnis zu kommen, dass es keine völlige Sicherheit gibt?* Werden wir nur geboren, um zu sterben? Der schwierige und gefahrvolle Weg des Intellektuellen zur Gewissheit führt immer zum Thema Tod. Und da tut es zuweilen weh, auch kluge Menschen zu erleben, die ihre zunehmende geistige Verödung diesem Thema gegenüber gar nicht bemerken.

Es gibt sie nicht: diese alten, weißhaarigen Weisheitsgreise, die uns sagen können, wie alles ist! Die Seher und Hohepriester des Glaubens sind für viele Menschen tot. Und die Gelehrten des Lebens verfügen nur über eine wirklich glaubhafte Antwort: Schweigen. Wir müssen selber denken. Auch wenn jahrtausendalte Geschichten vom jenseitigen Leben in allen archaischen Kulturen oder Religionen immer wieder und immer noch weitererzählt werden, ist das überhaupt kein Beweis, dass sie stimmen müssen. Wir sind heute noch genauso „dumm" und gewalttätig, rücksichtslos gegenüber der Natur und den anderen Menschen wie unsere Vorfahren. Die Religionen stiften nach wie vor zu kriegerischen Auseinandersetzungen an. Zugleich predigen sie die Möglichkeit, dass durch sie das Gute möglich würde.

Selbst denken

Ist nicht die vornehmste Aufgabe eines Intellektuellen, selbst zu denken? Ist es nicht schlimm, wenn man sich keine Zeit nimmt, um zu überlegen, damit man (wieder) zu seinem eigenen Geist findet, statt bei jeder Frage sofort in alte Bücher oder ins Internet zu schauen? Ist es nicht die Aufgabe des Philosophen, auch jenseits des Todesthemas nach der Wahrheit zu suchen, sich von den vorgedachten Denk-Dogmen zu lösen, wie es Nietzsche wohl als erster neuzeitlicher Nihilist forderte? Wir leben an der Kette unserer Konventionen: Worte und Gedanken, die unsere Vorfahren bzw. ihre Vordenker zu ihrer Zeit dachten und festschrieben, nehmen wir (immer noch) als bare Münze und meinen, es sei das Leben! Warum wird jener, der einen Gott leugnet oder die tradierten Werte als umstößlich bezeichnet, als ichsüchtiger Ignorant bezeichnet? Ist der Existenzialismus (Sartre u. a.), der dem Menschen die absolute Freiheit der ewigen Entscheidung abverlangt, um sich von bestehenden Normen zu lösen, um eigenverantwortlich zu handeln, überholt – oder steht er vor einer neuen Blüte? Die „Umbewertung aller Werte“ (Nietzsche) bestätigt auch Turgenjew (1862/2007) in seinem Roman *Väter und Söhne*, der sich keiner noch so achtenswerten Autorität beugen will.

Sind wir nicht auch bei der Sterbensthematik auf scheinbar vorgegebene Wahrheits- und Wertordnungen bezogen? Wenn es nun nach dem Tod nur noch ein NICHTS gibt? Wäre das nicht genauso wahrscheinlich wie ein schönes Jenseits? Wäre es nicht viel sinnvoller, nicht so sehr an ein vielleicht mögliches Paradies zu denken und stattdessen das zu pflegen, was wir wirklich beurteilen können: nämlich unser lebendiges Leben? Gläubige Menschen können viel Zeit damit zubringen, hohe Erwartungen an eine denkbare Zukunft zu haben, statt erwartungsoffen die Gegenwart zu gestalten.

Eigene Wahrheit

Die Frage nach der unsterblichen Seele ist – wie die Frage nach der Existenz oder dem Aussehen Gottes – *fiktional*, ein Hilfsmittel, das uns helfen soll, das Undenkbare verstehbar zu machen, um eine Orientierung für das Gute und das Böse zu benennen oder mit einem Namen zu bezeichnen. Für den (wissenschaftlichen) Leugner einer Gottheit oder eines spirituellen Lebens kommen Trugbilder nicht in Betracht. Er kann ohne sie leben. Für ihn wäre Gott nicht tot, sondern es gibt ihn nicht. Im religiösen Gewand ist Spiritualität der Weg zum Heil oder zur Erleuchtung. Profaner sagt der Hindu-Konvertit und ehemalige Harvard-Professor Ram Daas (1931, zit. nach Benedict 2015): „Die spirituelle Reise ist etwas Individuelles, höchst Persönliches. Sie lässt sich nicht organisieren oder regulieren. Es stimmt nicht, dass jeder einem Weg folgen sollte. Hör auf deine eigene Wahrheit.“ Es gibt letztlich nur das Leben in der Realität, die wir uns selber schaffen (in der Religion, der Angst, der Poesie, der Liebe, der Hoffnung, des Hasses …).

Ist nicht der weise, kluge, reife Mensch irgendwann an dem Punkt, wo er sich von seiner gedanklichen Herkunft genauso gelöst hat wie von dem Wunsch, noch irgendwo anzukommen? Keine Fragen mehr zu stellen, keine Antworten mehr geben zu müssen, niemanden mehr warten zu lassen, ohne Stunde zu sein … Lächeln – vor dem Tod. Nichts Bestimmtes mehr erwarten – ist das nicht die höchste Form der Großzügigkeit gegenüber dem Leben und dem Tod? Wir verdanken dem Tod die Begrenzung des Lebens – und damit seinen Wert.

Im eigenen Selbst ruhen

Diese Hoffnungen, dass alles gut oder wieder besser wird und dass wir dereinst im Jenseits alle unsere Lieben wiedersehen werden, sind besänftigende, schöne Träume. Sich im Alleinsein nicht einsam fühlen, weil man alles, was einem etwas bedeutet, wiederfinden wird? Nein: *Alle Schätze des gelebten Lebens sind jetzt in einem:* Das Inkommensurable, das mit nichts vergleichbar ist, das nicht messbar ist, wird geschehen.

Deshalb jetzt im eigenen Selbst ruhen – nichts mehr wollen, nichts mehr müssen – lächeln. Lebenskraft ist auch Sterbenskraft: abschließen, mit Akribie alle psychischen Vorgänge registrieren, sie mit dem Mut zwischen Erschöpfung, Verzweiflung und einer kleinen, bleibenden Menge von Resignation aushalten – dabei achtsam eine geduldige Beziehung zum Geschehen aufnehmen und die Verwandlung ins Hineinreifen des Sterbens ertragen. Es ist dann nichts mehr. Nichts. Alles war, nichts mehr wird sein.

Kann es sein, dass es so sein wird?

K.E. Buchmann, *Sterben und Tod*,
DOI 10.1007/978-3-662-49756-2_15

Immer vorausgesetzt, ich bin nicht dement: Es gab diesen Punkt, von dem ab wir uns alle klar waren, dass es nicht mehr besser wird – die letzte Phase des Sterbens hatte eingesetzt. (Ja, es wird berichtet, dass manche Menschen bei vollem Bewusstsein in diese Phase eintreten.) Und alle Betreuer wissen voneinander, wie ich es gern zum Schluss hin hätte. Jede weitere Behandlung ohne meine Einwilligung (oder der Person mit Vorsorgevollmacht) wäre eine Körperverletzung und damit strafbar.

Ich könnte mir in einer Sterbemeditation folgendes Vorgehen/Hineinfühlen denken:

Es geschieht etwas mit mir …

Dieser Punkt ist überschritten: Bis dahin war Hoffnung, jetzt wächst die Gewissheit. Der Tod ist nah. Ich merke es an den Reaktionen des Pflegepersonals. Besuch kommt – noch einmal. Man spricht jetzt leiser und langsamer mit mir. Und ich fühle mich unendlich schwach – habe kein Zeitgefühl mehr, nur noch das Empfinden, nicht mehr zu können und nicht mehr zu wollen. Immer wieder breche ich ein in eine Zone, die ich nicht kenne: ausgeliefert sein. Ich werde gepflegt, man putzt mir die Nase, feuchtet mir die Lippen … Es geschieht etwas mit mir – und ich weiß nicht wirklich, was. Falle ich den Pflegekräften, meinen Angehörigen zur Last? Wir haben vor langer Zeit darüber gesprochen, dass das nicht der Fall sein wird – aber ich bin nicht sicher. Mir tun die Menschen leid, denen ich so viel Mühe mache, die meinen Geruch aushalten müssen, meine Wäsche wechseln müssen, meine Exkremente beseitigen … Sie waschen mich, kämmen mich wohl, bürsten mir die Zähne oder setzen mir nun meinen Zahnersatz nicht mehr ein … Es ist mir auch nach der langen Liegezeit immer noch unangenehm. Da sind diese Momente, in denen ich denke, dass gerade mein Tod schmutzig und schmerzerfüllt, stinkend und unglaublich lästig ist. Ich ahne, dass ich nur noch stöhne, mich nicht mehr mitteilen kann. Ich bin ungehalten. Ich erkenne die Gesichter nicht mehr, die sich zu mir hinunterbeugen. Ich höre Laute, verstehe nichts mehr – aber es tut auch gut, dass jemand da ist.

» Vielleicht bedeutet Liebe auch zu lernen, jemanden gehen zu lassen, wissen, wann es Abschied nehmen heißt. Nicht zulassen, dass unsere Gefühle dem im Weg stehen, was am Ende wahrscheinlich besser ist für die, die wir lieben. (Bambaren 1999)

Hatte ich nicht immer gewollt, dass diese Phase für mich eine ganz wichtige Lebenserfahrung sein sollte?

Über der Bewusstseinsschwelle …

Es sind diese Tage, Stunden, Minuten …, die nicht mehr wirklich Leben, noch nicht wirklich Tod sind, in denen ich immer wieder über diese Bewusstseinsschwelle im Zickzack hin- und hergehe. Es ist kein gerader Weg mehr. Meine Wahrnehmung ist getrübt – ich kann nicht mehr unterscheiden, was ist und was nicht ist. Ist es meine Fantasie, oder ist es wirklich so, dass ich von einem Berg falle, dass ich im unendlichen Meer schwebe, dass ich durch einen dunklen Wald gehe? Märchen- und Schauerfiguren sehen mir zu – ihre Augen und Münder sind weit geöffnet, sie sind still und trotzdem bedrohlich. Mich friert. Immer wieder ist mir kalt. Dann wieder schwitzen, schaudern … erschöpft sinke ich irgendwohin … Wohin?

Es gibt noch Momente, in denen ich mich mitteilen kann, aber ich verstehe nicht, warum mich meine Angehörigen nicht verstehen, wenn ich ihnen meine kleinen Geschichten erzähle. Geschichten von der großen grünen Wiese hinter dem Horizont, von dem Licht am Ende des dunklen Waldes, von der Höhle, aus der ich krieche … Dann wieder der somnolente Zustand, in dem ich nicht mehr von dieser Welt bin. Bin ich es, der sagt: „So schön … "? Dann ein Zittern, ein letztes Gestikulieren und … Stille. Stille auch bei den Anwesenden.

Darf gelacht werden?

K.E. Buchmann, *Sterben und Tod*,
DOI 10.1007/978-3-662-49756-2_16

Humor – überall und jederzeit

Ja, fast überall und fast zu jeder Zeit. Humor ist eine ernste Sache – eben wie das Sterben auch. Sicherlich gibt es Personen, die es für makaber halten, im Angesicht des Sterbens „lustig" zu sein. Aber Humor ist etwas anderes und bedeutet mehr, als lustig zu sein. Humor ist auch nicht einfach mit Lachen gleichzusetzen. Es werden sich einige Leser wahrscheinlich auch dagegen aussprechen, dass man zu diesem Thema einen Katalog von möglichen „Scherzen" präsentiert. Mir geht es darum, die Sterbensschwere durch die tiefgründige Leichtigkeit des Humors etwas zum Schweben oder auch zum Fließen zu bringen. Im Humor besiegen wir nicht nur die verbissene Ernsthaftigkeit, sondern auch die Tendenz zum Perfektionismus. Gerade dort, wo wir uns als Helfende oder – wie in diesem Buch beschrieben – als Sterbende hilflos fühlen und erleben, kann das Unangenehme einer Situation mit einer humorvollen Bemerkung zum Natürlichen hin verändert werden. Humor schafft Abstand, wenn einem etwas zu nah ist, und schafft auch Nähe, wenn etwas in zu weiter Ferne scheint. Humor ist also eine Einstellung zu den Dingen der Welt *und* zu sich selbst! Der Lebensweise spielt (eben: humorvoll) mit Distanz und Nähe. Mit Wilhelm Busch können wir sagen: „Es ist leicht, das Leben – und das Sterben – schwer zu nehmen. Und schwer, das Leben – und das Sterben – leicht zu nehmen." Humor ist sicherlich auch nur dort möglich, wo eine gute Atmosphäre herrscht. Der Laie ist beim Besuch in einem Hospiz verwundert, weil dort auch gelacht wird.

Ich denke hier nicht an Witze (oder nicht nur!); ich meine den feinen Humor, der grundsätzlich auf einer wohlwollenden und respektvollen Grundeinstellung basiert. Gerade ernsten und schwierigen Situationen kann eine humorvolle Bemerkung über seelische Abgründe hinweghelfen. Und kennen wir nicht diese (britische?) Fähigkeit zum schwarzen Humor, wo wir im Angesicht des Todes doch ein Lachen oder Lächeln mit Trauerrand hinbekommen? Allerdings darf dabei nicht die leidende Person zur Karikatur gemacht werden.

Situationskomik

Jeder, der Demenzkranke betreut hat, weiß um die zuweilen immer wieder aufblitzende Komik bei manchen Gesprächen. Der an Alzheimer-Demenz erkrankte Vater fragt den Sohn, der zu Besuch ist: „Soso … Wie geht es eigentlich Ihrem Vater … ?" Der Sohn ist verwirrt und entgegnet: „Aber du bist doch mein Vater!" Darauf der alte Mann: „Ha, ich wusste, dass Sie Ihren Vater nicht kennen!"

- Im Sterbeprozess muss man sehr sensibel mit diesem Thema umgehen; stets sollte man dem Schwerstkranken „das Kommando" überlassen, ob er und wie er den Humor verträgt, selbst hervorbringt oder aber ob er bereit ist, sich in seiner Lage einen Scherz anzuhören. Da sollte man sich schon gut kennen. Es ist leichter, wenn diese *Situationskomik* von der kranken Person ausgeht. So sagte eine sterbenskranke Frau: „Das Fenster können sie offen lassen – alles andere müssen sie bei mir schließen – ich bin überall undicht!"

Therapeutischer Humor

- Es ist gar nicht einfach, unterschiedliche Formen eines therapeutischen Humors situativ einzusetzen (vgl. Tietze u. Eschenröder 1998). Sicherlich ist es in erster Linie die *spontane Reaktion* auf die

Situation, die man vorfindet, die in solch schwierigen Lebenslagen die Grundlage für den Humor darstellt. Der Humor tröstet uns darüber hinweg, was wir – in dieser Situation – wirklich sind (nach A. Camus). Erfahrene und lebenskluge Pflegekräfte können mit einfühlsamen Gesten und Worten schwierige Lagen erleichtern und dem Kranken ein Schmunzeln entlocken. Dahinter mag die Einstellung stehen: „Ja, es ist alles sehr ernst – aber es könnte auch schlimmer sein!"

- In meinem Sterbezimmer – das schreibe ich jetzt und hoffe, dass ich dann auch dazu stehen kann, wenn es so weit ist – darf und soll gelacht werden. Ich denke, dass ich z. B. den „*Körperhumor*", das Minenspiel, die Handbewegungen, die Art und Weise, wie sich mir jemand nähert, gut entschlüsseln kann. Es gibt diese „traurigen Berührungen", und es gibt ein aufmunterndes Streicheln wie es das herzhafte Zufassen gibt. Oft/meistens werden solche Handlungen ja auch mit Worten begleitet. So wie ein festes Zufassen bei Lageveränderungen hilfreich ist, kann ein guter Witz auch die Stimmung aufhellen.
- Man kann ein *Wortspiel* einsetzen: „Ja, in dieser Phase Ihres Lebens sagt Ihnen die Natur, dass Sie nun langsam treten müssen." Oder: „Sie haben das Recht, in diesem Fall Unrecht zu haben!" Vielleicht auch: „Jetzt wird deinem Leben eine neue Richtung gegeben … " Oder jemand sagt: „Komisch, das ist nun also die andere Seite vom Leben!", und die Schwester antwortet: „Es gibt immer wenigstens 3 Ansichten vom Leben: eine positive, eine negative und auch eine komische." Hier wird sehr deutlich, dass u. a. das Wort „komisch" ja eine Doppelbedeutung hat; einmal kann es lustig und andererseits befremdlich bedeuten. (Das war der Zugang unseres großen Humoristen Loriot: Komisch war bei ihm alles, was scheiterte.)
- Man kann eine Klage des Sterbenden *relativieren*, indem man möglicherweise sagt: „Ja, Ihr Klagen klingt heute nicht mehr so böse wie vor ein paar Tagen." Oder ich sage als Schwerstkranker: „Meine Lage ist gar nicht so ernst, wie ich befürchtete."
- Darf man in solch einer Situation *übertreiben,* gar *dramatisieren*? So könnte ich dem ernst dreinschauenden, jungen Stationsarzt zuflüstern: „Jetzt sehen Sie mal, was die ärztliche Kunst aus einem Menschen alles machen kann." Oder die Sterbebegleiterin sagt zur sterbenden Frau: „Herta, so gute Menschen wie wir kommen immer in den Himmel. Du gehst nur voran."
- Es sind ja meist die tiefernsten Menschen, die den feinen, *philosophischen Humor* beherrschen; sie sind ohne jeden Fanatismus und voller Respekt und in großer Gelassenheit. So könnte ein guter Freund mir sagen: „Wir haben uns immer eingebildet, uns passiert das nicht! Nun zeigst Du mir durch Deine Haltung, was Du immer unter geistiger Freiheit verstanden hast!" Oder in Abwandlung eines Zitats von Mark Twain: „Denk dran, du warst Millionen und Abermillionen Jahre tot, bevor Du

Philosophischer Humor

geboren wurdest – und Du hattest dadurch nicht die geringsten Unannehmlichkeiten."

- Stets mochte ich Menschen, die auch in schwierigen Situationen *etwas Absurdes* beitragen konnten. Da sagt mir eine gute Freundin: „Das ist schon komisch: Immer warst du etwas Besonders, immer liebtest du die Ausnahme. Und hast du bis zuletzt wirklich gemeint, der Tod würde bei dir eine Ausnahme machen?"
- Da sagt ein Sterbender: „Ich habe mich schon mit dem Gedanken des Todes angefreundet", und der etwas vorwitzige Sohn meint: „Ja, Papa, und nun liegst du mit diesem Gedanken im Bett!" Man mag diese Art Humor *paradox* nennen – oder auch überraschend. Er kann noch einmal zu einem Lächeln führen. Und ich könnte sagen: „Nun habe ich viel über das Sterben nachgedacht … und muss eingestehen: So einfach, wie ein Buch dazu zu schreiben, ist das Sterben nun doch nicht!"

Galgenhumor

- Bei *Galgenhumor* gelingt es dem Sterbenden, seine ausweglose Situation ins Banale umzudeuten, um nicht im Leid zu ertrinken und der eigenen aussichtslosen Lage noch etwas Komisches abzugewinnen. Der Joke soll Abstand schaffen. „Was soll ich machen? Kopfstehen und Lachen!" Oder: „Früher musste ich genug und teuer trinken, um umzufallen. Jetzt krieg ich das umsonst." Siegmund Freud schreibt die – angeblich – wahre Geschichte: Ein Delinquent wird wegen seiner Tat am Montag früh zum Schafott geführt. Er fragt den Henker, welcher Tag denn heute sei. Der antwortet: Montag. Darauf meint der Verurteilte: „Die Woche fängt ja gut an!" Der Galgenhumor ermöglicht es aber auch, starke Gefühle zu leugnen und zu vermeiden, wenn diese als unerträglich empfunden werden (Übersprungshandlungen); es wird sozusagen eine aggressive Grundstimmung abgelacht.
- Es gibt aber auch eine weitere Form des Humors (in der Klinik, im Sterbezimmer): Man kann Filme oder CDs mit Slapsticksituationen einspielen. Wenn noch ein Gespür für das „komische Leben da draußen" besteht, können sicherlich solche nichtsprachlichen Szenen kleiner und größerer Missgeschicke Ablenkung, Entlastung und „andere Gedanken" evozieren. Sicherlich ist bei solch einem Vorgehen zu beachten, wie – und vor welchem kulturellen Hintergrund – die bisherige Einstellung der schwerstkranken Person zu solchen Darstellungen war.

Den Sterbeprozess erleichtern

Es ist nicht einfach und auch nicht sinnvoll, „Rezepte" zu erstellen oder anzubieten. Was ich mit dieser Zusammenstellung bezwecken möchte, ist die Idee, den schweren Sterbeprozess etwas leichter zu machen. Das wird vor allem dort gelingen, wo sowohl der Sterbende als auch seine Angehörigen bzw. das Pflegepersonal bereit sind, gewohnte Verhaltensmuster zu überwinden und wo alle Beteiligten eine höhere Bedeutung des Lebens erfahren wollen. „Leben bleibt Fragment" hat der Theologe

Gollwitzer einmal gesagt. Es gibt weder genügend Zeit für eine Vollendung, noch kann man alles richtig gemacht haben.

Und: Ist es nicht eine besondere Gabe, in seinem Sterbeprozess den Blick für die anderen Menschen um einen herum nicht zu verlieren? Sterben macht egozentrisch; Humor kann auch diese Gewohnheit gelegentlich überwinden. Ist nicht auch die Todesanzeige eine Möglichkeit, eine kleine Prise Humor mit dem Abschied zu verbinden? Einige Beispiele dazu findet man im Buch *Am Ende ist Schluss mit lustig* (Korp 2014, S. 226 f.): „Ich bin umgezogen" (Adresse vom Friedhof); „Erst viel Humor, dann viel Tumor"; „ … ich kann nun liegenbleiben"; „Wenn du im Sarg liegst, haben sie dich zum letzten Mal reingelegt" … Früher waren deftige Sprüche auf Grabsteinen und Marterltafeln durchaus üblich: „Hier liegt in süßer Ruh, erdrückt von einer Kuh … "; „Hier liegen meine Gebeine, ich wünscht, es wären deine"; „Das Ende des Schweins ist der Anfang der Wurst".

Vielleicht erschrecken diese Gedanken viele Leser – und vielleicht ist es nicht der „gewollte Humor", der einen Beitrag zum guten Sterben darstellt, sondern nur eine besondere Freundlichkeit? Ist nicht auch eine verborgene Quelle des Humors der Kummer (wie Mark Twain formulierte)? Ist nicht ein zugewandtes Lächeln wichtiger als ein aufgesetzter Humor? Wo einem das Lachen vergeht, ist häufig noch ein Lächeln möglich. Und: Lächeln steckt an (Spiegelneuronen). Solche *Abschiedsgrüße* „erzeugen … einerseits Distanz, andererseits aber auch bei manchem Betrachter ein Lachen und vielleicht eine größere Bereitschaft, sich mit der eigenen Endlichkeit zu beschäftigen. Und man erinnert sich an die Toten, wie sie gelebt haben" (Korp 2014, S. 230).

Gehirnakrobatik? – Sich selbst überlisten?

K.E. Buchmann, *Sterben und Tod*,
DOI 10.1007/978-3-662-49756-2_17

Kann die Kraft unseres Geistes uns zu einem besseren Verhalten führen? Oder anders: Ist es möglich, durch Vorstellungen die Wahrnehmung der Realität zu verändern? Können wir, wenn wir an unser eigenes Sterben denken, diesen Prozess positiv beeinflussen?

Es ist für mich *keine Frage, dass unser Geisteszustand entscheidend dafür ist, wie wir was erleben und verarbeiten.* Wenn wir freudig erregt sind, können wir nicht gleichzeitig schimpfen oder unzufrieden sein. Und wenn wir auf unser Gegenüber sehr ärgerlich sind, können wir (zumindest ohne „Verkäufertraining"!) kaum wirklich ein freundliches Gesicht machen. Und wissen wir nicht alle, wie schnell das Befürchtete eintritt und welche Kräfte wir mobilisieren können, wenn wir etwas besonders intensiv befürchten oder wünschen (selbsterfüllende Prophezeiung)? Nehmen wir eine mögliche Enttäuschung bereits vorweg, kommt es im Allgemeinen auch dazu. Wäre diese „Technik" auch für den eigenen Sterbeprozess anzuwenden?

„Zukunftsselbst" erstellen

Ja. *Es müssen aber einige Kriterien dafür erfüllt sein, damit ein „Zukunftsselbst" erstellt und bewahrt werden kann.* Dazu seien einige Überlegungen aufgeführt, die sich grob an den Forschungen von J.D. Mayer (2014a) orientieren.

Zuerst sollte man eine realistische Sicht seines gegenwärtigen Zustands, seiner Verfassung und seiner Möglichkeiten kennen. Hier geht es um die Realität dessen, was ist. Auf das eigene Sterben bezogen sollte man vielleicht seinen gegenwärtigen (Geistes-)Zustand realisieren und reflektieren. (Das fällt z. B. Menschen schwer, die am Beginn einer demenziellen Erkrankung stehen). Hierzu gehört auch, dass man seine Neigungen, auf Belastungen zu reagieren, kennt: Tendiert man zur Flucht, zur Larmoyanz, zum Kämpfen oder zum Aushalten? Zieht man sich dann gern zurück – oder benötigt man Zuspruch und Anteilnahme? Kann man die Wahrnehmung vom empfundenen Leid – noch – zu angenehmen Empfindungen mäandern? Also: Die gegenwärtige Persönlichkeit sollte in ihren Neigungen klar und ehrlich benannt werden.

Wie möchte ich sein?

Auf dieser Basis ist es hilfreich, sich *mit „allen Sinnen" vorzustellen, wie man denn sein möchte.* So wie wir uns z. B. bei einem Streit vornehmen können, uns nicht provozieren zu lassen, uns nicht aus der Ruhe bringen zu lassen, so können wir auch eine Vorstellung davon entwickeln, wie wir uns zum Ende unseres Lebens verhalten wollen. Wir sind Meister im Wunschdenken! Schon als Kind haben wir das gekonnt, nur hat sich diese Tendenz zum Alter hin oft verkehrt: Jetzt neigen wir dazu, uns ziemlich genaue Vorstellungen davon zu machen, was wir befürchten. Und da haben das Sterben und der Tod im Allgemeinen keine positive Wortbedeutung. (Wie wir übrigens auch immer wieder dazu neigen, „das Alter" eher negativ zu sehen und zu erleben). Solch eine Vorstellung von einem „guten Sterben" kann in verschiedenen Sterbemeditationen eingeübt werden. Zwei Überlegungen sind dazu hilfreich: Wir müssen bei einer guten palliativen Betreuung keine Angst vor Schmerzen haben, und – wir müssen bei einer einigermaßen überschaubaren

Lebensendphase nicht allein sein (die hospizliche Begleitung kann hier die Begleitung durch Familienangehörige gut unterstützen).

Es ist möglich, sich seine zukünftige Existenz vorzustellen – das, was viele Menschen geschafft haben, nämlich in der Gegenwart Kräfte, Energien, Geld, Fähigkeiten u. a. zu sammeln, um *später* davon profitieren zu können (wer denkt hier nicht an die Maus Frederic, die im Sommer Wärme, Farben und Licht sammelt, um sie in der Winterhöhle den graufrierenden Kumpanen vorzutragen?). Die Vorstellungen von mir auf dem Sterbelager sollten sich an der Realität orientieren. Das ist sicherlich nicht leicht; denn man sollte etwas über den Sterbeprozess wissen und mit seiner Verhaltenstendenz (s. oben) in Verbindung bringen. Die Vision seiner persönlichen Zukunft kann sehr wohl Motivator für ein zukünftiges Verhalten und Erleben sein. Deshalb ist die Frage „Wie möchte ich sterben?" bei aller Ungewissheit bedeutsam. Es sollten keine Wunderdinge erwartet und visualisiert werden: Ich sehe, höre, fühle mich auf dem Sterbelager, registriere, in welchem Ton ich mit den Angehörigen oder dem Pflegepersonal spreche, weiß um meine elementaren Bedürfnisse und die Schwierigkeiten, sie zu erfüllen (Stuhlgang, Beweglichkeit …) und *halte das aus!* Dazu ist es hilfreich – auch in der letzten Lebenszeit –, wenn ich Unterstützung von Angehörigen erfahre, die mich daran erinnern, was ich mir vorgenommen habe. Und es ist eine gute Methode, sich immer wieder selbst zu vergegenwärtigen, wie man sich verhalten wollte (also sich an seine Vorhaben zu erinnern).

Es handelt sich auch um eine Frage der Persönlichkeitsintelligenz, ob es einem gelingt, sich sein Zukunftsselbst einigermaßen realistisch zu konstruieren und gedanklich immer wieder durch meditative Vorstellungen zu festigen. Je mehr solch eine Vision auf Sand gebaut ist, umso eher wird sie im Ernstfall „verrutschen". Es gibt diese zuweilen von klein auf eingeübten Haltungen, die besagen, dass man „leiden kann, ohne zu klagen", „dass man einem Gentleman-Ideal gemäß nie die Contenance verliert", „dass man sich stets bemüht, Menschen, Dinge und Situationen differenziert zu sehen". Ich denke nicht, dass das nur eine Frage der Bildung ist. In allen Schichten gibt es Menschen, die ihre Aufgabe (z. B. ihr behindertes Kind zu pflegen) und ihre Situation klaglos und wie selbstverständlich hinnehmen und optimal gestalten. Wettkampfsportler, Manager und Politiker haben gelernt, auch in kritischen Situationen einen kühlen Kopf zu bewahren. Psychotherapeuten haben gelernt, sich unter (fast) keinen Umständen von einem Patienten provozieren oder kränken zu lassen.

Was wünsche ich mir?

Unsere *mentale Struktur* (vgl. letzten Abschnitt dieses Kapitels) wird immer auf der Basis der uns wichtigen Haltungen basieren – und für unsere Haltung sind wir in allererster Linie selbst verantwortlich. Voraussetzung dafür ist auch, dass man fest davon überzeugt ist, zu schaffen, was man sich vornimmt. Es wäre gut, wenn Angehörige und Freunde die Einstellung des Sterbenden stützen, wenn das Sterbezimmer seinen Wünschen gemäß eingerichtet sein könnte. Wenn …

> Es wäre schön,
> könnte ich etwas Himmel sehn,
> vielleicht sogar einen Baum.
> Dürfte ich Abschied nehmen
> von der nun stillstehenden Zeit
> von einer Zeit,
> die nun vorüber ist
> und nicht mehr sein wird.

Oder:

> Vielleicht schlafe ich hinüber.
> Niemand muss meinen letzten Schlaf bewachen.
> Weckt mich nicht.
> Ich bin jetzt allein.
> Ein wenig Musik
> und den Gesang der Vögel hören.
> Sonst nichts. Nichts sonst.

Sterbevision initiieren

Wie könnte so eine Sterbevision initiiert werden? Was könnte man tun, um sich auch im „Ernstfall" seinen vorher gedachten Vorstellungen gemäß zu verhalten?

Der erste Schritt ist, dass man sein Sterben überhaupt für möglich hält (das klingt trivial – ist aber ernst gemeint). Viele Menschen tun so, als sei ihr Sterben ganz weit weg und als wollten sie damit nichts zu tun haben. Also die Überzeugung: Ja, ich werde sterben – und das Sterben wird eher und sicherlich auch anders geschehen, als ich mir das vorstelle, wenn ich kein „Konzept" habe. Klingt es zu utopisch, dass man nach der Zeit, in der man ein Liebhaber des Lebens war, nun zu einem Liebhaber des guten Sterbens werden könnte? Die Bereitschaft „zu gehen" ist hier mehrfach angesprochen worden; sie ist eine Voraussetzung für das friedliche Gehen.

Zweitens: Ich möchte (für mich) einen Begriff von „Würde" bewahren. Das meint nicht eine aufgesetzte, unnatürliche „Hoheit", sondern die Haltung einer inneren Freiheit, die sich u. a. in einer eher unauffälligen und diskreten Art äußert. Es ist wohl das, was wir umgangssprachlich mit „sanft entschlafen" bezeichnen. Es wäre doch schön, wenn es so sein könnte.

Ich sollte – *drittens* – immer wieder Entspannung herstellen durch die Atmung, durch bildhafte Vorstellungen (meine Lieblingsgegend ...) und durch Gedanken (formelhafte Vorsätze, wie sie im autogenen Training verwendet werden): „Ich bin und bleibe ruhig und gelassen" oder: „Es wird gut sein ... " Immer wenn die Erregung steigt, die Atmung ängstlich verflacht, kann wieder auf die „Atementspannung" (funktionelle Entspannung) geschaltet werden. Wer sich im Yoga zu Hause fühlt, kann zusätzlich eine geistige Dimension gewinnen, die ja u. a. auf eine Gleichgültigkeit den körperlichen Funktionen gegenüber hinzielt. Im Sterbeprozess werden immer wieder Phasen auftreten, in denen man keinen Einfluss auf den Körper hat und in denen auch die Selbststeuerung massiv eingeschränkt ist. Aber eines bleibt uns: zu erleiden und zu erdulden, was da mit mir geschieht. (Diese Haltung kann ich bei jedem Zahn- oder Frauenarzt o. Ä. einüben – oder auch bei jeder „heftigen Massage" trainieren.)

Autosuggestion

Bei den *autosuggestiven Vorsätzen* ist zu beachten, dass sie dann zu einem unbewussten Widerstand anregen, wenn sie eine Aussage machen, die nicht zur momentanen Situation passt. Wenn ich also mein Sterben noch nicht angenommen habe und mir dann sage: „Es wird alles gut!", erkennt mein Innerstes (mein Unbewusstes?), dass die Aussage nicht stimmt – und entwickelt Gegenkräfte. Aussagen von hochwahrscheinlicher Richtigkeit sind da viel besser: „Ich bin neugierig, was da mit mir geschieht" oder: „Ich vertraue da ganz der Natur (oder Gott …)". Die noch vor Kurzem erlebte Hoffnung, zu leben, wird jetzt verwandelt in den Wunsch, friedlich sterben zu können.

So kann die Aufmerksamkeit oszillieren: Da ist – einerseits – ein Schmerz in mir, und zugleich ist da die Möglichkeit, meine Aufmerksamkeit z. B. einem Musikstück zuzuwenden. Ich kann meine Konzentration auch auf meine ruhige Atmung lenken. Dieser „spielerische" Umgang mit meinem Körper und seinen Empfindungen kann ich längst einüben, bevor mein Leben sich dem Ende nähert. Es sind *Exerzitien der Schlichtheit.*

Abstand halten

Und schließlich ist es hilfreich, zu allem, was wir tun und erleben, von Zeit zu Zeit einen gewissen Abstand zu halten: für einen Moment aus dem, was gerade geschieht, auszusteigen und alles als Teil des großen Lebensspiels zu betrachten. „Ich denke, es ist dem Leben als Ganzes äußerst zuträglich, wenn wir zu allem, was wir in Angriff nehmen, eine gewisse Distanz haben – wie ein guter Schauspieler zu seiner Rolle: Du bist zwar voll und ganz dabei, du spielst die Rolle, als ob du sie im Augenblick selbst wärest, aber du weißt gleichzeitig, dass du die Rolle und das Stück zu jeder Zeit ändern kannst" (Szöllösi 2010, S. 27). Im Vertrauen auf die eigenen Fähigkeiten können wir uns auch aus schwierigen Situationen (vorübergehend) „wegbeamen". Ist es zu prätentiös, wenn ich denke, dass wir uns – wenn es irgendwie geht – am Ende unseres geschenkten und geliehenen Lebens noch einmal vor diesem Geschenk dankbar verbeugen, um es zurückzugeben?

Nun werden erfahrene Sterbebegleiter hier ihre Zweifel äußern. Sie werden sagen, dass in dieser letzten Phase die Sinne verschwimmen, dass ein nicht mehr bewusstes Hinübergleiten wahrscheinlich ist und dass solche Gedanken der Friedlichkeit eher in das Reich der Utopie gehören. Um es noch einmal zu betonen: Es geht nicht darum, diese Verhaltensweisen erst zum Ende seines Lebens einzuüben. Es geht darum, dass man sich rechtzeitig auf „schlimme Fälle" vorbereitet. Es kann ja auch vor mir ein lieber Angehöriger sterben oder andere Katastrophen geschehen. Ich bin mir sicher, dass wir viel öfter unserer inneren Stimme vertrauen sollten und dürfen und dass wir uns nicht so verhalten, wie man das gemeinhin annimmt. Wenn wir wissen, was wir wollen und was uns guttut, haben wir zur Erreichung dieses Ziels höhere

Kräfte, als wenn wir alles nur so laufen lassen. Dort, wo unsere Aufmerksamkeit ist, sind unsere Gefühle. Und wir können Gefühle verändern, indem wir unangenehmen angenehme gegenüberstellen. Das ist mehr als Gedankenakrobatik.

Positive Gedanken zum Tod

Wären nicht auch positive Gedanken an den eigenen Tod denkbar? Korp (2014, S. 97) zählt einige auf; und er stützt sich hier auf seine reiche Erfahrung als Sterbebegleiter. So nennt er u. a. das durch eine schwere Krankheit (wiedergewonnene) intensive Lebensgefühl. In solchen Phasen erfährt man ein großes Maß an Zuwendung und Aufmerksamkeit – und es gelingt einem jetzt besser, das wirklich Wichtige in den Blick zu nehmen. Insofern können auch die letzten Lebenstage noch eine sehr erfüllte Zeit darstellen: Vielleicht gelingt es, Verdrängtes und Aufgeschobenes noch zu erledigen und – wie bereits angesprochen – Versöhnungen zu erreichen. Menschen, die ihren Partner verloren haben, berichten fast übereinstimmend von einer tiefen Liebe, die sie noch einmal intensiv erlebt haben.

Mentale Struktur

Wenn es um Einstellungen und Verhaltensweisen geht, versteht man unter mentalen Techniken das gedankliche Durchspielen von gewünschten Aktionen. Sportler optimieren ihre Bewegungsabläufe durch Mentaltraining, Piloten simulieren Notfallpläne, Chirurgen trainieren die Handhabung ihres Skalpells mental … In vielen Berufsgruppen (Polizei, Feuerwehr, Rettungssanitäter etc., auch bei Bergsteigern) ist es üblich, schwierige Situationen vor dem möglichen Eintreten mental optimal durchzuspielen, sich in der Situation des „perfekt Handelnden" mit allen Sinnen zu erleben.

Üben durch Meditation

Nun werden besonders kritische Leser meinen, dass das zwar gut klingt, aber in der Sterbephase diese Methoden doch wohl kaum zu realisieren seien. Es stimmt, dass auch Wettkämpfer zuweilen „Trainingsweltmeister" sind und im eigentlichen Wettkampf versagen, weil sie ihre Nervosität, also ihre Unsicherheit, ihre überzogenen Ansprüche und ihre resignativen Selbstgespräche (Gedanken) als erlebter Stress in eine Quasi-Panik-Situation treiben. Ähnliches ist im Sterbeprozess denkbar – zumal, wenn die bewussten, kognitiven Fähigkeiten „gelähmt" sind. Umso wichtiger scheint es mir zu sein, dass gerade deswegen z. B. über Meditationen die gewünschten Verhaltensweisen intensiv eingeübt werden. Es macht einen großen Unterschied, ob ich nur weiß, dass es z. B. nachts im Wald dunkel ist, oder ob ich die Dunkelheit nachts wirklich erlebe und dann davon eine präzise Vorstellung empfinde. Im mentalen Status geht es immer um die optimale, d. h. die gewünschte Informationsverarbeitung innerer und äußerer Signale (es handelt sich um das emotionale Erfahrungsgedächtnis). Wir nehmen z. B. Körpersensationen wahr oder sehen das Gesicht des untersuchenden Arztes oder hören eine Bemerkung einer Krankenschwester, und sofort neigen wir dazu, diese Information unserer Einstellung gemäß zu bewerten: Wir können dramatisieren, abwiegeln oder nachfragen, was gemeint war. Das Gehirn kann keine Emotionen in sich selbst wahrnehmen; es ist auf die Signale des Körpers angewiesen. Körpersignale führen – je nach Einschätzung und Erfahrung – zu Hormonausschüttungen und Reaktionen im Befinden. Das emotionale Erfahrungsgedächtnis kann aber durch die kognitive Bearbeitung im Frontallappen verändert/moduliert werden. Dazu dienen mentale Strategien. Letztlich können wir auch somatische Marker, eben Körperinformation, einfach nur „hinnehmen", ohne uns dadurch aus der Ruhe bringen zu lassen. „Es ist, wie es ist!"

Eine große Feier zum Schluss?

K.E. Buchmann, *Sterben und Tod*,
DOI 10.1007/978-3-662-49756-2_18

Alle Kulturen haben ihre speziellen Totenkulte. Staunend und voller Ehrfurcht stehen wir heute noch vor den geheimnisvollen Monumenten von Stonehenge, den Ruinen der peruanischen Stadt Nasca oder der Cheops-Pyramide, diesem geheimnisvollen Grab. Die Ägypter haben an die Macht ihrer Sprüche und Amulette und an ein Leben nach dem Tod geglaubt – haben aber zugleich in ihren Totenbriefen die balsamierten Toten gebeten, nicht wiederzukommen (dazu haben sie ihnen u. a. Nahrung und andere Grabbeilagen mitgegeben), um sich zu rächen. Die Angst vor dem Wiedergänger, den unerlösten Seelen, die keine Ruhe finden und z. B. um Mitternacht ihr Unwesen treiben, ist in vielen Formen des Volksglaubens bis heute erhalten. Magische Worte und Rituale sollten die Todesfurcht der Lebenden eindämmen. Vorzeitige Todesfälle waren in frühen Kulturen oft das Ergebnis eines angeblichen Übertretens heiliger Pflichten oder das Werk bösartiger Mächte. Und dann stehen die Toten auf nicht erklärbare Weise außerhalb des Gewohnten und wirken.

Riten im europäischen Kulturkreis

In unserem europäischen Kulturkreis hat das Christentum eine strenge Beerdigungsordnung durchgesetzt. Waren im Altertum noch freie Bestattungen möglich, wurde der Fried- oder Kirchhof zum Ort der Beisetzung – für die Gläubigen! Ein „Selbstmörder" wurde bis zum Ende des letzten Jahrhunderts in katholisch-ländlichen Gegenden nicht auf dem „Gottesacker" beigesetzt. Das Leben sei ein Geschenk Gottes und dürfe nicht „weggeworfen" werden. „Du sollst nicht töten", verlangt das christliche Gebot. Das Leben sei absolut heiligzuhalten. Aber gegen die Todesstrafe, gegen das Töten im Krieg und gegen den Opfertod für andere hat sich „die Kirche" nie gestellt.

Immer waren die Toten mit den Noch-Lebenden auf meist geheimnisvolle Weise verbunden. Zu allen Zeiten und in allen Kulturen wurden aber die Toten in einem relativ rigiden Zeremoniell für die „Reise in das Jenseits" vorbereitet. In unserem Brauchtum wurde die Bestattung durch gewisse Zeiten und Rituale vorbereitet: Leichenwaschung, Aufbahrung mit einer Leichenwache, dann der Leichenzug mit dem anschließenden Totenmahl oder Leichenschmaus. (Und wenn es eine „große Beerdigung" war, sagte man im Schwäbischen: „S'isch ä schee Leich! Viel Manne hän g'schraue.")

Heute übernimmt ein Arzt die Leichenschau mit einer Bescheinigung über die (wahrscheinliche) Todesursache. Jeder Leichenfund oder Verdacht eines nicht natürlichen Todes muss unverzüglich angezeigt werden. *Einerseits sind Leichen zivilrechtlich „herrenlose Sachen"*, gehören also auch nicht den Angehörigen, *andererseits wird die unbefugte Wegnahme einer Leiche als Störung der Totenruhe geahndet.*

Muss man dies alles wissen, wenn man überlegt, wie dereinst die eigene „Leichenfeier" stattfinden soll – oder ob so etwas überhaupt stattfindet? Wir leben in einem (sich auflösenden?) kulturellen Kontext und werden deswegen in dem, was wir vorschlagen oder tun, nicht mehr uneingeschränkt die Zustimmung aller Menschen in der Verwandtschaft oder im Freundeskreis finden. Wer aber als „Exzentriker" im Leben bereits von den meisten Normen abgewichen ist, wird dies sicherlich auch noch nach seinem Tod „leben" wollen. Alles scheint heute möglich – und insofern kann ich gar nicht alle Möglichkeiten darstellen. Aber ich möchte dazu anregen, dass sich jeder selbstbewusste Mensch für sich und seine Angehörigen eine Vorstellung davon macht, wie er sich seinen Lebensabschied wünscht.

Es gibt keine „natürliche" Form der Beisetzung

Es gibt keine „natürliche" Form einer Beisetzung (Grablegung, Feuer- oder Seebestattung, Urnenbeisetzung ...). Vom „Verscharren" eines Menschen, der keine Angehörigen hat, bis zum Staatsbegräbnis eines sogenannten „großen Menschen" ist alles möglich. In der Entwicklung unseres Wertesystems hat natürlich die Religion eine große Rolle gespielt – aber auch zunehmend durch Unaufrichtigkeiten und Fehlverhalten wieder verspielt. Der religiöse Glaube ist bei der Mehrzahl der Menschen heute nicht mehr die „Gehirnstruktur", wenn es um die Beerdigung geht. Auch sind Menschen unterschiedlicher Kulturen nicht unterschiedlich veranlagt, sondern sie sind durch ihre Erziehung geprägt. Ihre kulturspezifischen Eigenarten drücken sich vor allem dadurch aus, dass sie Andersdenkende nicht oder nur sehr schwer akzeptieren. Das bezieht sich auf alle Lebensbereiche, eben auch auf die Sterbe- und Beerdigungsrituale.

Traditionell: mit christlicher Begleitung

Da ist die traditionelle, immer noch mehrheitlich übliche Beisetzung mit einer christlichen Begleitung in der Aussegnungshalle. Selten war die tote Person vorher für alle sichtbar aufgebahrt, damit Freunde und Angehörige Abschied nehmen konnten: „Der Sarg bleibt zu!" Leider sind die religiösen Begleittexte bei einer Beerdigungsfeier meines Erachtens kaum verständlich – zumindest mir nicht. Beispiel aus dem Römerbrief: „Vers 15: Denn ich weiß nicht, was ich tue. Denn ich weiß nicht, was ich will; sondern was ich hasse, das tue ich. Vers 16: Wenn ich aber tue, was ich nicht will, so gebe ich zu, dass das Gesetz gut ist. Vers 17: So tue nun ich nicht es, sondern die Sünde, die in mir wohnt ... " (Pöppel und Wagner 2013, S. 252 f.). Immer sind „Wort und Sakrament die Weisen, wie das göttliche Heilswirken gegenwärtig und wirksam wird" (Eliade 1991, S. 437). Von dem, was bei Beerdigungen vom christlichen Menschenbild gesprochen, und von dem, was nach dem Tod sein wird, verstehe ich – trotz großen Bemühens – nichts bzw. sehr wenig. Mögen diese Sprüche wie die Beschwörungen in anderen Kulturen den Glauben stärken, so entziehen sie sich dem Verständnis eines kritischen Geistes. Aber die Menschen lieben Geschichten und benötigen Rituale. Die Religionen verfügen dazu über einen ungeheuren Schatz aus den Jahrtausenden ihres Bestehens. „Es wäre der Prüfung wert, ob die für das neuzeitliche Europa charakteristische Verflechtung von religiöser Kreativität und säkularer Kultur die besondere Chance enthält, im Dialog mit anderen Kulturen und Religionen deutlich zu machen, dass die Religionen wie die Kultur nur dann vor Fehlbildungen bewahrt bleiben, wenn sie sich als Ausdruck solcher Postulate der Hoffnung verstehen, deren Einlösung menschliche Kraft übersteigt" (Eliade 1991, S. 447).

Aber interessiert das jemanden am Grab? Am offenen Grab werden noch einmal ein paar Worte gesprochen, symbolisch wird Erde, werden

Blumen auf den Sarg geworfen. Trauer, Beileid. Kaffeetafel. Erinnerungen …

Es gibt die Beisetzung *im engsten Familienkreis*, von der die Öffentlichkeit oft erst hinterher erfährt. Auch hier dürfte – mit oder ohne Geistlichen – das Erinnern und Abschiednehmen im Mittelpunkt stehen. Sicherlich sind solche Totenfeiern auch als Entlastung z. B. für den hinterbliebenen Ehepartner bzw. für die Kinder gedacht. Die Würdigung der toten Persönlichkeit wird in Geschichten, Erlebnissen und Nennung seiner „Verdienste" um die Öffentlichkeit bekundet.

Waren früher große, prunkvolle Familiengrabstätten (Mausoleen) in „besseren Kreisen" üblich, so *hat sich heute eine fast künstlerische und sehr individuelle Grabgestaltung etabliert.* Aber auch heute noch ist es für manche Menschen von Bedeutung, ob sie auch wirklich auf einem „Prominentenfriedhof" beigesetzt werden – oder zumindest in der Nähe von verehrten Künstlern. Die Eitelkeit hört mit dem Tod nicht auf.

Naturbestattung

Als Gegenbewegung dazu kann die Neigung von immer mehr Menschen gelten, sich eine – zuweilen anonyme – *Naturbestattung* zu wünschen. Ein „weltlicher" Grabredner oder „nur" ein Freund/eine Freundin spricht ein paar Worte. Waldesruhe. Immer häufiger wohl auch mit den Gebeinen eines toten treuen vierbeinigen oder geflügelten Gefährten.

Prominente, Politiker „von Format", verdiente und beliebte Künstler oder Sportler … werden in einer medienbegleiteten Zeremonie aus dem Leben verabschiedet. Dabei scheint aber oft das Drumherum wichtiger zu sein als der eigentliche Trauerakt. Und genießen nicht viele Menschen die Trauerumzüge, bei denen der Sarg auf einer Lafette von prächtigen Pferden oder von schmucken Fahrzeugen gezogen durch die abgesperrten Prachtstraßen unter Trommelwirbel zum Aufbahrungsort befördert wird? Kennen wir nicht aus den Medien die langen Schlangen von Menschen, die alle noch einmal den großen Volksführer sehen wollen? Wie ein Popstar wurde Nelson Mandela im Stadion in seine neue Welt verabschiedet. Päpste, andere Würdenträger und hochrangige Militärs werden mit spezifischen Zeremonien zu ihrer Grabstätte begleitet. In New Orleans ziehen Musikgruppen dem Leichenzug voraus. Vielfältig sind die Formen und Vorgehensweisen beim Abschiednehmen. Und hinterher werden Straßen oder Plätze nach den Verstorbenen benannt.

Ehrung von verdienten Zeitgenossen

In der *akademischen Welt* ist es üblich, für den verstorbenen hochgeschätzten Kollegen einen Kongress zu seinen Ehren durchzuführen und noch einmal eine Gedenkpublikation herauszubringen. Manchmal werden Institute nach dem Toten benannt oder Stipendien mit seinem Namen vergeben. Vom Verstorbenen entdeckte oder entwickelte Verfahren (z. B. bei medizinischen Operationen) tragen seinen Namen.

Wie will man es mit seinem Abschied halten? Ist das primär die eigene Angelegenheit oder die der Weiterlebenden, der Angehörigen? Müssen diese sich an Wünsche des Verstorbenen richten? Haben sie keinen Spielraum? Auch das ist abhängig davon, wie man gelebt, wie man sich im Vorfeld des Todes mit den Angehörigen abgestimmt hat. In jedem Fall hat die Familie das Sagen auf der Grundlage des Gewünschten seitens des Verstorbenen.

Es wird deutlich: Es geht sowohl um den Willen des Toten und seiner Angehörigen als auch um die „Nutzungsrechte" seiner Leistungen für die Öffentlichkeit. Nur zu gern können sich Politik bzw. Medien dieses Ereignisses bedienen, um sich damit selbst in Szene zu setzen.

■ ■ Einige Beispiele

■ Heinz

In der Todesanzeige von Heinz (mit einem Bild geschmückt) stand:

> » Gern lade ich Euch noch einmal ein: zu meiner Totenfeier. Ihr, zu denen ich mich zugehörig fühlte, von denen ich jetzt getrennt bin, seid noch einmal anwesend. Mein Tod kann uns nicht nehmen, was wir gemeinsam erlebt haben und was uns über all die Jahre verbunden hat.
> Ihr wisst, ich habe über das Leben und das Sterben sowie über den Tod nachgedacht – und zuweilen wohl nur eine Ahnung vom Sinn des Ganzen gespürt. Schmerzliche Ungewissheit bis zuletzt. Zugleich aber Zeiten der Freude, des Genusses, der Freundschaft, der Auseinandersetzung und des Feierns erlebt. „Wir wollen das Leben feiern", habe ich gern gesagt, „um den Tod zu bestehen".
> Nun ist es so weit. Wir nehmen Abschied voneinander. Wollt Ihr kommen? (Datum etc.)

Gelassen und spontan …

Die Feier war in der Aussegnungshalle des kleinen Friedhofs, sie war viel zu klein für die Trauergäste. Kurzer Entschluss: Das Ganze findet im Freien statt, das Wetter lässt es zu. Ein Sohn spricht, begrüßt, wirkt freundlich, fast fröhlich. Ein alter Freund des Verstorbenen erzählt Fragmente aus dessen Leben, gewürzt mit kleinen, heiter-ernsten Geschichten, bei denen ein leises Tuscheln der Zustimmung entsteht. Musik. Drei Musikanten spielen Bach. Ein Exkollege berichtet von den Aufgaben und Leistungen des Verstorbenen, legt ein Blumengesteck an den Sarg, an dem Kränze lehnen. Die Ehefrau, nicht in Schwarz gekleidet, ergreift das Wort: „Ich danke euch, dass ihr heute mit mir hier seid, damit wir uns alle von Heinz verabschieden können. Jeder von euch hat seine Geschichte mit ihm. Im Schnittpunkt dieser Geschichten stand er in seiner fröhlichen Nachdenklichkeit, mit seiner Gabe, zuzuhören und Fragen zu stellen. Ich durfte mit Heinz ein reiches Leben führen, ein Leben, das nicht immer einfach war, weil wir nie nur einfach waren … "

Bei dieser kleinen Rede schwanken die Zuhörenden zwischen Erstaunen („So wenig Trauer zu spüren") und Bewunderung („Toll, wie souverän Hilde gesprochen hat"). Man geht auseinander, die meisten Gäste nehmen das Angebot an, im örtlichen Café im Nebenraum noch ein wenig zusammenzusitzen. Ende.

▪ Annedore

wollte keine Reden:

In der Todesanzeige stand u. a.: „... und wir wollen uns nur zu einer guten halben Stunde der Musik widmen, die Annedore so geliebt hat; sie hat darum gebeten, dass keine Reden gehalten werden."

Andächtig und musikalisch ...

Und so war es dann auch: 3 Musikstücke. Bruchs Violinkonzert; Adagio. Franz Schubert: *An die Musik* (Klavier und Cello). Ein junges Mädchen spielte auf ihrer Querflöte „Greensleeves". – Man ging schweigend auseinander – zum Teil in kleinen Gruppen. Die Angehörigen hatten sich zurückgezogen.

▪ Gerlinde

wollte Poesie:

Poetisch ...

Ihre Familie hatte eingeladen und gewünscht: Wem danach ist, der möge ein kleines Gedicht vortragen ... Die Feier findet im Vereinsheim statt. Die Urnenbeisetzung erfolgt im engsten Familienkreis. – Auch hier war Musik das emotionale Bett.

▪ Gregor

Ohne Aufwand ...

wollte nichts! Keine Feier, keine Beerdigung im „alten Stil". Seine Familie verschickte an gute Bekannte und Freunde einige Tage später folgende Anzeige:

» GREGOR; geb. am ... ist am ... verstorben.
Er war ohne Angst und ohne Schmerzen.
Ein reiches Leben ging zu Ende. Wir sind traurig.
Adresse: ...

▪ Mechthild

Die Familie XY nahm den Tod der Ehefrau, Mutter, Großmutter, Schwester und Tante Mechthild zum Anlass, ein großes Familientreffen zu veranstalten. Alle Angehörigen haben ihren Namen auf die Anzeige gesetzt – eine erdrückende Präsenz auch jener, die wohl schon seit Jahren im Ausland lebten.

Großes Familientreffen ...

Eingeladen wurde zu einer Feier im Kirchengemeindesaal. Der Geistliche sprach seine Formeln. Eine Tochter referierte das Leben der Verstorbenen. Eine Schwester erzählte aus Kindertagen. Die große Versammlung der Trauernden war offensichtlich gerührt – vielleicht sogar beschämt? –, dass dieser Tod Anlass eines längst fälligen Treffens war. Opulentes Kaffeetrinken – auch hier wieder kleine und längere Geschichten. Fotos mit allen Familienangehörigen. Viele lernten sich erst hier kennen. Der völlig überforderte Ehemann der Verstorbenen musste, schwer angetrunken, aus dem Verkehr gezogen werden.

▪ Bernhard

Und wieder poetisch ...

Zu Bernhards Leichenfeier im eigenen, großen Haus wurde mit einem Gedicht von Khalil Gibran eingeladen:

» „Die Schönheit des Todes
Lass mich schlafen, denn meine Seele ist trunken vor Liebe.
Bedecke nicht meine Brust mit Weinen und Seufzen, sondern schreibe mit deinen Fingern auf sie das Zeichen der Liebe und der Freude.
Lass dein Herz mit mir frohlocken im Gebet um Unsterblichkeit und ewiges Leben.
Trage keine schwarze Trauerkleidung, sondern erfreu dich mit mir in weißer Kleidung.
Sprich nicht voller Kummer von meinem Weggehen, sondern schließe deine Augen,
und du wirst mich unter euch sehen, jetzt und immer".

Bernhard war – in Weiß – aufgebahrt im Foyer des Hauses. Im Wintergarten gab es Kanapees und Champagner. Leise Gespräche. Dezente Musik. Die Familie hatte an eine Wand Bilder aus Bernhards Leben gehängt – darauf viele Freunde …

- **Oskar**

war ein Künstler aus den eurasischen Steppen. Seit 60 Jahren lebte er hier. Seine großformatigen Gemälde sind voller phantastischer Wesen. Licht und Düsternis, furiose Farben und kaum zu erkennendes Gewürm am Boden kennzeichnen seine wenig erbaulichen Bilder. Anlässlich einer Ausstellung baten wir ihn, eines seiner Bilder zu „erklären". Der 90-Jährige stellte sich der Aufgabe und begann anhand des Bildes sein Leben zu erzählen – indem er bei jeder Episode auf Details in seinem Werk hinwies. Es wurde ein episches Werk. Nun wollte er nicht mehr, dass man diesen Text zur Ausstellungseröffnung verläse – er bat darum, dass er bei seiner Beisetzung vorgetragen würde. Zwei Kunstfreunde taten das, indem sie mit verteilten Rollen sprachen und ihre gelesene Episode jeweils mit Detailfotos per Beamer illustrierten. – Alle, die den alten Herrn doch schon so viele Jahre zu kennen glaubten, waren jetzt überzeugt, dass sie ihn eben doch nicht gekannt – und viele ihn schlichtweg verkannt – hatten. Eine beeindruckende „Veranstaltung". Ein entfernter Verwandter, den keiner kannte, brachte die Leiche zurück in seine Heimaterde.

Aufschlussreiche Trauerfeier …

Man könnte die Beispiele fortsetzen – und man ahnt, dass bei den oben kurz angerissenen Feiern des Todes viel über das Leben der Verstorbenen berichtet wurde. Das Sterben und die Totenfeiern gaben einen guten Aufschluss über das Leben. Und immer wieder die Frage: „Was benötigte oder wünschte sich der oder die Tote – und was ist wichtig für die Angehörigen?" – Es wäre wirklich gut, man würde sich im Familien- und Freundeskreis frühzeitig darüber unterhalten.

Es dauert, bis man die Vergänglichkeit aller Lebensformen – eben auch der eigenen – erkennt, und noch länger, bis man sie akzeptiert. Hat man diesen Schritt geschafft, kann man endlich seinen Weg gehen und Frieden finden.

Wohin mit den „Schätzen"?

K.E. Buchmann, *Sterben und Tod*,
DOI 10.1007/978-3-662-49756-2_19

Nichts kann man mitnehmen …

Man hat in seinem Leben Dinge angehäuft, die zu einem gehören, ja, die einen vielleicht sogar „ausgemacht" haben: ein Haus oder gar eine Villa, Landbesitz oder wertvolle Kunstgegenstände oder selbst geschaffene Werke, Bücher oder Aktien usw. *Nichts kann man mitnehmen. Was soll mit den Dingen im Falle meines Todes geschehen?* Es wäre gut, wenn man diese Frage wirklich – zumindest in den wesentlichen Teilen – weit vor dem Sterbeprozess beantwortet. Wenn uns etwas (z. B. ein Schmuckstück, eine teure und gute Uhr etc.) über Jahre des Lebens begleitet hat, lädt sich dieser Gegenstand mit einer gewissen Substanz oder Energie auf und bekommt auch dadurch seine Bedeutung und Ausstrahlung. Er ist uns etwas wert geworden, was sich oft nicht materiell beziffern lässt. Längst nicht immer haben solche Gegenstände eine Bedeutung für Erben – und doch möchte man sie nur in wirklich gute Hände geben, z. B. an die Kinder oder Enkel weiterreichen oder an andere, nahe Verwandte oder Freunde. *Das kann man vorher absprechen* – und sollte es, mit Datum und Unterschrift versehen, schriftlich niederlegen. Wie bereits im Abschnitt „Loslassen" angesprochen, bedarf es einer gewissen inneren Bereitschaft, sich rechtzeitig – zumindest gedanklich – von seinen Gütern zu trennen, um sie ggf. mit „warmer Hand" weiterzugeben. Immer ist eine Schenkung möglich: Ein Teil des Erbes, meist Geld, wird der nächsten Generation noch zu Lebzeiten überlassen. Wir wissen, dass wir sterben müssen – und wir wissen vielleicht auch, dass potenzielle Erben (erster Ordnung) mehr oder weniger geduldig auf das Erbe warten. (Erben – das sind Leute, die ein Lächeln mit Tränen verdecken, sagt ein Sprichwort.) Nun mag man als älterer Mensch nicht wahrhaben, dass das Ende bevorstehen kann, und man schiebt eine Erbregelung (noch) weit von sich. Zugleich hat man vielleicht das Gefühl, dass man mit dem Erbe noch ein letztes bisschen Macht in den Händen hält, mit der man die Angehörigen zu einem gewissen Wohlverhalten nötigen kann.

Vererben – ein Geschenk

Aber denken wir doch einmal über das nach, wie vielfältig „Erben" eigentlich sein kann. Im positiven Sinn gehen wir davon aus, dass wir mit dem, was wir vererben werden, ein (großes) Geschenk machen. (Das glauben wir übrigens auch oft von unserem genetischen Erbgut, was wir weitergeben!) Nicht immer ist klar, ob ein Erbe das Geschenk auch als solches sieht! Zugleich würdigen wir den Erben, schätzen ihn – normalerweise – also besonders. Vielleicht ist das Erbe auch ein Ausgleich oder eine Anerkennung für eine besondere Freundschaft oder Zuwendung, dies gerade in der Endphase des Lebens? Ein weiterer Grund für das Erbe an einen besonderen Menschen kann sein, dass man durch die Weitergabe eines „Familienschatzes", den man selbst auch geerbt hat (eine alte Bibel, Schmuck oder andere Preziosen, wertvolle Gemälde, aber auch Grundbesitz oder Liegenschaften u. a.), hofft und erwartet, dass es in gute Hände gerät, als besonderer Besitz gewürdigt wird und der Familie erhalten bleibt. Es kann auch sein, dass man sich mit seinem Erbe immer wieder in Erinnerung bringen möchte. Deshalb wird zuweilen das Vermögen in eine Stiftung eingebracht, die den Namen des Stifters tragen wird. Hier möchte man als guter Mensch, als Gönner und Mäzen in Erinnerung bleiben. Es ist häufig zu beobachten, dass sich ein ansonsten nicht sehr beliebter Angehöriger durch dieses letzte Geschenk an seine Erben einen „guten Abgang" schaffen möchte. Denn man kann, gerade weil es eine letzte Handlung ist, diese und damit sich selbst noch einmal aufwerten und gut darstellen; das bleibt dann als Erinnerung haften. Und denken wir an den klugen Juden Nathan (in Lessings Werk *Nathan der Weise*), der seinen Ring, der „*vor Gott und den Menschen angenehm*" machen soll, zweimal nachbilden ließ, um jeden seiner 3 Söhne einen Ring zu geben, damit sich, wie ein weiser Richter sprach, erst durch ihr Verhalten erweise, wer den richtigen Ring bekommen habe.

Natürlich kann man auch durch die verteilte Erbschaft Menschen „bestrafen", z. B. wenn das Erbe (ein Haus, eine Firma o. Ä.) verschuldet ist; denn die Schulden werden auch übernommen! Oder man signalisiert noch einmal seine Abneigung, wenn man jemandem nichts zukommen lässt.

Vorübergehender Besitz

Gerade wenn man längst vor dem Sterbelager darüber nachdenkt, was aus „den Sachen" werden soll, *kann einem bewusst werden, wie vorübergehend Besitz doch eigentlich ist* und wie bedeutungslos er letztlich sein kann, wenn es ans Sterben geht. Erkennt man dann auch, dass man sich letztlich nur selbst „besitzen" kann? Etwas von seinem Besitz wegzugeben bzw. zu vererben, wird vor allem dem schwer werden, der sich durch sein „Haben" definiert hat (vgl. Fromm 1976). Die Hamlet-Frage nach dem Sein wird auch ein altgewordener Narziss, der „Macht, Ansehen, Einfluss und Bedeutung verliert" (Maaz 2012, S. 168), nur mit Schmerz beantworten können, weil er aus der „Schatzkammer" seines Besitzes nur materielle Güter weiterzugeben hat. „Innere Werte schätzt er nicht hoch genug ein, sie sind schwach und brüchig, abgewertet und beschädigt" (Maaz 2012, S. 169). Es geht darum, sich klar zu werden, was man denn mit seinem Erbe bei wem bewirken will – und das geht über das „technisch-juristische" Vorgehen hinaus.

Aber, um das vorwegzunehmen, ein gefertigtes Testament ist – bis auf seltene Fallkonstruktionen (Änderung oder Aufhebung eines Erbvertrags) – später immer noch relativ leicht zu verändern (s. unten).

Juristische Komplexität

Drei Beispiele sollen die juristische Komplexität des Erbens verdeutlichen:

- Eine alleinlebende Frau stirbt; ihre Eltern sind auch bereits tot. Sie hat einen Bruder und eine Schwester. Der Bruder hat 2 Kinder, die Schwester ein Kind. Wenn nichts weiter geklärt ist, würde die Erbschaft folgendermaßen verlaufen: Weil keine Erben erster Ordnung da sind, erhalten sowohl Bruder wie Schwester als Erben zweiter Ordnung je die Hälfte des Erbes. Die Neffen und Nichten erben nichts. Wäre jedoch der Bruder auch bereits verstorben, dann ginge sein Anteil des Erbes (also 50 %) zu je 25 % an seine 2 Kinder. Die Schwester bekommt die anderen 50 %.
- Ein unverheiratetes Paar lebt zusammen und hat gemeinsam 2 Kinder. Im Falle des Todes eines Elternteils erbt der Partner/die Partnerin nichts. Den Kindern steht das gesamte Vermögen zu.

- Ein lediger Mann, er hat keine Kinder, aber noch einen Bruder und seine Mutter. Weil der Vater bereits verstorben ist, erhält die Mutter die Hälfte des Erbes und der Bruder die andere Hälfte. (Würde der Vater noch leben, würde der Bruder nichts erben). Es entsteht eine Erbengemeinschaft.

Aber es kann auch noch viel komplizierter sein, wenn z. B. Kinder in einer Patchworkfamilie erben sollen. Die Beispiele können nur verdeutlichen, dass die Themen „Erben" und „Vererben" den Sterbeprozess stark belasten können, wenn man nicht rechtzeitig und qualifiziert regelt, was zu regeln ist bzw. was geregelt werden sollte. Es fällt nicht schwer, sich vorzustellen, dass es in so unterschiedlichen Lebenssituationen von Menschen sehr viele Varianten geben kann und gibt. Letztlich sind solche etwas komplizierten Fälle nur mit einem Notar/Anwalt zu klären. Aber *vor* derartigen Klärungen sollte man selber wissen, was man möchte und was nicht. Es ist unfair, sich keine Gedanken zu machen bzw. die „Erberei" mit den vielen Unstimmigkeiten nachher den Erben selbst zu überlassen („Da sollen die sich dann drum schlagen!"). Jeder (in Deutschland) kann selbst bestimmen, wer etwas erben soll und wer nicht. Allerdings haben dem Toten besonders nahestehende Personen (Pflichtteilsberechtigte) einem „fremden" testamentarisch benannten Erben gegenüber einen gewissen Anspruch auf einen Teil des Erbes (Pflichtteil). Sind keine Erben vorhanden, fällt ein Besitz an den Staat. Aber alle Details dazu sollte man mit einem Notar besprechen.

Es wird deutlich, dass es nicht einfach ist, sich noch zu Lebzeiten klar dazu zu äußern, was vom eigenen Besitz an wen weitergegeben werden soll. Dazu ist jeweils eine Beziehung zwischen dem „Erbgut" und dem, der es erhalten soll, herzustellen. So soll z. B. eine kleine, wertvolle Gemäldesammlung nicht durch eine Erbschaft zerstückelt werden. Das wiederum bedeutet, eine Hierarchisierung sichtbar werden zu lassen. Die Erben werden diese Rangreihe mitbekommen und aller Wahrscheinlichkeit nach nicht in allen Fällen gutheißen. Könnte/wollte man das in einem Brief o. Ä. an die Erben begründen? Oder nur darum bitten, diese Entscheidung freundlich und ohne Kritik zur Kenntnis zu nehmen?

Nachlass selbst bestimmen

Gerade dort, wo großer Besitz vorhanden ist, wo vielleicht ein Familienbetrieb weitergeführt werden soll, ist es notwendig, den Nachlass selbst zu bestimmen. Aber Vorsicht: Auch kleinste Besitztümer können jenseits des Grabes plötzlich z. B. zwischen Geschwistern zu einem lebenslangen Zankapfel werden. Ich kann verfügen, dass meine Bücher an meine Enkel fallen sollen; wie sie sie aufteilen, kann ihre Sache sein. Hat man aber 3 wertvolle Oldtimer in der Garage stehen, ist die Teilung ohne vorherige Ansage schon sehr viel schwieriger. Aber: Alles das ist im Deutschen Gesetzbuch genauestens geregelt, teilweise so speziell, dass nur ein in solchen Angelegenheiten geschulter Notar/Anwalt klar sagen kann, was möglich und erlaubt, was sicher und rechtlich einwandfrei ist.

Formal ist es wichtig, dass ein Testament Klarheit schafft. Aus unterschiedlichen Erfahrungen weiß ich, dass Streitigkeiten um das Erbe häufig nach dem Tod des Erblassers Familien auseinandergebracht haben, weil keine eindeutigen Regelungen getroffen wurden. „Das deutsche Erbrecht geht … in erster Linie von intakten Familien aus, in denen Vater, Mutter, Kinder und Kindeskinder in friedlicher und liebevoller Gemeinschaft zusammenleben. Diese vermeintlich bestehenden und intakten persönlichen Beziehungen werden vom Gesetz vorausgesetzt, sodass einzig und allein die nahen Angehörigen als Erben bestimmt werden" (Brüning et al. 2015, S. 179). Jeder weiß aber, dass die Beziehungen der möglichen Erben zueinander auch ganz anders sein können.

Das neueste Testament zählt

Wie oben angedeutet, kann ein Testament geändert werden. Immer zählt das neuere Testament gegenüber dem älteren. Voraussetzung ist allerdings, dass das „eigenhändige Testament" handgeschrieben verfasst und dann mit Vor- und Zunamen unterschrieben und mit Ort und Datum versehen wurde. Wird solch ein Testament mit Computer oder Maschine geschrieben, ist es ungültig! Man sollte auch einen schriftlichen Widerruf des ursprünglichen Testaments verfassen. Das sind juristisch-formale Fragen, die wirklich im Zweifelsfall auch mit einem in derartigen Fragen versierten Juristen geregelt werden sollten.

Abschiedsbriefe …

20.1 Brief 1 – 154

20.2 Brief 2 – 156

K.E. Buchmann, *Sterben und Tod*,
DOI 10.1007/978-3-662-49756-2_20

20.1 Brief 1

Ihr Lieben alle …

Ihr Lieben alle,

ich werde kaum die Zeit, vielleicht auch nicht wirklich die Worte finden, zu so später Stunde Euch allen das mitzuteilen, was mitteilenswert sein könnte. Ich will mich vorsichtig ausdrücken. Und nur zögerlich finde ich ins Wort, in die Gedanken, die mich am Ende – möglicherweise – bewegen werden.

Der Tod ist banal und er ist heilig. Der Tod ist ein nicht zu rechtfertigender, nicht zu erklärender Vorfall und trotzdem ein ganz normaler Vorgang. Glaubt es mir. So, wie ich nichts geglaubt habe! In der letzten Zeit habe ich wieder gerungen; mit mir, mit der Hoffnung auf eine Zukunft, mit der Idee des jenseitigen Lebens … in Gedanken, in „Euren Herzen“ – wie man so schön sagt. Es ist das Geschwür der Hoffnung, das so grässlich als Schmerz bis zur letzten Sekunde wuchern könnte. (Ein Gedanke, den ich bei Konrad Bayer fand.) Die Hoffnung will nie wahrhaben, dass die Realität anders ist. Auch ich hatte – bis vor Kurzem – die Hoffnung nicht ganz aufgegeben, dass ich doch vielleicht eher der Mensch sein könnte, der ich sein könnte – aber nicht bin.

Ich werde gestorben sein; nein: ich habe mich für den Tod entschieden. Wenn es Euch gelingen sollte, wertet diesen Tatbestand nicht; nehmt ihn hin, wie das Wetter oder wie die Benzinpreise. Es ist nichts Weltbewegendes geschehen. Ich habe gewusst, wie es aller Wahrscheinlichkeit nach weitergehen würde. Es waren wohl weniger die möglichen Schmerzen als der sichere Verlust dessen, was man so allgemein mit Persönlichkeit bezeichnet. Nicht mehr der sein zu können, der man sein möchte … Das Gedächtnis noch weiter verlieren, sich verlieren, den Angehörigen zur Last fallen … Wenn man das nicht will, hat das doch etwas mit Würde zu tun – oder? Das waren für mich, nach meinem langen Leben, keine erstrebenswerten Alternativen. Und da ich keinen Gott habe, kann ich ihm auch nicht ins „Handwerk pfuschen!“ Mit meiner lieben Frau ist das abgesprochen, mit den Kindern habe ich vor geraumer Zeit darüber nachgedacht, und nichts wurde versprochen.

Es gibt – aus meiner Sicht – keinen Grund zur Trauer. Aber ich denke, Ihr würdet Euch verbitten, dass ich wüsste, was für Euch gut und richtig sei. Mein Wunsch: keine feierliche Zeremonie mit harmonisch-verlogenen Worten und falschen Tränen.Ich habe entschieden, keinem irdischen oder jenseitigen „Souverän“ das Recht über mein Leben oder Sterben zu überlassen. Es wäre schön, wenn Ihr das einfach akzeptieren würdet. Bitte kein Theater des Todes. Wenn Ihr für Euch Zeremonien benötigt – o. k.

Es ist üblich (warum eigentlich?), nach dem Ende eines Lebens Rückschau zu halten (vielleicht weil uns die Vorschau so schwerfällt?). Ich will das nur sehr fragmentarisch tun. Mein Leben war ein erfülltes Leben an der Seite von Menschen, die mir etwas bedeutet haben; mit Aufgaben, die mir zuwuchsen und die ich zu bewältigen versuchte; mit Erlebnissen und Erfahrungen, die mich geprägt haben … so wie bei Euch allen. Ich habe viel über „das Leben“, über ein gelingendes Leben nachgedacht und habe als ethisches Mängelwesen über Idealismus und Kommunitarismus, über

Altruismus und Egoismus nachgesonnen – und alle Theorien als letztlich untaugliche Konstrukte begriffen, die ggf. eine Richtung angeben, aber keine Lebens- oder Handlungsanweisungen darstellen. Die Religionen sind ebenfalls Orientierungshilfen; m. E. nicht mehr und nicht weniger. Eher weniger! Ich habe verstanden, dass manche Menschen einen personifizierten Gott benötigen – „andere jonglieren lieber mit Konzepten, um mit deren Hilfe die höchste Einheit zu erkennen" (Zeichen der Stille [Verdier 2006]). Und die angebliche Unsterblichkeit der Seele? Sie ist nur die Verlängerung des Mysteriums Leben über die weltliche Zeit hinaus – und das brauche ich nicht. Mit Wittgenstein sage ich gern: Ich glaube nicht daran und ich würde dem aber auch nicht widersprechen. Ich kann auch mit der Vorstellung, nach dem Tod ein „körperloser Geist" zu sein, nichts anfangen. Ich könnte daran glauben (glauben!), dass die Seele nach dem Tod in irgendeiner Weise weiterlebt – aber dies ist auch ein Mysterium, das sich meiner realistischen Vorstellung entzieht. Sollte ich mich der Weisheit der Völker entziehen? Sollte ich die „Kultur unserer Kultur" verleugnen? Was wir nicht wissen, müssen wir nicht not-wendigerweise glauben! Und wir wissen so wenig.

Mein Leben war ein Fluss, war ein Gesang, war eine Metapher, war eine in einer schönen Schachtel eingesperrte Grille. Meine Gefühle für Euch und für die Welt waren ewige Unruhestifter – ich ahnte stets, dass es mehr geben müsste, als mir möglich und erlaubt war –, und lange war ich darüber unglücklich. Ich wollte Klärung, zog mich oft zurück und war ganz sicherlich nicht immer einfach – aber: Wer will schon einfach sein?

Nun ziehe ich mich wieder zurück. In die ungeheure schweigende Stille, die ich Tod nenne, die manche das Urgeheimnis Gott nennen … Aufgeschoben ist ja nicht aufgehoben. Übergänge. Warum sollte ich diesem „Wechsel" mehr Widerstand entgegensetzen als meiner Geburt? (An die ich mich auch nicht erinnern kann!)

Nein: Es gibt nichts zu betrauern und auch nichts zu feiern. Wir haben zusammen gelebt, gefeiert und – vielleicht – auch geweint. Das waren Zustände, die die Seele reinigten. Es sind Empfindungen, die auch ein Stück Ratlosigkeit darüber darstellen, dass wir im Leben oft so wenig herzlich miteinander umgegangen sind; dass wir das Leben und unser Dasein als so selbstverständlich begriffen haben; dass wir immer dieser trügerischen Hoffnung anhingen, es würde alles besser und dauern …

So lasst auch mein Nicht-Mehr-Dasein einfach geschehen; es ist, wie es ist. Wir bewahren Ahnungen voneinander.

Ist/war es nicht ein Glück, nicht auf einem Schlachtfeld geschlachtet worden zu sein? Oder von geiler Mörderhand ermordet? Oder schuldig unschuldige Opfer in einem Verkehrsunfall hergestellt zu haben? Oder an einem Schlangenbiss? Oder … ? Es gäbe so viel schlimmere Möglichkeiten des möglichen Unmöglichen.

Ich habe mich wohl vorbereitet. Und waren nicht letztlich alle Weisheit und alles Be-Sinnen der Welt darauf gerichtet, die Furcht vor dem Sterben zu überwinden? Ist nicht jedes Philosophieren (wie Cicero meinte) letztlich nichts anderes, als sich auf den Tod vorzubereiten? Das Leben ist auch ein Einüben in den Tod; so habe ich es immer verstanden. In meiner gelassenen Ruhe der letzten Jahre ist mir diese Wohltat zugewachsen: die „Verachtung" des Todes, des Tot-Seins. Ich habe keine Angst, aber vielleicht Zweifel?

Kann man nicht als ein etwas weiser gewordener Mensch die letzten Dinge einfach nur geschehen lassen? Keine Begeisterung, kein Jubel, keine Trauer?

Ich danke Euch, ich grüße Euch, ich umarme Euch.

Euer …

20.2 Brief 2

Ihr Lieben …

(Auszug aus einem Brief an die Familie)

Ihr Lieben,

Ihr wisst, dass ich in den letzten Wochen unsere Mutter und Großmutter betreut habe – und bei der Beisetzungsfeier wollte ich nicht mit diesem Brief und dem „letzten Dokument" unser Zusammensein dominieren. Deshalb bekommt Ihr jetzt eine Kopie eines langen Interviews (wenn man das so nennen will), das ich mit Mum führte. Wir haben ja alle immer wieder erfahren, dass unsere Mutter nicht gerade gesprächig war, wenn es um ihr Leben ging. So war es auch in der Zeit ihres Sterbens nicht immer leicht, sie zu den Aussagen zu bewegen, die ich protokollieren konnte und Euch hier zur Verfügung stelle. Mein Anliegen war, Mum dazu zu bewegen, einen Rückblick auf ihr Leben zu tun – auch um uns etwas zu hinterlassen. Wie gern lasse ich Euch auf diesem Weg teilhaben an den letzten Gesprächen, die ich nicht missen möchte. Unsere Mutter hat mich noch einmal reich beschenkt – und sie hat dann, kurz vor Ihrem Tod, das „Dokument", das ich gefertigt habe, unterschrieben, weil sie wollte, dass Ihr es lesen könnt.

Der vorliegende Text stützt sich auf viele Stunden, die wir miteinander verbracht haben, und aus den Antwortfragmenten zu meinen Fragen habe ich dieses „letzte Dokument" in diese Form gebracht. Bitte denkt nicht, dass ich wie eine Reporterin Antworten aus ihr herausgepresst habe – wir haben uns unterhalten, oft an den Händen gehalten und haben den Fragen nachgespürt. Ich habe das meiste mitgeschrieben – aber zuweilen auch auf meinem alten Diktiergerät ihre Stimme noch einmal eingefangen.

(Hier nun eine Kurzfassung des Textes – ohne die sehr persönlichen Details der Familie darzustellen …):

- *Karin: Mum, du hast ein langes, wohl auch anstrengendes Leben gehabt. Was war denn für dich besonders bedeutsam?*
- *Mum: Ach, das weiß ich nicht … Da seid ihr – meine 6 Kinder. Jedes von euch war irgendwie eine besondere Freude – auch wenn die ersten Jahre wirklich nicht einfach waren. Euer Vater war ein strenger Mann – und ich musste haushalten mit dem wenigen Geld, das er verdiente. Aber er war ein guter Vater und ein lieber Mann – ich glaube, das war in meinem Leben das Wichtigste. (Später fügte sie hinzu: Ich glaube, ich hätte alles getan, dass aus*

euch etwas wird ... Das war immer mein großes Ziel. Und das ist ja auch so gekommen. Dafür bin ich sehr dankbar ... euch allen!)

- *K: Gab es denn eine Zeit in deinem Leben, die besonders leicht, vielleicht sogar lustig war?*
- *M: Da fällt mir nichts ein ... Ich war sicherlich als junges Mädchen ziemlich viel auf den Tanzböden unterwegs, habe viel – ja, das stimmt – viel mit den Buben im Dorf unternommen, d. h., wir waren eine lustige Gruppe. Das hörte dann auf, als ich meine Ausbildung in der Stadt als Hauswirtschaftskraft machte ... Und da lernte ich ja Hans kennen – und wir bekamen unser erstes Kind, den Johann.*
- *K: Du hast ja gar nicht mehr in deinem gelernten Beruf gearbeitet, sondern warst Mutter und Hausfrau. Hast du das bedauert?*
- *M: So ein bisschen ja. Aber ich konnte natürlich das Gelernte gut gebrauchen. Später, als ihr schon groß wart, hätte ich gern noch einmal einen Versuch unternommen, mich irgendwo nützlich zu machen. Aber da waren ja meine schlimmen Beine ...*
- *K: Was wärst du denn gern geworden?*
- *M: Ich konnte damals keine Wünsche äußern. Ich tat, was mein Vatter gesagt hatte. Manchmal habe ich davon geträumt, in Amerika auf einer Farm Pferde und so zu haben ... Aber als ihr auf der Welt wart ... na ja, wie gesagt, ich will nichts bedauern ...*
- *K: Hat dich das denn ausgefüllt: Mutter und Ehefrau –?*
- *M: Da, da hat keiner nach gefragt. Und ich habe das gemacht, weil ich es musste. Als du als Jüngste geboren wurdest, war ich fast 40 – und Johann war damals ... warte mal – 17. Als du aus der Schule kamst, war ich fast sechzig. Und ich hatte ja da schon die ersten Enkel, die ich auch betreuen musste ... Nein, ich habe niemals über meine Rolle geklagt.*
- *K: Warst du glücklich?*
- *M: (Sie seufzt – und hat diese Frage nicht wirklich beantwortet, obwohl ich sie mehrfach gestellt habe.)*
- *K: Gibt es denn irgendetwas, was du gern an deine Kinder und Enkel als deine Lebenserfahrung weitergeben möchtest?*
- *M (Die Antwort ist aus mehreren Sequenzen zusammengesetzt): Vertragt euch! Und seid nicht so ..., so ... hinter dem Geld her! Letztlich kommt es nur darauf an, dass man mit dem, was man hat, zurechtkommt und zufrieden ist ... Das gilt auch für die Frauen bzw. Männer, die man heiratet ... Ich kann euch nichts sagen. Ihr wisst das doch alles, ihr seid doch auf gute Schulen gegangen ... Ja, bringt euren Kinder bei, dass eine gute Ausbildung ganz wichtig ist ...*
- *K: Hattest du denn so etwas wie eine „Lebensregel" oder ein Motto, nach dem du gelebt hast?*
- *M: Ich war nie besonders gescheit – aber ich habe gelernt, dass man die Dinge so nehmen muss, wie sie sind. Die Menschen auch ... Damit bin ich ganz gut gefahren ...*

- *K: Würdest du denn uns, deinen Kindern, etwas Besonderes über dich sagen wollen? Was sollten wir noch von dir wissen?*
- *M: Da fällt mir nichts ein … oder doch: Ihr sollt wissen, dass ich euch alle sehr liebe und dass ich euch bewundere, besonders die unter euch, die den Mut hatten, ins Ausland zu gehen, und fremde Sprachen gelernt haben … Ich habe euch, die ihr weit weg wart, sehr vermisst … Und ich möchte, dass ihr wisst, dass ich immer Angst hatte, dass wir es nicht schaffen könnten, euch alle durch die Schule zu bringen. Deshalb war ich sicherlich oft sehr sparsam oder geizig oder einfach – eben nur ängstlich …*
- *K: Gibt es denn bestimmte Erinnerungen, die dir besonders wichtig sind?*
- *M: Oh ja, ich denke oft an … (und hier kommen sehr persönliche Dinge zur Sprache …)*
- *K: Hast du je ein Geheimnis gehütet, welches du für dich behalten hast? Und wer darf davon erfahren? (Hier wurde Mum sehr unruhig – und sie hat lange geschwiegen … und ich dann auch. Und dann sagte sie:)*
- *M: Es ist mir ganz schwer, das zu sagen. Aber ich glaube, es befreit mich dann auch ein bisschen (und Tränen treten in ihre Augen) … Ich habe in den ersten Jahren unserer Ehe euren Vater betrogen … Ich habe ihm regelmäßig kleine Summen Geld aus seinem Portemonnaie genommen, um einzukaufen … Ich schäme mich heute sehr dafür. Aber er war so streng – und ich hatte oft nicht genug Geld zum Einkaufen … (wieder weint sie – und ich auch!).*
- *K: Hast du denn für uns besondere Wünsche oder bestimmte Hoffnungen?*
- *M: Ja, dass Pitty gesund wird und dass Mareike doch noch einmal einen Versuch unternimmt, ihren Schulabschluss zu machen. Vor allem wünsche ich mir und euch, dass sich Gaby mit ihrem Mann wieder versöhnt und dass ihr alle als Freunde die Familie in Ehren haltet …* (und es folgen noch einige Anmerkungen zu Ungeklärtem in der Familie).
- *K: Was, denkst du, wird nach dem Tod mit uns sein?*
- *M: Ich weiß es nicht, und ich will es auch nicht wissen. Fragt mich das, wenn ich tot bin …*

Ich habe dieses Gespräch – wie gesagt – hingeschrieben, habe Bilder von uns allen dazu geklebt und wir haben es beide unterschrieben, weil Mum es so wollte. Ich habe es ihr in den letzten Tagen ihres Lebens vorgelesen, und sie war sehr zufrieden. Ihr bekommt hier für eure Familien eine Kopie. Ich bin sehr, sehr traurig, dass ich erst so spät mit Mum solche wunderbaren Gedanken austauschen konnte …

Eure K.

Was soll mit meiner Leiche geschehen? – Oder: Den letzten Abschied selbst gestalten?

21.1 Die Bestattung – 160

21.2 Organspende bzw. Transplantationen – 163

21.3 Eine Abschiedsfeier? – 164

K.E. Buchmann, *Sterben und Tod*,
DOI 10.1007/978-3-662-49756-2_21

21.1 Die Bestattung

Bestattungspluralismus

Das Wissen, vielleicht auch das Bewusstsein über das, was nach dem Tod mit dem Leichnam geschieht, ist bei den meisten Menschen nicht sehr stark ausgeprägt. In unserem christlich geprägten Kulturkreis war und ist die „Beisetzung“ nach wie vor – bei gut 50 % der Bevölkerung – als traditionelle Sarg- und Feuer- bzw. Urnenbestattung auf dem örtlichen Friedhof üblich. (Die Sargpflicht bei der Erdbestattung wird zunehmend, besonders natürlich bei Angehörigen anderer Glaubensgemeinschaften, aufgehoben.) Kolumbarien (Urnenhallen) werden aus verschiedenen Gründen wieder aktuell. *In den letzten Jahrzehnten hat sich ein richtiger Bestattungspluralismus entwickelt.* Es gibt moderne und alternative Bestattungsformen, die von immer mehr Menschen in Erwägung gezogen werden. Auf die möglichen Motive wird weiter unten eingegangen. Die Befürworter dieser „anderen Formen“ ziehen zu je 45 % das Verstreuen ihrer Asche und die Urnenbeisetzung außerhalb eines Friedhofes/Ruheforstes in Betracht. Die (oft anonyme) Baumbestattung, sowohl auf einem Friedhof als auch in einem dafür freigegebenen Wald, erfreut sich zunehmender Beliebtheit. Und relativ neu sind Trauerorte in den sozialen Netzwerken, wie z. B. Facebook.

Dass in anderen Ländern ganz andere Verfahren erlaubt sind und praktiziert werden, bleibt in einer globalisierten Welt auch nicht ohne Wirkung auf uns: Urnenaufbewahrung zu Hause (seit Kurzem dürfen in Bremen Urnen eines Verstorbenen mit nach Hause genommen werden), Beisetzung im eigenen Garten, Verstreuung der Asche aus einem Wetter- oder Heißluftballon, auf einer Almwiese oder als Seebestattung bzw. als Himmelbestattung, indem man die Asche auf einem Berggipfel in die Luft verstreut … Ein besonderes Kapitel ist hier auch die postmortale Körperspende, auf die später einzugehen sein wird. Es ist sowohl für die verstorbene Person, besonders aber für die Hinterbliebenen zu bedenken, ob man einen öffentlichen Ort des Gedenkens haben möchte, der für Verwandte und Freunde zugänglich ist. Der Friedhof hat auch die soziale Funktion, dass sich hier Menschen treffen, die ein ähnliches Schicksal teilen. Rituale am Grab können die Trauerarbeit konkretisieren und erleichtern. Es gibt zweifelsfrei bei vielen Menschen das Bedürfnis, den *Ort des Sterbens* (z. B. bei Flugzeugabstürzen, Verschüttungen, Schiffsuntergängen u. a.) zu besuchen und auch am Ort der Beisetzung stehen und trauern zu können. Andere sagen, dass sie an ihren Verstorbenen denken, wenn sie in Gedanken dort sind, wo man gemeinsam gelebt hat. Auch hier gibt es kein Richtig oder Falsch.

Aber im Bestreben, auf den eigenen Leichnam Zugriff zu behalten, haben sich 3 weitere Formen der Verewiglichung herausgebildet: Vielleicht ist es nur eine moderne Schrulligkeit, möglicherweise aber führte auch der Glaube, dass ein Zerfallen des Leichnams als zusätzliche narzisstische Kränkung (in Erweiterung zum Tod) empfunden wird, dazu, sich in seiner vermeintlichen Wichtigkeit auch nach dem Tod unsterblich zu machen: durch Diamantisierung, Plastination und – als eine besondere Form eines Unsterblichkeitsglaubens – durch Kryonisierung.

Motive für alternative Beisetzungsrituale

Bevor diese Möglichkeiten genauer beschrieben werden, sollen doch *einige Motive für die Zunahme der alternativen Beisetzungsrituale* angesprochen werden. In der Vergangenheit waren die Feierlichkeiten im menschlichen Leben – von der Geburt bis zur Beerdigung – im Wesentlichen von der Religion/der Kirche bestimmt. Die Trends der Säkularisierung, Liberalisierung, Individualisierung, Pluralisierung, Privatisierung und Technisierung haben auch dazu geführt, den Umgang mit den Toten zu entritualisieren bzw. neue, alternative Rituale zu leben. Hinzu kommt, dass lange Zeit das Thema Sterben und Tod tabu war. Durch die sich stark häufende Zahl z. B. von jungen Aids-Kranken und ihrem Sterben kam bei der jüngeren Generation eine neue Diskussion über den Umgang mit dem Thema in Gang. Wenn heute jeder zweite Deutsche aus der traditionellen Erinnerungskultur im Umgang mit seinen Toten heraustritt, muss man diesen Trend ernst nehmen und die psychosozialen Hintergründe erforschen. Dabei scheint es sehr unterschiedliche Motive zu geben.

Möglicherweise sind hier vor allem Machtansprüche gegen die Ohnmacht dem Tod gegenüber die leitenden Gedanken: Die Leiche dient als Mittel, eine irgendwie geartete materielle Fortexistenz als Überleben zu inszenieren. Als möglicher Ausdruck einer zunehmend zu beobachtenden Autonomiebestrebung sind die posttraditionellen Bestattungsformen eine Folgen neuen Denkens. So glaubt man, als Toter irgendwo doch als Weiter-Lebender präsent sein zu können. Zugleich ist es als modernes Deutungsmuster des Todes wohl auch eine Abkehr vom (christlichen) Wiederauferstehungsglauben.

Dann mag es sein, dass sich der seines Sterbens bewusste Mensch durch eine spezielle Bestattungsform gegenüber anderen Menschen abgrenzen möchte und damit meint, jemand Besonderes zu sein. Hier spiegelt sich die Ich-Bezogenheit unserer Zeit besonders deutlich wider. Noch einmal kann er die Dramaturgie seiner Lebensgeschichte steuern (denn sein Wille ist Gesetz!). „Wer will, kann seine Asche als Feuerwerk am Himmel explodieren lassen oder aber seine 7 Gramm Totenasche zu einer Weltraumbestattung in den Orbit schießen lassen, um dort mit der Urnenkapsel als Sternschnuppe zu verglühen" (aus der 3sat-Sendung „Scobel" vom 21. März 2011).

Weiterhin mag die Art der Beerdigung ein Hinweis auf das gelebte Leben sein: Der Seemann lässt seine Asche ins weite Meer verstreuen, der Fussballfan will sich z. B. auf dem Friedhof seines Vereins in der Nähe des Stadions beisetzen lassen (wie z. B. der HSV-Hamburger Sportverein auf dem Friedhof Altona ein Gräberfeld für seine Fans reserviert hat).

Hinweis auf das bisherige Leben

Vielleicht soll die Bestattungsart auch auf das bisherige Leben hinweisen: Die *anatomische Körperspende* verleiht auch nach dem Tod noch mit dem geschenkten Leichnam eine gemeinschaftsbildende Sinnhaftigkeit im Dienste der Ausbildung von jungen Medizinern. (In den USA und in England müssen sich Medizinstudenten mangels Leichen durch Schnitte an Plastikmodellen und mit Videos in ihrer Anatomieausbildung begnügen [Boderas 2007]!)

Dazu gehört wohl auch die zunehmend demonstrierte Naturverbundenheit heutiger Stadtmenschen: Die Baumbestattungen können als Hinweis auf eine naturreligiöse Naturverbundenheit angesehen werden. Auch die Ökobestattung (Promession) ist ein Verfahren, bei dem eine „harmonische Eingliederung des Verstorbenen in den Kreislauf der Natur" (Groß 2011, S. 42) ermöglicht wird. Der tote Körper wird kompostiert und hinterlässt keine Rückstände, belastet weder Böden noch Meere. Eine weitere neue „Bestattungsmethode ist die alkalische Hydrolyse oder Resomation, bei welcher der Leichnam durch die Einwirkung einer starken Lauge aufgelöst wird" (Groß 2011, S. 42).

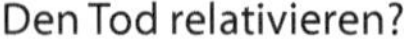

Den Tod relativieren?

Kann man wirklich den Tod durch die spezifische Behandlung und den speziellen Umgang mit der Leiche mithilfe neuester technischer Mittel relativieren? Möchte man der Vorstellung von Verfall, Verwesung und Endlichkeit noch durch die Verfügbarkeit auch über den eigenen toten Körper entgegentreten, den Tod relativieren?

Bei der *Diamantisierung* wird nach der Kremierung der Leiche in einem speziellen Trennungsverfahren der Kohlenstoff aus der Asche gelöst und mithilfe eines Startkristalls bei konstant zunehmender Hitze langsam wachsend zu einem Diamanten herangezüchtet. Sehr kostenintensiv (nach Steingröße und Unternehmen) wird aus der Leiche ein „Lebensjuwel" (LifeGem, wie die Werbung sagt!) geformt, das sogar mit angeblich individuellen Eigenarten erstrahlt: „So unterschiedlich die Menschen sind, so differenziert … auch die Farbe" (► http://www.algordanza.ch/Verfahren/Bestellung.aspx. Zugegriffen: 26. Mai 2016). Diese teure Art der Leichenveredlung hält sich wohl quantitativ in Grenzen, zumal auch die Beisetzung der nicht verwertbaren Asche noch zusätzliche Kosten verursacht.

Die *Plastination* führt zu dauerhaft haltbaren und „verlebendigten" Exponaten (nach Gunther von Hagen; Körperwelten). In einem Verfahren, bei dem das in den Zellen befindliche Wasser durch Kunststoff (Polymere) ersetzt wird, werden die Körper in ein – den natürlichen Gegebenheiten sehr angenähertes – dauerhaft haltbares Plastinat verwandelt; dies sehr kostengünstig. Wie immer man darüber denkt, jene Person, die dieses Verfahren bevorzugt, glaubt vielleicht so dem Prozess der Verwesung und der Vergänglichkeit zu entgehen. Ist es sinnvoll, hier ein plastiniertes Denkmal seiner selbst – zuweilen in merkwürdigen Stellungen – den Weiterlebenden zu hinterlassen?

Mittels Kältekonservierung *(Kryonisierung)* wird ein Körper für die Zukunft erhalten, um ihn zu einem geeigneten Zeitpunkt wieder zum Leben erwecken zu können. Dahinter steckt auch der Glaube oder die Hoffnung, dass man eines Tages jene Ursachen, die zum Tode führten, beherrschen und so den Körper, den Geist und Intellekt des Verstorbenen wiederbeleben kann. Hier wird das Blut durch eine Kühlflüssigkeit ersetzt (Vitrifizierung) und der Organismus bei minus 196 °Celsius in flüssigem Stickstoff gekühlt, um für eine denkbare Reanimation aufbewahrt zu werden. (Diese „Konservierung" ist – noch – in Deutschland verboten.) Unter den Anhängern der Kryonik soll es auch viele

Wissenschaftler geben (Groß 2011, S. 46). So versucht man, über den (erhofften reversiblen) Tod hinaus seinen Einfluss geltend zu machen.

Dass sich hier nicht nur *ästhetische, sondern auch rechtliche und (medizin-)ethische Fragen nach der Verfügungsmacht am eigenen Leichnam* stellen, ist wohl offensichtlich. Aber: Kann, darf, muss … der Staat oder „die Kirche" oder irgendeine andere Institution vorschreiben, wie mit meiner Leiche umzugehen ist? Auch: wie mit Teilen meines abgelebten Organismus zu verfügen ist? Kann es eine politische Instanz geben, die für alle Menschen geltende Regelungen erlässt, wie und wo man sich dem Tod hingibt? Einig ist man sich wohl noch der in Tatsache, dass mit dem menschlichen Körper und seinen Organen (oder Teilen davon) kein Handel getrieben werden darf. Das gilt auch für die Organspende.

21.2 Organspende bzw. Transplantationen

Im Allgemeinen verstehen wir unter einer allogenen Transplantation (Spender und Empfänger haben unterschiedliche Erbinformationen), dass dem toten Körper (Hirntod) bei der Organspende Zellen, Gewebe- oder Körperteile entnommen werden, um sie einem anderen Menschen, der sie dringend zum Überleben benötigt, einpflanzen zu können. Auch Bluttransfusionen und Stammzelltransplantationen gehören dazu. (Von xenogenen Transplantationen spreche ich hier nicht; dabei werden Zellen/Organe von unterschiedlichen Individuen – Mensch und Tier – übertragen. Ebenso wenig ist hier die Rede von der autogenen Transplantation, bei der Spender und Empfänger identisch ist).

Jeder Mensch kann (in Deutschland) vor seinem Ableben bestimmen, ob und in welchem Umfang er sich als Organspender zur Verfügung stellt. Auch die Zustimmung von nahen Angehörigen oder von einer namentlich bekannten Vertrauensperson kann nach dem Tod eine Entnahme von Gefäßen, Faszien, Hautteilen, Knochenspäne, Nervenscheiden, Gehörknöchelchen, Augenhornhaut bzw. der inneren Organe Herz, Leber, Lunge bzw. einer Kombination mehrerer Teile ermöglichen. Das Hauptproblem besteht in der immunbiologischen Reaktion einer Zellabwehr (Zellen mit einer fremden Erbinformation werden erkannt und zerstört, d. h. abgestoßen).

Klare Auseinandersetzung mit der eigenen Sterblichkeit

Die psychische Problematik bei der Organspende ist sicherlich die klare Auseinandersetzung mit der eigenen Sterblichkeit und mit der Zeit des Danach. (*„Ist es mir wichtig zu wissen, wer meine Organe bekommt?" – „Bin ich denn wirklich richtig tot, wenn mir Organe entnommen werden?"* usw.) Aber die meisten Menschen, die sich als Organspender bereiterklären, tun dies in einer zeitlich größeren Entfernung zum eigenen Tod. Sollte das nicht der Fall sein, stellt sich für Angehörige bei der Entscheidung für oder gegen eine Organspende ihres Verstorbenen die Frage, ob sie ihn freigeben, damit er, meist an einer anderen Klinik, explantiert werden kann. Hierzu wird vom medizinischen Personal eine große Sensibilität verlangt. Und häufig sind sich Angehörige in der Situation auch nicht einig! Da kann es zu würdelosen Szenen kommen.

Deshalb wäre es wichtig, dieses Thema mit den Angehörigen rechtzeitig, umfassend und offen zu besprechen. Dabei helfen Ärzte und medizinische Fachkräfte. Sicherlich kann auch die frühe Beratung durch einen Geistlichen bzw. einen Psychologen hilfreich sein. Es ist notwendig und sehr hilfreich, wenn die Angehörigen nach einer Organentnahme in Ruhe und in angemessener Umgebung von der verstorbenen Person Abschied nehmen können. (Auch Ärzte und das medizinisch-technische Personal haben – wie ich aus Anfragen weiß – oft Schwierigkeiten, mit dem Leichnam, an dem sie noch „arbeiten" werden, umzugehen).

Von der Organspende zu unterscheiden sind *Lebendspenden* (Übertragung eines Organs, meist der Niere, an einen nahen Angehörigen oder Verwandten) und die *Körperspende* (der gesamte Körper wird der Pathologie einer Klinik zur Verfügung gestellt – s. oben).

Noch ein Gedanke dazu ist mir wichtig: Eine Entscheidung, die man vor Jahren hinsichtlich der Organspende getroffen und schriftlich niedergelegt hat (Organspenderausweis), kann sich für einen Moribunden ändern. Man sollte – sofern das noch irgendwie möglich ist – dies fair mit dem Sterbenden besprechen.

Kulturgeschichtliche Frage

Es *ist eine Frage der Kulturgeschichte* – nicht nur in Europa –, *welche Auffassung dazu Gültigkeit haben soll.* Zum Transplantationsgesetz (vom 5.11.1997) gibt es z. B. in der Schweiz und in Österreich andere Ansichten. Aber: *Inwiefern sind Traditionen anderer Völker für uns ein mögliches Maß des Handelns?* Und können oder dürfen wir als Menschen unsere Angehörigen (und den Staat?) dazu verpflichten, auch unseren skurrilsten postmortalen Eingebungen zu folgen? Kann man überhaupt den Umgang mit dem lebenden und toten Körper des Menschen rechtlich einheitlich regeln?

Und noch ein Aspekt ist anzusprechen: Es gibt viele Menschen, denen es völlig gleichgültig ist, was mit ihrem Leichnam geschehen wird. Sie überlassen diesen letzten Akt ihren Angehörigen oder einem Bestatter.

21.3 Eine Abschiedsfeier?

Wird es eine *Abschiedsfeier* geben? Es ist durchaus nach wie vor üblich, das Abschiednehmen im Kreis der Familie, Freunde, Kollegen und Nachbarn zu zelebrieren. Heute steht meist ein großes Bild der verstorbenen Person am Trauerort (oder am Sarg). Ein Redner/eine Rednerin, in vielen Fällen ist es ein Geistlicher, spricht. Jemand hält eine Laudatio, erwähnt die Lebens- und Berufsdaten oder besondere Leistungen und Verdienste. Eine nahestehende Person hält eine persönlich gefärbte Abschiedsrede, spendet den nahen Angehörigen Trost. Bei sogenannten Prominenten will/wird ggf. ein Offizieller sprechen (Firmen-, Behörden- oder Vereinsvorstand, Bürgermeister). Die gewaltigste Form der Totenehrung geschieht in einem Staatsbegräbnis. Kränze, Gestecke, Blumen – aber auch Fahnen, Ordenszeichen und berufsbezogene Totenwachen können eine mehr oder weniger große Rolle spielen. Immer wird wohl Musik dabei sein?

Abschied selbst bestimmen

Mir wäre wichtig, dass ein reifer Mensch im Wesentlichen selbst darüber bestimmt, wie er verabschiedet (?) werden will. Man kann zuweilen bei solchen Beisetzungsfeiern den Eindruck gewinnen, dass die spektakuläre Inszenierung mehr den Lebenden als dem Verstorbenen gilt. Und: Die Masse der Blumen und Kränze am Sarg übersteigt, so scheint es gelegentlich, oft die Menge der Blumen, die die verstorbene Person sich zu Lebzeiten gewünscht hätte! Überhaupt: Werden nicht Tote oft erst deshalb besonders geehrt, weil sie nun tot sind? (Ein böses Wort sagt: „Künstler und Schweine sind erst nach ihrem Tod wertvoll!")

Wie will ich es mit meiner Totenfeier (Will ich überhaupt eine? Was wären die Alternativen?) halten? Dies sollte, ebenfalls rechtzeitig, mit den Angehörigen abgesprochen werden. (Dazu gehört auch der Anzeigentext.) Es ist das Recht der nächsten Angehörigen, solch eine Feier zu gestalten, wenn der Verstorbene keine Wünsche diesbezüglich formuliert hat.

Hier sind keine Empfehlungen ausgesprochen. Jeder Mensch sollte sich vor seinem Tod – bei guter Besinnung – Gedanken dazu machen, was er sich, seinen Angehörigen und der Welt nach seinem Tod zumuten möchte.

(Viele Anregungen zu den „Beerdigungstechniken" habe ich dem Artikel von Dominik Groß, „Zum Wandel im Umgang mit der menschlichen Leiche: Hinweise und Erklärungsversuche" [Groß 2011], entnommen).

Kann/soll ich etwas zur Trauer um mich sagen?

22.1 Formen der Trauer – 168
22.1.1 Zwei Funktionen „normaler" Trauerreaktionen – 168
22.1.2 Komplizierte Trauer – 169
22.1.3 Depressive Problematik – 169
22.1.4 Posttraumatische Belastungsstörung – 170
22.1.5 Unfähigkeit zu trauern – 170
22.1.6 Erotische Komponente – 170

K.E. Buchmann, *Sterben und Tod,*
DOI 10.1007/978-3-662-49756-2_22

Wir trauern im Allgemeinen um unsere Toten. Wird man, soll man um mich trauern? Was ist Trauer? Trauer umschreibt sowohl den Schmerz eines Verlustes oder einer als massiv erlebten Einschränkung als auch den Prozess ihrer Bearbeitung bzw. Bewältigung.

Seelische Reaktionen

Beim Trauernden stellen sich seelische Reaktionen ein: Niedergeschlagenheit, Antriebslosigkeit, Genussunfähigkeit – zuweilen Todessehnsucht. Das Nicht-Zulassen positiver Emotionen ist stark sozialisationsgeprägt. Man setzt sich intensiv mit dem Verlust auseinander, zieht sich oft zurück und erwartet Zuwendung und besonders Verständnis.

Trauer kann auch Affekte der Wut, des Zorns, der Aggression (gegen den Toten[!] oder dem „Schicksal" gegenüber) aktivieren. Angst vor dem Neuen/Zukünftigen sowie Erleichterung nach einem langen, gemeinsamen Leiden sind ebenso möglich wie intensive Schuldgefühle und Schwäche (weil man angeblich versagt hat oder sich gar als „Auslöser" versteht.) Das Immunsystem ist in dieser Phase bei vielen Menschen angeschlagen (u. a. durch Schlafmangel, ungeregelte Ernährung).

Es macht einen großen Unterschied, ob die (geliebte?) Person plötzlich starb (Unfall, Infarkt, Straftat/Verbrechen, Kriegsfall), ob der Tod sich als Folge einer Krankheit einstellte oder ob es sich um einen Suizid handelte (mit sehr unterschiedlichen Motiven belegt; eine Sonderform ist der ärztlich assistierte Suizid). Konnte man sich auf den Tod vorbereiten, oder kam er völlig unerwartet? Dies hat Auswirkungen auf die Trauer und die Trauerverarbeitung.

Als jemand, der u. a. viel mit Trauernden gearbeitet hat und der auch die Folgen von nicht verarbeiteter Trauer kennengelernt hat, ist es mir ein gewisses Anliegen, *vor* einer Trauerreaktion die möglichen Erscheinungsformen aufzuzeigen. Dies nur mit einem Ziel: dass die Trauernden ihre Trauer leben *und* nach einer gewissen Zeit zu einem einigermaßen normalen Leben zurückkehren können, in dem nicht die Trauer alles beschattet.

22.1 Formen der Trauer

22.1.1 Zwei Funktionen „normaler" Trauerreaktionen

Emotionale Auszeit

Der seelische Verlustschmerz benötigt eine „emotionale Auszeit", in der andere Gefühle im Vordergrund sind als „normalerweise" (s. oben). Das Grundbedürfnis nach Sicherheit und Zuwendung wurde „zerstört"; die Welt ist nicht mehr, wie sie war. Es herrscht große Verunsicherung durch die empfundene seelische Verletzung.

Zweitens ist die Trauerphase die Zeit der An- bzw. Einpassung in die neuen Verhältnisse. Trauerrituale (kulturabhängig und nach regionaler/religiöser Bedeutung unterschiedlich) helfen üblicherweise den Trauernden.

Die einfache Trauerreaktion ist durch folgende Kriterien gekennzeichnet:

- allmähliche Anpassung an die neue Realität,
- Trauerreaktion mit Rückzug und häufigem Weinen – langfristig keine gesundheitlichen Folgen;
- im sozialen Bereich kurzfristiger Rückzug ohne langfristige negative Folgen.

22.1.2 Komplizierte Trauer

- Nach einer ersten Trauerphase klingt der Trennungsschmerz nicht ab; chronische Trauerreaktion (Zeit: noch Monate nach dem Trauerfall; in 10–30 % aller Trauerfälle).
- Starke, impulsive emotionale Reaktionen (s. oben), zuweilen verzögerte Trauerreaktion; oft keine Abnahme der Trauerintensität. Die Trauer wird nicht als solche erlebt; Anpassung an neue Wirklichkeit gelingt nicht. Es kommt zu selbstschädigendem Verhalten, Panikattacken, depressiven Phasen, exzessiver Reizbarkeit, Intrusionen, dem Gefühl der innerlichen Leere und allgemeiner Sinnlosigkeit. Emotionale Taubheit ist denkbar. In der Folge: Schlaf- und Essstörungen, Anfälligkeit für Infektionen. Das soziale Netz wird vernachlässigt; Einbußen im Bereich des beruflichen Funktionierens. Vereinsamung. (Als „Gegenbewegung" zuweilen auch Phasen des ausschweifenden Lebens, überquellende Gier nach sexueller Betätigung, Fress-, Kauf- und Trinksucht.)

Starke, impulsive Reaktionen

22.1.3 Depressive Problematik

- Sie ist dem Erscheinungsbild der Trauer verwandt; die betroffene Person erlebt sich ebenfalls niedergeschlagen, ohnmächtig, kann aber nur mit Mühe seinen normalen Aktivitäten nachgehen („kriegt den Hintern nicht hoch"). Ohne Freude, oft ohne ersichtlichen Grund. Verstimmung ist hartnäckig, sie kann Ursache von unterdrückter Schwäche und Trauer sein – zumindest bei gewissenhaften und leistungsorientierten Menschen. Gegebenenfalls wird (im Trauerfall) nicht eingestandene Wut auf den Toten gegen sich selbst gewendet (narzisstische Wut) – man identifiziert sich mit dem Toten, möchte so sein wie er: nicht ansprechbar, nicht da, ohne Freude. Der depressiv Trauernde kann sich nicht von der Bindung zum Toten lösen. Die seelische Energie wird nicht in die „Trauerarbeit" investiert, sondern in die Idealisierung des Toten: Ihm werden „Altäre", Schlaf- und Essplätze gerichtet, man kann/will sich nicht von seinen Sachen trennen. Eine pathologische Sehnsucht nach der verstorbenen Person ist das Leitsymptom. Die larvierte Trauerreaktion führt zu psychosomatischen Beschwerden und Erkrankungen, die nicht ursächlich mit dem Verlusterlebnis in Verbindung gebracht werden. Auffälliges (delinquentes) Verhalten (bei Jugendlichen) ist möglich; ebenso

Pathologische Sehnsucht nach dem/der Verstorbenen

(bei älteren Menschen) das „Nachsterben": Trauerfälle erhöhen das Risiko zu erkranken oder gar zu sterben.

22.1.4 Posttraumatische Belastungsstörung

Hierzu gibt es auch „Verbindungen". Bestimmte Kriterien (A–D) sind klar im Diagnoseformat DSM-IV beschrieben:

A. Ein „schlimmes" Ereignis wurde (mit-)erlebt (hier: Verlust eines nahestehenden Menschen); Folge: intrusive Gedanken, Sehnsucht nach dem verstorbenem Menschen; Suchverhalten, Einsamkeit.
B. Die Reaktionen auf den Verlust sind starke Gefühle: „Alles ist zwecklos"; emotionale Taubheit; Unvermögen, den Tod anzuerkennen; Leben scheint leer und sinnlos; Gefühl, es sei ein Stück von einem selbst gestorben; Vertrauens-, Sicherheits- und Kontrollverlust; in die „Hülle" des Verstorbenen schlüpfen; exzessive Reizbarkeit; Bitterkeit; Dissoziationen („außer sich sein").
C. Die Symptome halten bereits mehr als 2 Monate an.
D. Die Störung bewirkt klinisch relevante Einbußen psychischen Funktionierens in sozialen Bereichen, im Beruf oder in anderen Lebensbereichen.

22.1.5 Unfähigkeit zu trauern

Uneingestandene Schuld

Die Unfähigkeit zu trauern ist oft eine kollektive Abwehr gegen das ehedem „Gelobte" (u. a. Deutsche gegen das Nazi- oder das SED-System). Mangel an Bereitschaft, die eigene Schuld, eigenes Versagen zu akzeptieren – man würde sich entwertet fühlen, neigt dann zur Kompensation (Wiederaufbau im Nachkriegsdeutschland, nachdem man vorher an der „Zerstörung" beteiligt war …). Die nicht eingestandene Schuld (z. B. wenn ein Kind durch das unachtsame Verhalten eines Autofahrers zu Tode kommt, der aber jede eigene Schuld leugnet) äußert sich u. a. – unbewusst – darin, dass der Täter sich zu einem latenten „Kinderfeind" entwickelt.

22.1.6 Erotische Komponente

Und will ich, dass jemand um mich trauert? Hat nicht trauern immer auch eine „erotische Komponente"? Im Angesicht des Todes eines Freundes/einer Freundin entsteht bei (fast) jedem Trauergast das Gefühl, zu dem/der Toten ein ganz besonderes Verhältnis gehabt zu haben. Das macht wohl das Besondere der verstorbenen Person aus: jene Gabe, zu so unterschiedlichen Menschen in einem ganz besonderen Verhältnis gestanden/gelebt zu haben.

Cicero (zit. nach Franke 2003) schrieb:

> » Der Tod der Alten ist wie das natürliche Niederbrennen eines Feuers, das man erlöschen lässt.
> So wie Äpfel, wenn sie grün sind, sich nur mit Gewalt pflücken lassen, aber nachdem sie reif sind, ganz von selbst vom Ast fallen, so reißt der Tod die Jungen gewaltsam aus dem Leben, zu den Alten jedoch kommt er auf leisen Sohlen, wenn die Zeit reif ist.
> Der Gedanke an diese Reife erscheint mir so anziehend, dass mir das Nahen des Todes wie die Einfahrt in einen Hafen vorkommen mag, in den man nach langer Reise einläuft.
> Man vermeint bereits das Land in der Ferne auftauchen zu sehen.

Erotisierende Wirkung des Trauerrituals

Es gibt eine erotisierende Wirkung des Trauerrituals; sie hat damit zu tun, dass in der Gegenwart des Todes das Leben so begeistert gefeiert wird. Der Tod des Freundes/der Freundin macht uns weich und sensibel. Die tiefe Traurigkeit, die wir spüren, ist eher ein Privileg als eine Heimsuchung; sie ist ein Segen, weil sie nur eine andere Spielart der Liebe ist. Sie ist zutiefst menschlich.

Wir, die wir diesen Trauerschmerz empfinden, stehen (noch) mitten im Leben. Unser Mitgefühl gehört den Familienangehörigen, denen wir sagen können, wollen und vielleicht auch müssen: Je intensiver die Beziehung war, umso tiefer ist der Schmerz – und je intensiver der Schmerz empfunden und durchlitten wird, umso eher wird er nachlassen, wenn man sich dem Leben (wieder) zuwendet.

Wünsche ich mir aus Eitelkeit, dass jemand um mich trauert, wenn ich gestorben sein werde? Darf ich das überhaupt für jemanden anderen bestimmen? Beginnt die Trauer nicht viel früher? Wenn man merkt, dass man nicht mehr der ist, der man war? Und ich bin überzeugt: Große Trauer ist nicht unbedingt ein Zeichen von großer Liebe. Und: Haben wir nicht diese andere Zeit bereits mehrfach in kleinen Variationen durchgespielt? „Was wäre, wenn … ?"

Trauer immer unterschiedlich

Habe ich nicht so viele Male in meinem Leben um jemanden getrauert? Wie war das? Manchmal ein Immer-wieder-daran-Denken, zuweilen nur mit dem Gefühl, dass dieser Mensch nun nicht mehr da ist und wir nicht mehr miteinander … Ich habe immer um meine Mutter – als Kind auf meine Art – getrauert, die starb, als ich gerade zwei war – aber sie war immer da! In schwierigen Situationen war sie mir ganz nah. Meinem Großvater hätte ich gern berichtet, was ich alles von ihm gelernt hatte und was aus mir geworden ist. Über den vorzeitigen Verlust meiner Schwester war ich ewig traurig – und habe mir immer gewünscht, eine kleine Schwester zu haben. Als im bereits fortgeschrittenen Alter mein Bruder starb, war ich eher ärgerlich, dass er sich davongemacht hatte! Ein guter Freund starb –und ich fühlte in meinem Leben ein Loch, das nun nicht mehr gefüllt werden konnte. Gedanken- und Gesprächspartner hatten sich plötzlich und unerwartet ohne Ciao verabschiedet.

Sie waren und blieben weg! Es war mir, als wäre mir ein Stück Leben genommen – und ich musste suchen.

Aber meine Trauer ist nicht die Trauer eines anderen Menschen. Also ist es völlig ins Benehmen der Menschen gestellt, ob und wie sie trauern. Allerdings möchte ich nicht, dass sich z. B. meine Frau, meine Kinder, meine gute Freundin, ein Freund ... um mich trauern, indem sie sich in ihrem Befinden längerfristig unwohl fühlen. Mit meiner Familie habe ich im Groben abgesprochen, was zu tun ist – die formalen Dinge sind geregelt. Vielleicht erinnern sich meine nächsten Menschen gern an gemeinsame Zeiten – das wäre schon viel. Mehr wäre, wenn sie dankbar auf unsere gemeinsamen Wege zurückblicken würden. Aber das Trauern hat ja wenigstens 2 bzw. 3 Funktionen.

Emotionale Bewältigung eines Verlustes

Es geht erstens um die emotionale Bewältigung eines erlebten Verlustes. Dazu gibt es in unserem Kulturkreis 2 Möglichkeiten: das Aufgeben der Beziehung oder aber das Fortbestehen der Beziehung über den Tod hinaus.

Die erlebten negativen Emotionen über den Verlust sollen ergänzt/erweitert werden um positive Empfindungen: sowohl mir als der verstorbenen Person gegenüber (u. a. Dankbarkeit) als auch der Situation des Verlustes allgemein gegenüber (neue Chance für ein „anderes" Leben). Dazu sind Freuden an den kleinen Dingen genauso hilfreich wie das Zulassen von positiven Gefühlen und des (phasenweisen) Ausblendens der Trauerempfindungen.

Bitte kein dauerhaftes (ruminatives) oder zwanghaftes Beschäftigen mit dem Verlust – aber eben auch durchaus ein Zulassen der Trauer. Verdrängte Gedankeninhalte lassen eine starke unbewusste Dynamik entstehen. Hilfreich für die Hinterbliebenen sind Rituale. (*Sterben: das Auslöschen der Lampe im Morgenlicht, nicht das Auslöschen der Sonne. Anonym.*)

Neue Aufgaben übernehmen

Und dann gilt es, neue Aufgaben zu übernehmen: Das Leben der Weiterlebenden soll auf eine veränderte, neue Grundlage gestellt werden; damit werden neu formulierte Lebensziele angesprochen/angedacht. Es kann sinnvoll sein, auch größere Veränderungen des Lebensstils zu erproben – u. a. Aufgabe der Wohnung, Umzug ... Auch die Bewältigung neuer Aufgaben (z. B. im bürgerschaftlichen Engagement) in einem wohltuenden sozialen Kontext kann nun mehr Sinn machen als früher.

Neudefinition der Rollen

Und es gibt eine dritte Aufgabe: die Neudefinition der Rollen. Die Übernahme einer neuen Rolle sowie die Neuzuschreibung der Rolle der verstorbenen Person stellen eine emotional-kognitive Leistung dar. Bewusst und aktiv sollten die alten Rollenstrukturen (lächelnd) überwunden werden (ggf. mit psychotherapeutischer Unterstützung). Dies gilt es in gelingenden Partnerschaften frühzeitig und ohne Angst und Trauer vorzubereiten.

Trauer geht den Verstorbenen nichts mehr an – könnte man meinen. Aber so, wie man sich wünschen kann, bestimmte Spuren oder auch gerade *keine* Spuren zu hinterlassen, so kann man sich wünschen, dass die Weiterlebenden gern an der Grabstelle (wenn es eine gibt) tanzen und feiern. Oder dass sie alle Habseligkeiten verschenken und ein Fest veranstalten. Wer ist denn schon so wichtig, dass er seinen Namen über seinen Tod hinaus auf einem Straßenschild der Öffentlichkeit zum Lesen ausstellt? Man meint, einem wichtigen Bürger – und seiner Familie – nach seinem Ableben einen besonderen Gefallen tun zu müssen. Es wäre sinnvoller, einen Weg als moralische Verpflichtung nach einer gefährdeten Tierart zu benennen. Die Toten haben nur Platz gemacht.

Mythen der Trauer

Vielleicht ist es auch hilfreich, sich über die *Mythen der Trauer* bewusst zu werden und diese mit seinen Angehörigen zu besprechen? In unserem naiven Vorstellungen haben sich Überzeugungen festgesetzt, die nach wissenschaftlichen Erkenntnissen *nicht* stimmen. Im Anschluss an Wortman und Silver (zit. nach Znoj 2012) will ich hier einige aufführen:

Es ist nicht wahr, dass …

- es eine „richtige“ oder eine „falsche“ Trauer gibt. Trauer ist individuell; sie ist kultur- und schichtenspezifisch. Kritische Aussagen sind: „Wenn man nicht weint, ist man nicht wirklich betroffen“ oder „Es ist wichtig, stark zu bleiben, sonst gibt es kein Halten und der Schmerz schwemmt einen davon“ oder „Schmerz geht (schneller) vorbei, wenn man ihn ignoriert/leugnet“ oder „Trauer klingt nach einem Jahr ab“.
- emotionale Störungen bis hin zu depressiven Verstimmungen nach einem Verlusterlebnis ganz normal sind. Es gibt lediglich in der ersten Phase erhöhte depressive Symptome. Trauernde entwickeln nicht nur negative, sondern auch positive Gefühle – es kommt auch zu einer erfolgreichen Anpassung an die neue/veränderte Situation. Und: Mit dem Erleben von Verlust geht *nicht* automatisch der Verlust der Freude einher.
- nur eine intensiv empfundene/durchlittene emotionale Belastung eine (notwendige) Voraussetzung für den „Heilungsprozess“ ist. Sowohl fehlende wie auch verzögerte und kompensatorische Reaktionen sind auf einen Verlust hin „normal“. Viele Menschen leben nach einem Verlust ihr (berufliches) Leben gefasst und „funktionstüchtig“ weiter. Andererseits ist eine anfängliche intensive Trauer oft noch nach Jahren weiterhin intensiv.
- die emotionale Konfrontation die Basis für eine „gesunde“ Trauerarbeit darstellt. Es ist nicht sinnvoll, alle möglichen „Wenns“ und „Abers“ zu durchdenken oder alle möglichen Erinnerungsstücke (Kleidung, Spielzeug, Gegenstände) ständig präsent zu haben, um „Trauerarbeit“ zu leisten. Je mehr die Gedanken ständig um den Verlust (des verlorenen Menschen) kreisen, umso tiefer greift auch die Ohnmacht und Verzweiflung bzw. die Wut (auf den Täter). Ebenso aktivieren zwanghafte Rituale leicht immer wieder die Ohnmacht. Ablenkungen und neue Erfahrungen bzw. positive Gedanken sind hilfreich. Eine Konfrontation scheint nur sinnvoll bei aktiver Vermeidung des Trauerschmerzes oder bei Illusion hinsichtlich der Endgültigkeit

des Verlustes (zur Wiedergewinnung der Realität – Glasser: Realitätstherapie).
- nach der Trauerarbeit das psychische Befinden wieder stabil ist. Die Welt des Trauernden/Hinterbliebenen hat sich verändert; er setzt andere Akzente. Oft ist die „bisherige Welt" (das Vertrauen in die Unverletzbarkeit u. a.) nicht mehr so wie sie war. Außerdem ist Trauer keine Krankheit, sondern eine Aufgabe; der Verlust muss in die Biographie eingebaut werden (Biographiearbeit im Rahmen der Psychotraumatologie). Das „naive Gefühl", uns/mir kann nichts passieren, weicht einem neuen Wissen um die eigene Vulnerabilität.
- nur eine erfolgreiche Trauerarbeit die Person des Trauernden reifen lässt. Die vielen „Warum-Fragen" nach einem Verlust sind nicht immer beantwortbar; auch „Sinnfragen" zeugen keine eindeutigen Antworten. Es müssen auch keine Antworten gefunden werden – und mit dieser Ambiguität kann man sich abfinden. Auch die Fragen nach der eigenen Existenz sind nicht eindeutig zu klären. Weiterhin muss der Verlust eines (geliebten) Menschen für den Trauernden keine „höhere Bedeutung" (in einem positiven Sinn) haben. Weder Menschen mit ganz viel Trauererfahrung noch Menschen mit gar keinen Erfahrungen in diesem Lebensbereich sind besonders prädestiniert, „reife Persönlichkeiten" zu werden. Aber es sind posttraumatische/psychische Wachstumsimpulse („postraumatic growth") möglich.
- Zeit alle Wunden heilt. Trauer vergeht nicht in jedem Fall im Verlauf der Zeit. Trauer benötigt viel mehr Zeit als der „Laie" oft annimmt; selten löst sie sich (bei personalen Verlusten) ganz auf. (Es gibt auch noch nach vielen Jahren „Jubiläumsreaktionen", z. B. am Geburtstag, am Todestag etc.) Schließlich: Trauer bei Verlust eines Partners muss nicht erst völlig aufgelöst sein, bevor man sich in eine neue Beziehung einlässt. Es macht aber auch keinen Sinn, der Trauer dadurch ausweichen zu wollen, indem man sich vorschnell in eine neue Beziehung stürzt.

Was könnte ich meiner Frau nach meinem Nicht-mehr-da-Sein wünschen? Dass sie nicht von der Trauer aufgefressen wird und ihr Leben anders und gut lebt. Es wäre gut, wenn sie sich nicht zurückzieht und sich von meinen Rest-Sachen trennt. Schön wäre es, wenn sie sich an „unseren Orten" gern an unsere gemeinsamen Zeiten erinnert; dazu sollte sie keinen (Friedhofs-)Ort benötigen. Ihr wird Zuwendung und Mitgefühl entgegengebracht werden – und mir wäre es ein Trost zu wissen, dass sie nicht von schwarzen Gedanken überschwemmt wird. Und dass sie dereinst auch ihren Lebensfrieden findet.

Mors certa, hora incerta …

Das Sterben ist sicher, nicht die Stunde

K.E. Buchmann, *Sterben und Tod,*
DOI 10.1007/978-3-662-49756-2_23

Wenn es ans Sterben geht, gibt es kein „Richtig“ oder „Falsch“ – es gibt meist nur Angst und Pein. So sehr wir meist den Tod als den Tod der anderen erleben, so unterschiedlich begegnen Menschen *ihrem* eigenen Tod. Hier einige „Geschichten“ vom Leben und Sterben:

Mit glasig fernem Blick …

Mit glasig-fernem Blick werde ich die Menschen auf der Bühne vor meinem Lager vorbeiziehen sehen. Ob ich noch jemanden erkenne? Ob sie in meiner Ausgezehrtheit noch den erkennen, den sie von damals kannten? Wer mich lange nicht gesehen hat, sollte mich nun auch nicht mehr sehen! Alles geschieht wie hinter dem Schleier der besänftigenden Trübnis schmerzstillender Mittel. Ich habe die Zeit verloren. Manchmal ist es zu hell, dann zu dunkel; ich friere. Angst kriecht in mir zum Bewusstsein hoch. Ich kann, will nicht mehr entscheiden. Alles geschieht ohne mich; es geschieht mir. Vielleicht höre ich Töne, sehe verschwommene Bilder aus der Vergangenheit, stammle Namen ohne Artikulation. Der Speichel läuft oder ist der Mund nur furchtbar trocken? Ich stöhne. Der Augenblick hat kein Ende. Alle Kraft zerfliegt, verweht …

Am Ende seines Lebens, so sagen die Menschen der Berge, ist die „kalte Frau“ schon länger um den Moribunden herumgeschlichen und hat auf den Moment gewartet, ihn mitzunehmen. Sie haucht dem Sterbenden ihren kalten Atem ins Gesicht und wirft die Seele in ein Loch der Finsternis. Der alte Bauer zieht sich zurück, bittet darum, nachts eine Kerze brennen zu lassen – und wacht mit seiner letzten Lebenskraft darüber, dass sie nicht verlöscht. Denn wenn die Kerze verlöscht, kommt die „kalte Frau“ in der Dunkelheit; sie kriecht in die Eingeweide, in die Knochen, in das Herz.

Der Soldat fürchtet die heimtückische Kugel aus dem Hinterhalt. So oft er selber getötet hat, so oft wird er sterben. Er hat eine verdrängte, aber immerwährende Angst, „unterwegs“ – sozusagen nicht vorbereitet – sterben zu müssen. Ihm wird kein Abschied möglich sein, er wird vielleicht elendig und allein irgendwo verbluten oder Teile seines Körpers werden zerfetzt sein. So oft hat er die Fratze des Todes schon gesehen – aber es war immer der Tod eines Kameraden oder eines „Gegners“. Sein Totsein, seinen Transport im Zinksarg will und kann er sich nicht vorstellen. Er muss sich für unverwundbar halten, wenn er im mörderischen Feld des Todes überleben will.

Wer jahrelang zur See fuhr, kann sich nicht denken, dass er im Wasser sterben würde. Man kann bei manch einem Manöver dem Teufel begegnen – aber bitte nicht ins Reich des „Blanken Hans“ eintauchen. Der Überlebenskampf ist kurz: Die nasse Kälte verzehrt in Minuten alle Kräfte, und mit der Angst zerfrisst sie auch den Verstand. Halluzinationen und sphärische Klänge begleiten die letzten Versuche, am Leben zu bleiben. Und in der Rettungsweste kann man sterben, ohne unterzugehen.

Plötzlich stürzt man – nur ein kurzer Moment, in dem der Film des Lebens noch einmal Kino macht. Man spürt im Fallen und Aufprallen am Fels das Zerbrechen der Knochen – schmerzlos – und fällt weiter. Nichts tut weh. Die Todesangst hat das Hirn rosarot vernebelt.

Ein letztes Aufprallen – mit verrenkten Gliedern weiß man: Es ist vorbei. Vielleicht noch einen kleinen Augenblick ein ohnmächtiges Verdämmern – alles wird dunkel.

Vom Tod gekennzeichnet …

Vom Tod gekennzeichnet liegt der Todgeweihte; fast atemlos, schon schmerz- und gefühlsbefreit. Regungslos wartet er. Vielleicht registriert er Stimmen und Personen, die um ihn herum sind. Jetzt ist die Nagelprobe auf das Leben: Hätte man je ahnen können, wie diese letzten Momente sein würden? Ist da jemand, der die Hand hält, der leise spricht oder verständnisvoll schweigt? Das Atmen fällt schwer – und er möchte nicht mehr die Augen öffnen; denn der Blick hinter den Horizont gelingt nur mit geschlossenen Augen.

Sie blickt in diesen letzten Tagen und Stunden mit etwas Wehmut und großer Dankbarkeit auf das vergangene Leben. Gedanken an ihre Kinder, Enkel … lassen sie lächeln. Erinnerungen an ihre vielen Funktionen und Aufgaben, die mit vielen Reisen verbunden waren, lassen sie merkwürdig unberührt. Sie weiß, was sie getan hat – aber sie ist nun nicht mehr emotional beteiligt. Sie wundert sich. Mit einem tiefen Seufzer stellt sie sich noch einmal die Szenen aus ihrer großen Freundschaft vor – mit dem Mann, der, älter als sie, vor langer Zeit mit ihr in jahrelanger, herzlicher Verbundenheit durchs Leben ging. Er ist vorausgegangen – und mit einer sich selbst täuschenden Vorstellung eines Wiedersehens, möchte sie diese Welt verlassen. Sie hat keine Angst. Reich beschenkt und geadelt mit viel Zuwendung – auch in der letzten Zeit ihrer Krankheit – sagt sie sich: „Es war gut so! Ich habe das Leben genossen. Jetzt gehe ich ohne Groll – ich kann noch einmal das tun, was ich in vielen Fingerübungen in all den Jahren geprobt habe: Loslassen." Hinterher werden die Betreuer sagen: „Sie hat gelächelt – und sie hat sich ganz leicht gemacht; als sei sie entschwebt."

Ein Künstler oder Schauspieler hat viele Rollen gespielt. Nun sein letzter Auftritt hinter der Bühne, wo der Tod ihm die Feder aus der Hand nimmt. Werde ich, so fragt er sich möglicherweise, als der sterben, der ich war? Sind meine auf das Abschiednehmen hin gefesselten Augen frei? Oder werde ich weiterhin blind gebannt auf das Licht des Scheinwerfers schauen? Kann ich die Zeit verschwinden lassen? Wünsche ich immer noch eine Maske zu tragen und keinen Spiegel zu sehen? Werde ich eine Souffleuse benötigen, um dem Abschied Würde zu geben? Wölbt sich noch einmal der wunde Körper empor zu den Sternen? Wird mein Lächeln noch einmal Blüten streuen? Wie wird der Beifall sein? Der letzte Vorhang fällt.

Als Gläubige werde ich IHM gegenübertreten. Aber wo ein Leben lang Glaube war, ist auch der Zweifel gewachsen. Seit Kindertagen trug ich einen heiligen Stein mit mir. Er ist noch bei mir. Mit den Augen meines Glaubens werde ich ohne Mühen über den breiten Fluss gehen. Ich werde ihn bei mir tragen und ihn fragen: „Wie heißt du?" Und er wird mir sagen: „Ich bin Jesus – und bei dir!" Götter würden sterben, wenn man nicht mehr an sie glaubt!

Von meinem Tod möchte ich nichts wissen …

Von meinem Tod möchte ich nichts wissen – und von meinem Sterben noch viel weniger. Ich gebe mich hin – lasse geschehen, was geschieht, habe nur Angst vor den Schmerzen. Niemand hat mich gefragt, ob und wie ich geboren werden wollte – und mit dem Sterben will ich es auch so halten – wie es sein wird, weiß ich nicht und will es auch nicht wissen. Es werden Leute um mich herum sein, die werden das machen, was ich nicht mehr kann und was mir helfen wird und mir guttut. Ich habe mein Leben nie wirklich geplant – und beim Sterben geht das, glaube ich, auch nicht …

Als Philosoph und Denker denke ich den Tod als Tragödie *und* als etwas Versöhnliches. Der Sensenmann *und* der Freund Hein sind eine „Person". Der Gevatter ist etwas sehr Nüchternes *und* etwas, was ich auch mit viel Pathos versehe. Das Sterben ist Verletzung *und* Heilung; die Zerrüttung der Persönlichkeit ist seit unserer Geburt in jedem von uns angelegt. Als nachdenklicher Mensch bin ich immer ein Mensch der Wunde gewesen: immer leicht verletzt und mit zunehmenden Alter immer weniger zu begeistern. Ob es mir gelingen wird, mein Sterben in einer ästhetischen Würde hinter mich zu bringen? Vielleicht könnte ich Lehrer sein? Versuchen möchte ich es.

Der Tod ist das große Scheitern der Leidenschaft für das Leben. Als Dramaturg ist mir das Sterben keine Amputation, sondern die totale Vernichtung des Lebens; eine Metapher für das Zusammenfließen aller Gefühle wie Angst, Liebe, Leidenschaft, Glück, Verzweiflung, Erschöpfung. Der große wie der kleine Abgang zeigen den ganzen Menschen, der aus seinem Sterben das macht, was er in allen Schauspielen seines Lebens gelernt hat. Ich möchte 2 ½ Tage vor meinem Tod ins Schweigen verfallen und in die ewige Stille eintauchen. Mehr nicht.

Wie habe ich gekämpft …

Wie habe ich gekämpft; mein Mann, meine Eltern – vor allem meine Ärzte. Ich werde meine 3 Kinder nicht mehr in ihr Leben begleiten können. Sie sitzen an meinem Bett – und der Kleine weint ganz bitterlich – ob er auf seine ihm eigene Weise versteht, was hier geschieht? Meine Gedanken waren so wirr – in den letzten Tagen. Nun sind sie plötzlich ganz klar. Es ist das Ende dieses Lebens. Mir fehlt die Kraft, die Augen noch einmal zu öffnen. Mein lieber Mann hält mir so zärtlich die Hand, wie ich es bei ihm noch nie erlebt habe. Er wird ohne mich leben … die Kinder … sie müssen ohne mich … und auch ich werde ohne sie ganz allein sein. Ich löse mich auf …

Den letzten Schlag werde ich nicht mehr schaffen: Mein „David" wird sich nicht aus dem weißen Marmor erheben. Meine Idee von einer ultimativen aus Stein zu gebärenden Figur wird ein Fragment bleiben. Unvollendet, wie ich als Künstler war und bin, wird mir wohl auch auf dem Sterbebett das letzte Werk nicht zu seiner Vollendung gelingen. Eine Vision wird mir aus dem Nebel entgegentreten – aber mir wird die Kraft fehlen, sie umzusetzen, und ich werde mich damit abfinden müssen, dass … jetzt … jetzt …

Natürlich hängt die Vorstellung von meinem Sterben mit meinem Leben zusammen – und mein Leben war Musik. Als Dirigent habe ich in den reifen Jahren bei sehr unterschiedlichen Gelegenheiten kleinere und größere Orchester zum Klingen gebracht. Und immer habe ich mich intensiv in die Musik hineingefühlt. – So werde ich sterben wollen. Wenn es so weit ist, werde ich noch einmal – geistig – den Taktstock in die Hand nehmen; vielleicht anfangs die ewig-junge Moldau dirigieren; dann durch einen lichten Wald gehen und das kleine Stückchen Greensleeves spielen (denn für das letzte Stück benötige ich noch einmal alle Kraft!), um dann den letzten Weg zu gehen – vielleicht Strauß's Alpensymphonie oder besser: Mahlers 6. Symphonie mit diesem unendlich großartigen Ende. Kein Beifall mehr – danach möchte ich nicht mehr leben.

Als Arzt habe ich so viele auf ihrem letzten Weg begleitet – kann und darf ich mich in gleicher Weise auf meine Kollegen verlassen? Werden sie tun, was ich immer zu tun bemüht war? Mir die Schmerzen nehmen? Das Atmen bis zu meinem Ende ermöglichen? Mir den Mund, die Stirn feucht halten? Werden mich ihre Medikamente hinübertragen? Mir wird zum ersten und wohl zum letzten Mal klar, dass es etwas anderes ist, andere zu begleiten, als selbst – vielleicht dem Verstand entzogen – die letzten Stunden zu erleben. Muss ich mich ob meiner Angst schämen? War ich nicht immer der souveräne „Herr Doktor", der alles wusste, alles konnte? Und nun in meinem lächerlichen Nachthemd – oder bin ich nackt? – allein? – noch erkenne ich – wie in einem Segment – den herabschauenden, besorgten Freund und Kollegen. Kann ich ihm Mut machen, ihm zunicken, ihm sagen, dass alles gut ist?

Ich habe entschieden …

Ich habe entschieden. Das Leid, die Schmerzen, die Zukunft … hoffnungslos für mich. Das Gedächtnis, mein Ich schwindet, geht verloren. Ich bin alt. Alt genug. Ich habe gelebt. Ich will – nach einem letzten Fest – mein Leben beenden. Ein Cocktail wird mir helfen. Noch einmal werde ich mit meinem Mann festlich essen – und einen letzten Champagner trinken. Dann werden wir auf das Zimmer gehen – nachdem ich alle mir in dieser Situation noch möglichen Worte des Dankes gesprochen oder notiert habe – und ich werde die bereitgestellten Medikamente einnehmen. Eines wird tödlich sein, aber das andere wird mir – endlich – die Besinnung nehmen. Ich werde im Schlaf sterben. Und mein geliebter Mann wird mich – auf meinen Wunsch hin – loslassen. Ich werde hinüberträumen – alles Leid wird ein Ende haben. Es ist gut so.

Niemand hat mich verstanden; keiner lindert meine Not. Mein Freund hat mich verraten; meine Eltern verstehen mich nicht, haben mich nie verstanden. Ich bin allein. Ich habe es nicht geschafft, mein kurzes Leben zu organisieren, zu gestalten. Nur wenn ich tot bin, wird man mich ernst nehmen. Die Tabletten sind aufgelöst – ein vorzeitiges Auffinden ist ausgeschlossen. Wem soll ich noch schreiben? Es interessiert sich ja doch niemand. Meinen Eltern geschieht es ganz recht, dass ihre Tochter nun eine Selbstmörderin geworden ist … Ob sie mich jetzt endlich lieben werden? Ob mein Vater nun mal endlich seinen neunmalklugen Mund hält? Ob mein Bruder mich jetzt endlich mal ernst nimmt? – Es ist mir gleich, was sie in der Schule über mich sagen werden. Damals, als Rebecca sich umbrachte, waren sie alle erschüttert. Ich nicht! Ich habe sie verstanden. Rebecca, ich komme.

Kann, darf ein Mensch sich selbst richten? Voller Zweifel, ob ich den öffentlichen Spießrutenlauf über mich ergehen lassen soll oder ob ich mich dem allen entziehen soll, spiele ich seit Tagen mit dem Gedanken, meinem Leben selbst ein Ende zu setzen. Die Waffe habe ich – es fehlt nur noch der letzte Mut – oder ist die Angst vor der Schande doch größer? Als Persönlichkeit, die in der Öffentlichkeit steht, habe ich schwere Schuld auf mich geladen: Ich habe betrogen, habe gutgläubige Menschen belogen, Freunde missbraucht. Kann, will ich in einem fremden Land weiterleben, untertauchen? Ich weiß, wie das jetzt weitergeht: Die ersten Presseberichte werden Vermutungen anstellen – und jeder weiß, was danach kommt! Ich stehe das nicht durch. Niemand wird zu mir halten, wenn das alles rauskommt. Meine Familie ist materiell abgesichert – aber sie würde nie mit mir als „Schweinehund" leben wollen. Ist es eine Frage der Ehre? Ich kann nichts wieder gutmachen. Sicherlich wird mir auch niemand verzeihen können und wollen?! Ich will nicht in der Schande leben. Also …

Eigentlich habe ich keine Angst …

Mein Arzt hat mir gesagt: „Frau S., wenn es so weit ist, werden wir Sie hier in der Klinik (im Palliativzentrum) einstellen: Sie werden dann entweder mit einer stationären oder ambulanten Betreuung versorgt – vielleicht ins Hospiz verlegt werden. Dort sind fachkundige Pflegekräfte, die sich liebevoll um sie kümmern werden. Bis zum Schluss." Das ist für mich der Fahrplan. Und dem vertraue ich. Meine Sachen sind geregelt. Ich habe keinen Angehörigen mehr. Ich sterbe allein – wie ich die letzten Jahre allein gelebt habe. Es ist so tröstlich, dass es viele gute Menschen gibt, die sich kümmern. Ich sorge mich nicht. Ich vertraue. Ist das nicht schön? Eigentlich habe ich keine Angst.

Serviceteil

Literatur – 182

Stichwortverzeichnis – 184

K.E. Buchmann, *Sterben und Tod,*
DOI 10.1007/978-3-662-49756-2

Literatur

Améry J (1976/1999) Hand an sich legen, Diskurs über den Freitod. Klett-Cotta, Stuttgart

Bambaren S (1999) Der träumende Delphin: Eine magische Reise zu dir selbst. Piper, München

Beauvoir S de (1968) Ein sanfter Tod, 34. Aufl. rororo, Reinbek

Becker P (1997) Psychologie der seelischen Gesundheit. Hogrefe, Göttingen

Benedict G (2015) Der Fünf-Minuten-Philosoph. dtv, München, S 118

Bierer B (2013) Juristische Aspekte zur Sterbebegleitung in Deutschland. In: Buchmann (Hrsg) In Würde sterben – Texte. Schriftenreihe der Hochschule für Polizei in Baden-Württemberg

Bieri P (2013) Eine Art zu leben: Über die Vielfalt menschlicher Würde. Hanser, München

Boderas (2007) Letzte Ruhe für den Körper in der Anatomie. Wissen Organspende. Die Welt 04.06.07. http://www.welt.de/920270: Zugegriffen: 26. Mai 2016

Borasio GD (2011) Über das Sterben. C.H. Beck, München

Brantschen N (2004) Weg der Stille: Orientierung in einer lärmigen Welt. Herder, Freiburg

Brockhaus (2008) Enzyklopädie, Bd 6. Bibliographisches Institut & F. A. Brockhaus AG, Mannheim

Brüning et al. (2015) Wie ich es will – 10 Entscheidungen, die jeder vor dem Lebensende treffen sollte. Beltz, Weinheim

Buchmann KE (2016a) Selbsterkenntnis durch Schreiben; kreative Schreibabsätze für eine Biographiearbeit. In: Kollak I (Hrsg) Menschen mit Demenz durch Kunst und Kreativität aktivieren. Springer, Heidelberg

Buchmann KE (2016b) Lebens Weise. Steinmann, Rosengarten

Camus A (1953/2006) Der Mensch in der Revolte. Rowohlt, Reinbek

Camus A (1956/2000) Der Mythos des Sisiphos. Rowohlt, Reinbek

DLF (Deutschlandfunk) Essay und Diskurs; Mitschrift vom 23.10.2011

Eliade M (1991) Geschichte der religiösen Ideen, Bd 3/2. Herder, Freiburg

Engelke E (2015) Die Wahrheit über das Sterben: Wie wir besser damit umgehen. Rowohlt, Reinbek

Feldberg M (Hrsg) (2005) Tod und Abschied. Texte zur Trauer und darüber hinaus. Radius, Stuttgart

Fischer T (2015) Sterbehilfe: Und was der Berg gebar. betrifft: justiz 124:173

Franke TC (2003) M. Tullius Cicero – Tusculanae disputationes. http://www.thorwalds-internetseiten.de/weltbtuscdisp.htm. Zugegriffen: 10. Juni 2016

Frankl VE (1979) … trotzdem Ja zum Leben sagen – Ein Psychologe erlebt das Konzentrationslager. dtv, München

Friedrichs J (2016) Verschreibungspflicht. Zeitmagazin 2: 17–24. http://www.zeit.de/zeit-magazin/2016/02/medikamente-krebs-hexavar-markt-neuheit-risiko. Zugegriffen: 11. April 2016

Fromm E (1976) Haben oder Sein – Die seelischen Grundlagen einer neuen Gesellschaft. dtv, München

Groß D (2011) Zum Wandel im Umgang mit der menschlichen Leiche: Hinweise und Erklärungsversuche. APuZ 20–21:40–42

Haller R, Lingg A (1987) Selbstmord. Verzweifeln am Leben? Hannibal-Verlag, Wien

Hegel GWF (1807/1970) Phänomenologie des Geistes. Suhrkamp, Frankfurt/Main

Henseler H (1974/1984) Narzisstische Krisen; zur Psychodynamik des Selbstmords. Reinbek, Rowohlt

Hüther G (2011) Was wir sind und was wir sein können. Fischer Taschenbuch, Frankfurt/Main

Hummel-Liljegren H (2011) Weisheit – eine Geisteshaltung – Guter Wille, Intuitive Einsicht; Praktische Vernunft. 2. Aufl. Steinmann, Rosengarten

Infratest Dimap (2014) Sterbehilfe: Hohe Akzeptanz in der Bevölkerung. http://www.infratest-dimap.de/umfragen-analysen/bundesweit/umfragen/aktuell/sterbehilfe-hohe-akzeptanz-in-der-bevoelkerung-ukraine-konflikt-mehrheit-gegen-ausweitung-der-sank/. Zugegriffen: 7. Juni 2016

Jung CG (1934/2011) Die Archetypen und das kollektive Unbewusste. Edition C.G. Jung. Patmos, Ostfildern

Kant I (1785) Grundlegung zur Metaphysik der Sitten. (z. B. Suhrkamp, Frankfurt/Main 2007), BA77

Kant I (1788) Kritik der praktischen Vernunft (z. B. hrsg. von Brandt HD, Klemme HF [2003]. einer, Hamburg)

Korp HA (2014) Am Ende ist nicht Schluss mit lustig – Humor angesichts von Sterben und Tod. Random House, München

Krishnamurti J (1978) Gespräche über das Sein. O.W. Barth Verlag, Roßdorf

Krishnamurti J (1984) Einbruch in die Freiheit. Ullstein Sachbuch, Berlin

Ledoux J (1998) Das Netz der Gefühle – wie Emotionen entstehen. Hanser, München

Luhmann N (1992) Die Wirtschaft der Gesellschaft, Bd 1. Suhrkamp, Frankfurt

Maaz HJ (2012) Die narzisstische Gesellschaft – ein Psychogramm. C.H. Beck, München

Maio G (2014) Therapieziel Suizid? In: SWR-Aula-Mitschnitt vom 9.11.2014

Marquard O (2013) Endlichkeitsphilosophisches – Über das Alte. Reclam, Stuttgart

Mayer John D (2014a) Thinking about tomorrow. Scientific American Mind 25:34–39

Mayer John D (2014b) Know thyself! Psychology Today, März 2014

Moody RA (1977) Leben nach dem Tod. Rowohlt, Reinbek

Müller-Busch HC (2012) Abschied braucht Zeit. Palliativmedizin und Ethik des Sterbens. Suhrkamp, Berlin

Noll P (1999) Diktate über Sterben und Tod. pendo pocket, Zürich

Nuland SB (1994): Wie wir sterben. Knaur, München
Pauen M, Welzer H (2015) Autonomie – eine Verteidigung. S. Fischer, Frankfurt
Pöppel E, Wagner B (2013) Dummheit. Riemann, München
Postman N (2006) Wir amüsieren uns zu Tode. Fischer, Frankfurt
Renz M (2015) Hinübergehen – was beim Sterben geschieht. Herder, Freiburg
Richter J (2013) Schmerz verstehen. Springer, Heidelberg
Ring K (1982) Life at death. William Morrow, New York
Ringel E (1953) Der Selbstmord. Abschluss einer krankhaften psychischen Entwicklung. Maudrich, Wien, Düsseldorf
Rinpoche S (1994) Das Tibetische Buch vom Leben und vom Sterben. Ein Schlüssel zum tieferen Verständnis von Leben und Tod. O.W. Barth Verlag, Roßdorf
Sabom MB (1983) Erinnerungen an den Tod. Eine medizinische Untersuchung. Goldmann, München
Schiller F (1793) Über Anmut und Würde (z. B. Sämtliche Werke; Bd. 5 Philosophische Schriften, Vermischte Schriften. Artemis & Winkler, Düsseldorf 1997)
Schiller F (1795) Über die ästhetische Erziehung des Menschen. Cottasche Verlagsbuchhandlung, Tübingen
Schmid W (1998) Philosophie der Lebenskunst – eine Grundlegung. Suhrkamp, Berlin
Schreiber M (2013) Würde – Was wir verlieren, wenn sie verloren geht. Deutsche Verlagsanstalt, München
Simon CP (2013) Wie wollen wir sterben? (Interview mit Michael de Ridder) Geo Wissen 51:59. http://www.geo.de/GEO/heftreihen/geo_wissen/interview-wie-wollen-wir-sterben-74911.html?p=1. Zugegriffen: 11. April 2016
Sörries R (2015) Vom Guten Tod – die aktuelle Debatte und ihre kulturgeschichtlichen Hintegründe. Butzon/Bercker, Kevelaers
Spaemann R (1982) Moralische Grundbegriffe. C. H. Beck, München
Sperl I (2014) In Teufels Küche. Steinmann, Rosengarten
Stavemann HH (Hrsg) (2005) KVT-Praxis – Strategien und Leitfäden für die kognitive Verhaltenstherapie. Beltz PVU, Weinheim
Szöllösi I (Hrsg), Csikszentmihaly M (2010) Flow – der Weg zum Glück. Der Entdecker des Flow-Prinzips (Csikszentmihaly) erklärt seine Lebensphilosophie. Herder, Freiburg
Tausch AM, Tausch R (1994) Sanftes Sterben – was der Tod für das Leben bedeutet. rororo Sachbuch, Reinbek
Tietze M, Eschenröder C (1998) Therapeutischer Humor. Fischer, Frankfurt
Turgenjew (1862/2007): Väter und Söhne. Insel, Frankfurt
Verdier F (2006) Zeichen der Stille. Eidition Spuren, Winterthur
Waller F (2011) Alles ist nur Übergang. Lyrik und Prosa über Sterben und Tod. Klöpfer & Meyer, Frankfurt/M.
Wanzer S, Glenmullen J (2009) Gut Sterben – würdevoll, friedlich, selbstbestimmt. Zeitausendeins, Leipzig
Wittwer H (2009): Philosophie des Todes. Reclam, Stuttgart
Zitate und Sinnsprüche (2005) Area Verlag, Erftstadt
Znoj HJ (2012) Trauer und Trauerbewältigung. Psychologische Konzepte im Wandel. Kohlhammer, Stuttgart

Stichwortverzeichnis

A

Abschied 45
Abschiednehmen 52
Abschiedsfeier 164
Abschiedsgruß 131
Achtsamkeit 51
Affekt 168
Aha-Erlebnis 54
Akzeptanz, sinngebende 14
Alleinsein 43, 50
Allmachtsanspruch 53
Allokation 31
Angehörige 98
Angst 38, 49, 102
Anpassungsdruck 12
Anstrengungsbereitschaft 42
Antike 22
Antreiber 44
Arzt 84, 114
Atem 117
Aufklärung 78
Aussegnungshalle 141
Autonomie 68
Autosuggestion 137

B

Beerdigungsordnung 140
Begleitung, persönliche 82
Beisetzung 141, 160
Beisetzungsritual, alternatives 161
Belastungsstörung, posttraumatische 170
Beruf 61
Bescheidenheit 94
Besitz 149
Bestattungspluralismus 160
Bewusstseinsschwelle 124
Bewusstwerden 3
Bilanz 64
Biographie 34
Biologie 55
Bluttransfusion 163
Burnout-Syndrom 49

C

Christentum 140

D

Demenzkranker 128
Depression 79
Diamantisierung 160, 162
Dissonanz, kognitive 48

E

Einsamkeit 43
Einsichtslernen 54
Empathie 108
Endlichkeitsesoterik 23
Entspannung 46
Erbe 148
Erfahrung, emotionale 59
Erfahrungsgedächtnis, emotionales 138
Erfahrungswissen, fehlendes 12
Erfolg 42
Erinnerung 62
Erkenntnis 116
Euthanasie 17
Existenzialismus 121
Existenzphilosophie 24
Exploration 12

F

Fähigkeit, mentale 48
Familienschatz 148
Familientreffen 144
Fanatiker 68
Flucht 107
Freundlichkeit (s. auch Humor) 131
Friedhof 160
Frustration 40
Frustrationstraining 49

G

Galgenhumor 130
Geburt 47
Geburtsschmerz 41
Gedanken, positiver 138
Geduld 14
Gefallen-Wollen 44
Gefühl 108
Geist 53, 117
Geistesgeschichte 69
Genozid 34
Gentherapie 31
Genuss 42
Gesetzgeber 85
Gespräch 98
Gesundheitssystem 31
Glaubenssatz 120
Grabgestaltung 142

H

Handeln 107
– einsichtiges 48
Handlungsbereitschaft, lösungsorientierte 14
Herausforderung 49
Hobby 62
Hospiz 100
Hospizbewegung 20
Humanismus 71
Humor 128
– philosophischer 129

I

Inkonsistenz 12
Intellektueller 120
Intensivstation 113

J

Jubiläumsreaktion 174

K

Kampf 107
Katastrophenpsychologie 47
Kind 7
Kirche, katholische 78
Kommerzialisierung 22
Konformismus 68
Körper 52
Körperhumor 129
Körperspende, anatomische 161
Krankenhaus 112
Krankheit, psychosomatische 109

Krebsmedikament 30
Krieg 34
Kritiker, innerer 44
Kryonisierung 160, 162
Kulturgeschichte 27, 164
Kulturkreis, europäischer 140
Künstler 145

L

Leben 2
– gutes 41
Lebendspende 164
Lebensfreude 2
Lebensmeditation 64
Lebensqualität 30
Leichenfeier 140
Leiden 106
Lernziel 43
Loslassen 45

M

Matrix, neuronale 12
Medien, soziale 50
Medikament 30
Meditation 51, 138
Mensch
– optimistischer 63
– pessimistischer 63
Menschlichkeit 115
Mitschwingungsfähigkeit Siehe Empathie
Musik 144

N

Nachlass 150
Nahtoderlebnis 40, 52
Naturbestattung 142
Notar 150

O

Ökobestattung 162
Opferrolle 60
Opfertod 79
Optimismus, realistischer 13
Ordnung 108
Organspender 163

P

Palliativmedizin 20
Palliativstation 112
Patientenverfügung 114
Pflichtteil 150
Philosophie 22
Phowa 39
Plastination 160, 162
Plastizität, neuronale 12
Poesie 144
Polizeipsychologe 6
Problem 49
Prophezeiung, selbsterfüllende 36, 134
Prozess, innerpsychischer 2
Psychotherapeut, psychologischer 6
Psychotherapie 91

R

Realitätsprüfung 93
Reifephase 116
Religion 7, 23, 71, 141
Resilienz 13
Rückschau 58, 116

S

Schaulustiger 35
Scherz Siehe Humor
Schicksalsschlag 63
Schmerz 12, 106
– physischer 101
– seelische Dimension 102
– soziale Dimension 101
– spiritueller 103
Schmerztherapie 101
Schöpfungsmythos 25
Schuld 90
– uneingestandene 170
Schuldgefühl 92
Schwierigkeit 49
Sehnsucht, pathologische 169
Selbstbelügung 63
Selbstbestimmung 19, 68
Senioren- und Pflegeheim 113
Sicherheit, Verlust von 12
Sinngebung 14
Situationskomik 128
Slapstick 130
Smartphone 50
Spiegelneuron 131
Spiritual Care 30
Staatsbegräbnis 164
Stammzelltransplantation 163
Sterbebegleiter 41
Sterbebereitschaft 17
Sterbeerlebnis Siehe Nahtoderlebnis
Sterbehilfe 84
– Kritiker 85
Sterbekultur 3, 22
Sterbemeditation 40, 124, 134
Sterben lernen 40
Sterbeprozess 71
Sterbewunsch 17
Stille 44, 51, 117
Strafgesetzbuch 84
Suizid 72, 78, 113
– assistierter 84
– Früherkennungsmerkmale 81
– Methoden 80
– Motive 79
– Ort und Zeit 80
Suizidprophylaxe 79
System 98

T

Tagebuch 94
Technik, mentale 138
Testament 149–150
Thanatographie 34
Tod
– gewaltsamer 34
– guter 18
– psychogener 91
– unterschiedliche Formen 16
Todesanzeige 143
Todesgeschichten 7
Todeswunsch 73
Toleranz 94
Totenehrung 164
Totenkult 140
Totenmahl 140
Tötung auf Verlangen 17
Tradition 71
Training, autogenes 136
Transplantation, allogene 163
Transplantationsgesetz 164
Trauer 168
– depressive 169
– erotische Komponente 170

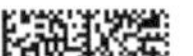

- komplizierte 169
- Mythen 173
Trauerfeier 145
Trauerritual 168
Traumatherapie 108

Üben 38
Übergangsgeschehen 39
Übungsschritt 54
Unsterblichkeit der Seele 23

Verantwortung, gesellschaftliche 32
Verlassenwerden 43
Verlustschmerz 168
Vertrauen 47
Verwandlungsprozess 39
Vollendungsphantasie 65
Vorstellung, bildhafte 136

Wachstumsimpuls 174
Wahrheit 120
Wehmut 61
Weiterleben nach dem Tod 23
Widerstand 48
Wiederholungswunsch 65
Witz Siehe Humor
Wortspiel 129
Wunschliste 74
Würde 15, 136
- geistige Qualität 17

Yoga 136

Z

Zeichen des Alterns 65
Zeitdimension 7
Zukunftsselbst 134
Zweifel 48, 120